Falk Stirkat

WAS UNS UMBRINGT

25 Notfälle und wie Sie darauf reagieren können

Mit Illustrationen von Hanah Stradal

SCHWARZKOPF & SCHWARZKOPF

HINWEIS

Dieses Buch behandelt auf unterhaltsame Art und Weise wichtige notfallmedizinische Krankheitsbilder, erklärt deren Entstehung und bietet Orientierung in der Ersten Hilfe.

Es ist kein medizinisches Lehrbuch und darf auch keinesfalls als solches gesehen werden!

Es eignet sich weder zur Selbstdiagnose oder Selbsttherapie noch zu Fremddiagnose oder Fremdtherapie. Die ist ausschließlich Ärzten vorbehalten.

Das Buch kann und darf medizinisches Fachpersonal, sprich den Rettungsdienst, den Notarzt und jeden anderen Arzt, nicht ersetzen. Deren Aufgabe ist es, Notfallopfer zu versorgen.

Alle beschriebenen Ersthelfermaßnahmen orientieren sich an den gängigen Empfehlungen. Da die Medizin aber ein Fach im steten Wandel ist, kann und will das vorliegende Buch keinen Anspruch auf Vollständigkeit erheben.

Der Ersthelfer ist für die von ihm durchgeführten Maßnahmen der Ersten Hilfe voll und ganz selbst verantwortlich.

IM NOTFALL: 112 WÄHLEN!

Ärztlicher Bereitschaftsdienst:
116117

INHALT

IM NOTFALL ZÄHLT JEDE SEKUNDE

Vorwort

Relativ schnell, nachdem ich die Arbeit an *Was uns krank macht – 33 schwere Krankheiten, einfach erklärt* beendet hatte, merkte ich an den Reaktionen meiner Leser, dass bei vielen medizinischen Laien ein reges Interesse in Bezug auf den eigenen Körper, dessen Krankheiten sowie deren Vermeidung besteht. Leider scheint es trotz unserer hoch technisierten Informationsgesellschaft relativ schwer zu sein, an qualitativ hochwertige und trotzdem leicht verständliche Informationen zu diesem Thema zu kommen. Insbesondere wenn es um medizinische Notfälle geht, beobachte ich immer wieder, vor allem bei Lesungen und Vorträgen, wie spärlich das Wissen der meisten Menschen in Sachen Erste Hilfe ist.

Dabei sind fundierte *Grund*kenntnisse von äußerster Wichtigkeit. Allein in Bezug auf die sogenannte Herz-Lungen-Wiederbelebung können einige wenige Fähigkeiten des Ersthelfers Leben retten. Ein negatives Beispiel diesbezüglich musste ich erst vor einigen Tagen erleben, als meine Crew und ich zu einem Notfall gerufen wurden. Ein Mann war auf dem Fußboden liegend aufgefunden worden und war nicht mehr ansprechbar. So schnell es nur irgendwie ging, eilten wir zu den Einsatzfahrzeugen und machten uns auf den Weg zu dem Verunglückten.

Der Einsatzort lag nur ein paar Hundert Meter von unserer Rettungswache entfernt, sodass wir nicht einmal fünf Minuten brauchten, um vor Ort Hilfe leisten zu können. Tatsächlich handelte es sich um einen älteren Mann, der, wahrscheinlich als Folge einer plötzlichen Lungenembolie (was genau das ist, darauf werden wir später noch kommen), einen Herz-Kreislauf-Stillstand erlitten hatte. Die einzige Möglichkeit, den Mann zu retten, war eine Herz-Lungen-Wiederbelebung. Und die leiteten wir auch umgehend in die Wege. Während meine Kollegen den Brustkorb des Patienten massierten, um auf diese Weise das Blut in Bewegung zu halten, kümmerte ich mich um die Atmung des Mannes.

Wir arbeiteten über eine Stunde und versuchten alles, um ihn wieder zum Leben zu erwecken. Und kurzzeitig schien es auch so, als wäre es uns gelungen. Denn plötzlich begann das kranke Herz wieder gleichmäßig zu schlagen und so die restlichen Organe mit Sauerstoff zu versorgen. Leider nur kurz. Während wir uns schon Gedanken über ein geeignetes Krankenhaus und weitere medizinische Maßnahmen machten, wurde der Herzschlag unseres Patienten erneut langsamer, um dann wieder auszusetzen. Natürlich begannen wir sofort wieder mit der Herzmassage, diesmal aber vergebens. Nach ungefähr 80 Minuten harter und hoch konzentrierter Arbeit erklärte ich den Mann für tot.

Besonders tragisch war der Vorfall, weil dessen Ausgang vielleicht vermeidbar gewesen wäre. Denn zum Zeitpunkt unseres Eintreffens am Notfallort waren mehrere Passanten anwesend. Alle hatten sie den Notfall ganz eindeutig bemerkt, denn sie standen praktisch im Halbkreis um den Hilfsbedürftigen. Aber niemand half. Zwar hatte man uns verständigt, im Nachhinein wurde aber klar, dass auch der Anruf bei der Rettungsleitstelle erst über fünf Minuten, nachdem man den Patienten gefunden hatte, getätigt wurde.

Natürlich kann man im Nachhinein nicht mehr sagen, ob der Mann eine Chance gehabt hätte, wenn ihm nur früh genug geholfen worden wäre. Vielleicht war die Lungenembolie so schlimm, dass er ohnehin nicht zu retten gewesen wäre. Fakt ist aber: Statistisch sinken die Überlebenschancen von Patienten, die einen Herz-Kreislauf-Stillstand erleiden, von Minute zu Minute. Man kann ungefähr sagen, dass die Wahrscheinlichkeit, dass ein solcher Patient die ganze Angelegenheit unbeschadet übersteht, um 10 % sinkt – und das alle 60 Sekunden. Nach ungefähr zehn Minuten ist folglich meist überhaupt nichts mehr zu machen. Das kritische Organ

hierbei ist das Gehirn, denn das kann nur ganz kurz ohne Sauerstoff auskommen, bevor dessen Zellen unwiderruflich absterben.

Im Kontext dieser Erfahrungen war für mich also klar, dass ein
weiteres Buch her muss. Eines, aus dem Sie nicht nur theoretisches
Wissen ziehen können, sondern das Ihnen die Möglichkeit gibt,
ganz praktische Einsichten zu erlangen, um im Notfall zumindest
grundlegend gewappnet zu sein. Denn darauf kommt es mir eigentlich am meisten an: Ich wünsche mir, dass Sie als Leser nicht nur
einen unterhaltsamen und lehrreichen Einblick in das Wesen gefährlicher, ja tödlicher Krankheiten bekommen, sondern ich möchte Ihnen auch sinnvolle Tipps im Umgang mit entsprechenden Situationen geben. Denn Notfälle gehen uns alle an. Die meisten meiner
Patienten hätten am Morgen nie damit gerechnet, dass im Laufe
des Tages der Rettungsdienst vor ihrer Tür steht. Insofern möchte
ich Sie zum einen auf spezielle Symptome (in der Notfallmedizin
spricht man von Leitsymptomen) sensibilisieren, die Ihnen helfen
sollen, Situationen bei sich selbst besser einzuschätzen.

Zum anderen möchte ich Sie aber auch fit machen für den Notfall, mit dem Sie jederzeit konfrontiert werden können und bei dem
Sie als Ersthelfer aktiv werden müssen.

Denn Helfen geht uns alle an. Wir sind sogar zur Leistung von
Erster Hilfe nach unseren individuellen Möglichkeiten verpflichtet.
Es kann sich also keiner mit dem Argument herausreden, er oder
sie würde nie in eine derartige Situation kommen. Das Ganze
kann ganz plötzlich geschehen: beim Einkaufen im Supermarkt,
beim Valentinstagsessen im Lieblingsrestaurant oder beim Warten auf dem Bahnsteig. Von jetzt auf gleich können Sie plötzlich
der Mensch sein, der zufällig am nächsten bei einem Notleidenden
steht und an den der sich Hilfe suchend wendet. Und wer würde in
einer solchen Situation nicht gerne das Richtige tun?

Insofern »wühlen« Sie sich einfach durch die nächsten Seiten
und finden Sie ein paar Hinweise und Tipps, die Sie als Ersthelfer
unterstützen können. Auch wenn die Beschreibungen der einzel-

nen Krankheitsbilder vielleicht etwas detaillierter sind, habe ich versucht, mich bei den Tipps in Bezug auf das, was Sie als Ersthelfer tun können, sehr einfach zu halten. Denn kein Mensch kann sich komplizierte Ablaufschemata einprägen und sie in einer stressigen Situation aus dem Ärmel schütteln. Einfach muss es sein. So einfach wie möglich. Wundern Sie sich also nicht, wenn sich meine Tipps bei vielen Krankheitsbildern ähneln. Oft, und das ist die gute Nachricht, müssen Sie als Hilfeleistender gar nicht besonders viel tun. Hauptsache, die Basics stimmen.

Dem treuen Leser, bei dem vielleicht bereits *Was uns krank macht* im Regal steht, wird auffallen, dass einige Krankheiten in beiden Büchern behandelt werden. Das ist kein Zufall, denn was uns krank macht, bringt uns, wenn's ganz dumm läuft, auch um. Ich habe allerdings versucht, die entsprechenden Erkrankungen aus einem etwas anderen Blickwinkel, nämlich aus dem des akuten Notfalls, zu beleuchten. Gewisse Überschneidungen sind aber trotzdem nicht zu vermeiden – ein Herzinfarkt ist nun einmal ein Herzinfarkt.

Ich werde immer wieder gefragt, warum psychische Erkrankungen in meinen Büchern kaum Erwähnung finden. Auch im vorliegenden Buch bin ich weder auf Depressionen noch auf akute Suizidalität eingegangen, obwohl psychische Notfälle ein häufiges Einsatzstichwort für den Rettungsdienst darstellen und wir es häufig mit Menschen zu tun haben, die planen, sich umzubringen oder diesen Vorsatz vielleicht sogar schon in die Tat umgesetzt haben. Erst vor ein paar Wochen mussten mein Team und ich den traurigen Tod eines 45-jährigen Familienvaters feststellen, der sich aus lauter Verzweiflung vor den Zug geworfen hatte. Und das scheinbar ohne ersichtlichen Grund. Die Ursache für seine Entscheidung, es doch zu tun, ist simpel: Er war krank.

Depressionen – von vielen als ein mehr oder weniger steuerbares Fehlen von Lebensglück, Antrieb oder Motivation, ja als Wohlstandsproblemchen belächelt und gern mit dem Hinweis versehen, man solle sich doch mal zusammenreißen – sind nichts anderes als eine stoffwechselbedingte Fehlfunktion im Gehirn, vergleichbar mit der Zuckerkrankheit, Diabetes im Kopf sozusagen. Und weil diese Krankheiten so schwerwiegend und die damit verbundenen Probleme so relevant sind, habe ich mich entschieden, sie nicht einfach so nebenbei zu erwähnen. Sie gehören in ihrer ganzen Komplexität erklärt und sollten nicht zu einer Randnotiz in einem Buch verkommen, das eigentlich ganz andere Schwerpunkte setzt.

Das vorliegende Buch soll Laien im Umgang mit häufig vorkommenden Notfällen stärken und zum aktiven Helfen ermuntern. Es ersetzt nicht regelmäßige Fortbildungen in Erster Hilfe, wie sie von unzähligen Organisationen angeboten werden. Diese wertvollen und sinnvollen Kurse sind beim Erwerb des Führerscheins obligatorisch. Eine Wiederholung in regelmäßigen Abständen ist jedoch sehr sinnvoll. Denn jeder kann zum Ersthelfer werden – oder zu jenem, der einen braucht.

In diesem Sinne wünsche ich Ihnen viel Freude beim Lesen und stets gute Gesundheit.

Ihr
Falk Stirkat

EINLEITUNG

Ein Notfall – was ist das eigentlich?

Haben Sie sich schon einmal Gedanken darüber gemacht, was eigentlich einen richtigen medizinischen Notfall ausmacht? Auf den ersten Blick wirkt diese Frage vielleicht eher lächerlich, handelt es sich bei einem Notfallgeschehen doch eindeutig um … ja um was eigentlich? Die Antwort ist nicht annähernd so einfach, wie es vielleicht scheint. Ein Beispiel gefällig?

Stellen Sie sich vor, Sie spazieren durch den Stadtpark und sehen ein älteres Ehepaar auf einer Parkbank sitzen. An und für sich nichts Ungewöhnliches. Doch in diesem Fall stimmt irgendetwas nicht, denn einer der beiden – der Mann – sieht überhaupt nicht gut aus. Er ist blass, schwitzt und sitzt irgendwie ganz gekrümmt neben seiner Frau. Die wiederum sieht sehr besorgt aus und redet unentwegt auf ihren Gatten ein. Aufmerksam, wie Sie sind, eilen Sie den beiden sofort zu Hilfe und fragen, ob Sie irgendetwas tun können.

»Meinem Mann geht es gar nicht gut«, antwortet die Frau. »Er hat so furchtbare Bauchschmerzen.«

Der ältere Herr selbst lässt die Beschreibungen unkommentiert. Stöhnend hockt er auf der Bank und hat offenkundig damit zu tun, halbwegs aufrecht zu sitzen. Im Gegensatz zu den Schilderungen seiner Frau hält sich der Rentner aber eher die Brust als den Bauch, was bei Ihnen alle Alarmglocken schrillen lässt. Schließlich haben Sie vor Kurzem doch ein Buch über medizinische Notfälle gelesen und wissen, dass Brustschmerzen ein deutlicher Hinweis auf einen Herzinfarkt sein können.

Handelt es sich bei den Problemen dieses Herrn jetzt um einen medizinischen Notfall? Ich denke, Sie stimmen mit mir überein, dass dem wohl unzweideutig so ist. Sie rufen also sofort Hilfe und sind mehr als erleichtert, als nach wenigen Minuten ein vollständiges Rettungsteam anrückt. Und so wird dem Mann umgehend geholfen. Notarzt und Rettungskräfte messen noch auf der Parkbank die relevanten Vitalwerte, also Puls, Sauerstoffsättigung und Blutdruck (Genaueres hierzu folgt), und laden den Mann danach in den Rettungswagen, um ihn in das nächste geeignete Krankenhaus zu bringen. Während Sie sich noch um die völlig aufgelöste Ehefrau kümmern und sich fragen, ob die nicht auch eher in eine Klinik gehört, denken Sie darüber nach, was wohl mit dem Rentner geschehen wird.

Ich werde es Ihnen sagen: Noch im Rettungswagen schreibt der Notarzt ein Elektrokardiogramm (EKG), um die elektrischen Ströme des Herzens zu analysieren. Diese Untersuchung wird dem Mediziner einen ersten Eindruck davon geben, ob und wie sehr das Herz geschädigt ist. Weitere Tests folgen, sobald das Rettungsteam die Notaufnahme erreicht hat. Und dann, nach ungefähr 90 Minuten, ist klar: Der Patient hat … nichts.

Na ja, *nichts* stimmt nicht ganz, aber zumindest liegt den Beschwerden des Kranken keine ernsthafte Ursache zugrunde. Vielmehr besteht der hochgradige Verdacht auf eine Magenentzündung, eine sogenannte Gastritis. Die kann ähnliche Beschwerden verursachen wie ein Herzinfarkt, also ein Brennen hinter dem Brustbein und Schmerzen im Oberbauch, die aber auch als Brustschmerzen interpretiert werden könnten. Und überhaupt ist die Trennung zwischen Bauch- und Brustschmerzen nicht so einfach, wie man sich das vielleicht denken mag.

Kommen wir also nochmals zurück auf unsere Ausgangsfrage. War der alte Herr von der Parkbank nun ein medizinischer Notfall oder nicht? Nicht leicht zu sagen, oder? Rückblickend waren die Beschwerden einfach nur Ausdruck einer ungefährlichen Erkrankung. Aber nachher ist man bekanntlich immer schlauer, und im Nachhinein betrachtet handelte es sich eher nicht um einen medizinischen Notfall. Es bestand zu keinem Zeitpunkt eine ernsthafte vitale Bedrohung (zu Deutsch: Lebensgefahr).

Also kein Notfall. Aber woher hätte man das wissen sollen? Und genau hier kommen wir zum Kern des Problems, zum Wesen der Notfallmedizin sozusagen. Man kann im Vorfeld nicht wissen, was sich tatsächlich hinter den Beschwerden des Patienten verbirgt. Also muss man die angegebenen Beschwerden ernst nehmen – das Leitsymptom.

Leitsymptome sind die subjektiv gefühlten Probleme, die einen Menschen dazu veranlassen, schnelle medizinische Hilfe in Anspruch zu nehmen. Im Falle unseres Rentners von der Bank war der Brustschmerz oder aber der Bauchschmerz das Leitsymptom. Wenn man das eine nicht völlig vom anderen trennen kann, dann suchen sich die Mediziner dasjenige Beschwerdebild aus, hinter dem potenziell die gefährlicheren »Killer« stecken könnten. In diesem Fall also eindeutig den Brustschmerz. Denn der kann ja bekanntlich von einem Problem am Herzen verursacht werden. Die Notfallmedizin arbeitet also anfangs überhaupt nicht mit Diagnosen. Wie sollte sie auch. Es gibt wenige Krankheitsbilder, die sich sofort als solche »outen«.[*] Aufgabe des Notfallmediziners ist es dann, vom Symptom zur Diagnose zu kommen. Dabei gilt es die unmittelbar gefährlichen Krankheitsbilder auszuschließen, um dann die wahrscheinlichen zu bestätigen.[**] Dafür sind mitunter sehr differenzierte und schwierige Untersuchungen erforderlich. Der Notarzt stabilisiert den Patienten erst einmal, um ihn dann für weitere Untersuchungen und eine definitive Behandlung in die Klinik zu bringen.

---

[*] *Einige gibt es schon. So ist beispielsweise ein abgetrennter Finger ein abgetrennter Finger. Punkt, aus, Ende. Allerdings ist die Sachlage in den wenigsten Fällen so eindeutig.*
[**] *In der Regel werden Beschwerden nicht unweigerlich von tödlichen und akuten Krankheitsbildern verursacht. Plötzliche Rückenschmerzen beispielsweise sind nur extrem selten Zeichen einer hochgefährlichen Aortendissektion. Manchmal aber schon, weshalb dieses extrem seltene, aber überaus gefährliche Krankheitsbild umgehend ausgeschlossen werden muss. Man will ja nichts übersehen.*

Aber sind wir der Frage, was ein medizinischer Notfall eigentlich ist, jetzt nähergekommen? Ich denke schon. Fassen wir noch einmal zusammen: Notfälle sind meist keine fertigen Diagnosen, wie beispielsweise Herzinfarkt, Schlaganfall oder Hirnblutung, sondern werden vielmehr aus bestimmten Leitsymptomen abgeleitet.[*]

Allerdings ist das alles nur die halbe Wahrheit. Es gibt noch andere Situationen, in denen auch ohne jegliche Beschwerden vonseiten des Patienten von einem Notfall ausgegangen werden muss. Womit bringt man denn den Rettungsdienst am ehesten in Verbindung? Klar, mit Unfällen. Und genau hier muss nicht zwangsläufig ein Leitsymptom vorliegen, um von einem Notfall zu sprechen. Manchmal reichen auch bestimmte Unfallmechanismen.

Stellen Sie sich vor, ein Autofahrer überschlägt sich dreimal, nachdem er mit ungefähr 100 km/h von der Straße abgekommen ist. Der junge Mann steigt völlig beschwerdefrei aus seinem Auto. Weil es ihm gut geht, er keine Schmerzen hat und auch sonst alles in Ordnung ist, verweigert er die Mitfahrt ins nächste Krankenhaus. Drei Stunden später ist er tot. Während der mehrmaligen Überschläge haben immense Kräfte auf unseren imaginären Patienten eingewirkt. Gebündelt wurden die im Gurt, ohne den der junge Mann bereits drei Stunden früher sehr akut verstorben wäre. Aber auch der Sicherheitsgurt kann zu schweren Verletzungen führen, was kein Grund ist, ihn nicht zu benutzen, weil die Folgen einer solchen Unterlassung immer wesentlich schwerwiegender sind.

Im Falle unseres Patienten wurde die Milz in Mitleidenschaft gezogen. Das Organ blutete langsam vor sich hin. Am Anfang war davon beim Patienten nichts zu spüren. Schließlich ging es ihm ausnehmend gut. Die als Reaktion auf den Unfall ausgeschütteten

---

[*] *Klassische Leitsymptome sind zum Beispiel: Brustschmerzen, Atemnot, Bewusstlosigkeit, Bewegungs- oder Gefühlsstörungen.*

Stresshormone unterdrücken Schmerzen und sorgen für ein richtiges Hochgefühl. Außerdem ist die Milz von einer Bindegewebshülle umgeben, in der sich das Blut anfangs sammelte. Nachdem die Hülle dem Druck aber nicht mehr standhalten konnte und aufplatzte, stand plötzlich nicht mehr genügend Flüssigkeit in den Gefäßen des Patienten zur Verfügung, was zum Kollaps und wenig später zum Tode führte. Was lernen wir daraus? Selbst wenn auf den ersten Blick überhaupt nichts zu sehen ist, das Unfallopfer keinerlei Beschwerden angibt und auch sonst alles in Ordnung scheint – bestimmte Unfallmechanismen allein rechtfertigen schon die Annahme eines Notfalls. Die Analogie zum Leitsymptom ist unverkennbar.

Prinzipiell lässt sich aber sagen, dass es bei einem medizinischen Notfall zur plötzlichen Verschlechterung eines normalerweise stabilen und guten Patientenzustands kommt. Ein weiteres häufiges Charakteristikum ist die rapide Dynamik, mit der es für die Patienten abwärts geht. Ein Notfall dauert schließlich nicht Tage oder Monate. Wenn Sie einen Herzinfarkt haben, bringt der Sie, wenn's ganz schlecht läuft, binnen Stunden um oder verursacht irreparable Schäden am Herzmuskel. Die Dynamik, also die Geschwindigkeit der Zustandsverschlechterung, spielt im Notfallgeschehen eine ganz wichtige Rolle.

Hinzu kommt, dass ein Notfall unbehandelt in der Regel zum Tode führt oder zumindest schwerwiegende und lebensverändernde Schäden verursacht. Eine Mandelentzündung folgt schließlich auch einer rasanten Dynamik. Wer schon einmal an einer richtigen bakteriellen Tonsillitis (so der medizinische Fachausdruck) gelitten hat, weiß, dass sich die Beschwerden oft binnen einer halben Stunde entwickeln und drastisch schlimmer werden können. Fieber, Halsschmerzen und ein Gefühl, als würde man gleich abdanken, brechen wie aus dem Nichts über den Patienten herein. Umso länger ist dann die Dauer der Rekonvaleszenz. Allerdings stirbt man an einer Mandelentzündung nicht. Man hat auch keine langfristigen gesundheitlichen Schäden zu erwarten.* Und genau das unterscheidet die akute, schnell verlaufende Mandelentzündung vom Herzinfarkt. Der ist ein richtiger medizinischer Notfall – entwickelt sich plötzlich, unterliegt einer starken Dynamik und führt zu schweren, teils unheilbaren Folgeschäden.

Nachdem Sie nun einen ersten Eindruck davon bekommen haben, was ein medizinischer Notfall eigentlich ist und wie man ihn definiert, kommen wir jetzt zu den einzelnen Krankheitsbildern, die solche schlimmen und einschneidenden Situationen hervorrufen können. Ich habe in den nächsten Kapiteln diejenigen Krankheitsbilder zusammengetragen, die aus meiner Erfahrung das meiste Leid verursachen und überdurchschnittlich oft zur Aktivierung der Rettungskette führen.

Bevor wir aber damit anfangen, möchte ich noch ein paar Worte darüber loswerden, wie genau das mit besagter Rettungskette eigentlich funktioniert. Denn Deutschland, und darauf können wir stolz sein, verfügt über eines der am besten organisierten und hochgradig professionalisierten Rettungssysteme der Welt. Und das nicht ohne Grund, wie Sie gleich sehen werden.

---

* *Trotzdem ist die Einnahme von Antibiotika bei einer richtigen bakteriellen Mandelentzündung unausweichlich. Zwar verringern die Dinger die Krankheitsdauer kaum, sie verhindern jedoch einen zweiten Entzündungsschub, der im schlimmsten Fall Herz und Nieren schwer schädigen kann.*

DIE RETTUNGSKETTE

WIE DIE MECHANISMEN
INEINANDERGREIFEN

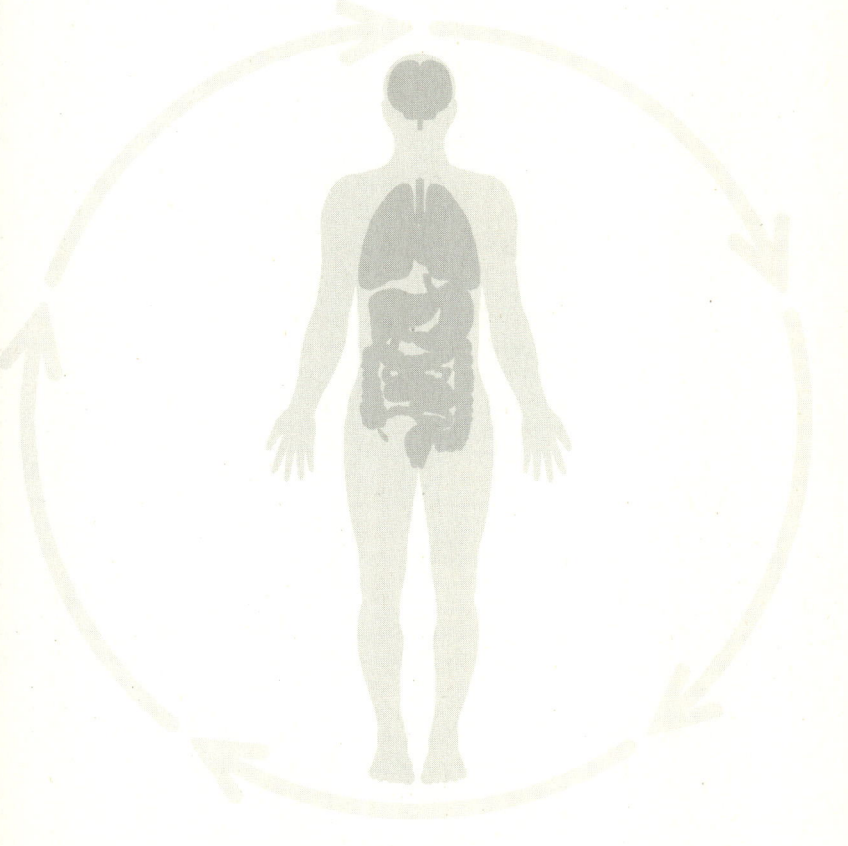

Während meiner Zeit als »fliegender Notarzt« war ich häufig in armen und schlecht strukturierten Ländern unterwegs und konnte interessante Erfahrungen mit den dortigen Rettungsdiensten und Notfallsystemen sammeln. Diese Reisen haben mir eines ganz bewusst gemacht: Das deutsche Gesundheitswesen, gerade der akut medizinische Teil, ist trotz aller Kritik ein Glücksfall.

Denn egal wo Ihnen bei uns ein Unglück widerfährt – nach maximal 15 Minuten sind Hilfskräfte vor Ort und kümmern sich darum. Und selbst wenn Sie in irgendeiner Höhle feststecken oder auf dem Meer, wenn Sie auf einer Bohrinsel oder sonst irgendwo verunglücken – Hilfe kommt! In diesen Extremfällen vielleicht nicht innerhalb einer Viertelstunde, aber man wird Sie nicht im Stich lassen. Das ist keine Selbstverständlichkeit. Das sollten wir uns von Zeit zu Zeit bewusst machen. Denn in vielen Ländern habe ich da doch sehr abweichende Erfahrungen machen müssen.

So wird man Sie in Afrika mancherorts überhaupt nicht versorgen. Oder nur, wenn Sie nachweisen können, dass Sie die Erste Hilfe auch bezahlen können. Und dann müssen Sie auch noch Glück haben. Denn nicht überall gibt es Notfallstrukturen. Weder qualifizierte Transporte in ein Krankenhaus noch hochgerüstete Notaufnahmen stehen einem Verunglückten dort zur Verfügung. Und das trifft nicht nur auf die ärmsten Länder der Welt zu. Klar – auch in unserem Gesundheitssystem gibt es Probleme. Überfüllte Notaufnahmen oder fälschlicherweise angeforderte und als billiges Transportmittel missbrauchte Rettungswagen können einen manchmal in den Wahnsinn treiben. Aber es gibt sie. Sie sind da und können akut Erkrankten helfen. Und das auf höchstem Niveau und extrem schnell. Klasse, oder?

Nach meinem Loblied auf unser Akutversorgungssystem möchte ich jetzt konkret werden. Was genau passiert denn eigentlich im Notfall? Wie funktioniert das mit der Rettungskette? Schauen wir uns das Ganze doch wieder an einem Beispiel an. Stellen Sie sich eine junge Frau vor – Marie. Sie ist 25 und kerngesund. Marie arbeitet als Agentin in einem Callcenter und muss dort täglich Dutzende Gespräche freundlich und zuvorkommend annehmen. Ein stressiger Job. Eines schönen Mittwochmorgens, Anruf Nummer vier ist gerade beendet, verspürt Marie einen Anfall von Lufthunger. Zuerst denkt sie, es handele sich lediglich um eine Nachwirkung der bereits überstanden geglaubten Grippe, an der sie bis vor ein paar Tagen litt. Dann jedoch wird das Gefühl immer schlimmer. Marie muss buchstäblich nach Luft schnappen. Obwohl sie spürt, dass ihre Atemwege frei sind, also eigentlich genug Luft in die Lungen strömt, hat unsere Beispielpatientin trotzdem das Gefühl, von dem ganzen Sauerstoff würde so gut wie nichts dort ankommen, wo es hin soll.

»Marie, alles in Ordnung?«, fragt Cornelia, ihre Arbeitskollegin und Schreibtischnachbarin. Doch Marie kann kaum etwas erwidern. Zu sehr ist sie mit dem Atmen beschäftigt, das ihr immer schwerer fällt. Es muss dringend etwas passieren, denkt sich auch Cornelia und weiß sich in ihrer Angst um die Arbeitskollegin keinen anderen Ausweg, als den Notruf, die 112, zu wählen.

Und genau mit dieser Aktion wird die Rettungskette in Gang gesetzt. Cornelias Telefonat wird umgehend von einem sogenannten Leitstellendisponenten beantwortet, der sich nach einem bestimmten Abfrageschema so schnell und präzise wie möglich nach der Notfallsituation erkundigt. Dabei erfragt der Mitarbeiter Dinge wie Ort und Zeitpunkt, Person und Art des Notfalls. Zusammengefasst werden diese Fragen im sogenannten 5-W-Schema.* Schon während der Leitstellenmitarbeiter mit Cornelia spricht, beginnt er, den Einsatz zu planen. Er beauftragt den nächsten geeigneten Rettungswagen, und weil es sich um das Leitsymptom Atemnot

---

* *Das 5-W-Schema ist die kürzeste Form einer Notfallaufnahme und beantwortet folgende Fragen: <u>Wo</u> ist der Notfall passiert? <u>Was</u> ist passiert? <u>Wie</u> viele Erkrankte gibt es? <u>Welche</u> Art von Verletzungen oder Symptomen (Leitsymptom – Sie erinnern sich?) liegt vor? <u>Warten</u> auf Rückfragen. Hierbei werden eventuell offene Fragen gestellt, die für die folgende Einsatzplanung von Bedeutung sind.*

handelt, auch ein Notarzteinsatzfahrzeug*. Die werden über den Funkmeldeempfänger, den jeder Retter während seines Dienstes immer und überall dabeihaben muss, alarmiert und ins Callcenter geschickt, wo Marie mittlerweile kaum noch ansprechbar ist.

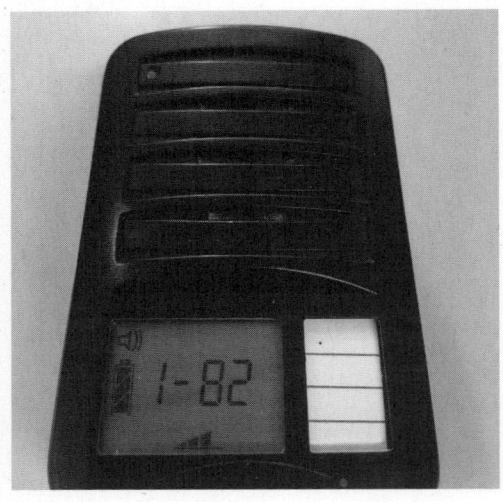

Funkmeldeempfänger

Innerhalb von Sekunden begeben sich die Rettungskräfte in ihre Fahrzeuge, um dann mit Martinshorn und Blaulicht zum Ort des Geschehens zu düsen. Denn es geht um ein Menschenleben. Zwar stecken bei Weitem nicht hinter allen Notrufen auch Notfälle, aber natürlich muss man prinzipiell davon ausgehen, dass die Situation schlimm ist. Bei Marie trifft das ja auch absolut zu.

---

* *Je nach Notfall wird lediglich ein Rettungswagen, bestückt mit Sanitätern, oder zusätzlich ein Notarzt zum Patienten geschickt. Die Zustände und Symptome, die einen Notarzt am Notfallort erforderlich machen, sind im sogenannten Notarztindikationskatalog zusammengefasst und dienen dem Disponenten an der Leitstelle als verbindlicher Leitfaden für die Alarmierung des Notarztes. Denn der muss als Ressource, aufgrund des leider bestehenden Notarztmangels, sehr bedacht – also nicht ohne guten Grund – eingesetzt werden.*

Notarzt und Sanitäter finden die junge Frau in sehr schlechtem Zustand vor. Sie japst nach Luft, und ihre Lippen haben sich deutlich blau verfärbt. »So können wir die Patientin nicht transportieren«, stellt der Notarzt fest. Genau diese Einschätzung ist nämlich die ureigene Aufgabe dieses speziell ausgebildeten Mediziners. Er muss überprüfen, ob seine Patienten transportfähig sind, und hat, so das nicht zutrifft, die Pflicht, die Transportfähigkeit herzustellen, sprich er muss den Patienten stabilisieren. Das ist nicht immer einfach.

Gerade in Maries Fall bedarf es einiger Überlegungen. Bevor sich der Notarzt aber Gedanken über die Ursache der Atemnot macht, bekommt die Patientin erst einmal eine Sauerstoffmaske. Die auf diese Weise deutlich erhöhte Sauerstoffkonzentration in der Einatemluft verschafft allen Anwesenden ein bisschen Zeit. Während der Notarzt nun versucht, sich ein genaues Bild vom Zustand der Patientin zu machen, indem er sie untersucht und, soweit das noch möglich ist, befragt, nehmen die Sanitäter[*] eine ganze Reihe Messungen vor, die eine Menge über Maries Zustand aussagen. Mithilfe eines Monitorüberwachungsgerätes werden Herzfrequenz, Sauerstoffsättigung und Blutdruck bestimmt. Außerdem wird ein EKG abgeleitet, auf dem die elektrische Aktivität des Herzens zu sehen ist. Zusätzlich kann durch eine kurze Blutanalyse der Blutzucker bestimmt werden. Das Notfallequipment der Rettungskräfte ist wirklich beeindruckend und ermöglicht die Einrichtung eines nahezu komplett ausgestatteten intensivmedizinischen Arbeitsplatzes.

---

[*] *»Sanitäter« ist ein ziemlich unscharfer Überbegriff, der dem Aufgaben- und Kompetenzspektrum der Retter nicht gerecht wird. In den letzten Jahren hat der Beruf des Notfallsanitäters einen rasanten Wandel erlebt. Aus dem relativ niedrig qualifizierten Rettungssanitäter wurde der Rettungsassistent, und aus diesem der relativ hoch qualifizierte Notfallsanitäter. Der Grund für diese verwirrende Wortwahl wird wohl für immer im Verborgenen bleiben. Wenn ich allerdings im Laufe der nächsten Seiten von Sanitäter spreche, dann meine ich die hoch qualifizierten Kollegen in den Rettungswagen.*

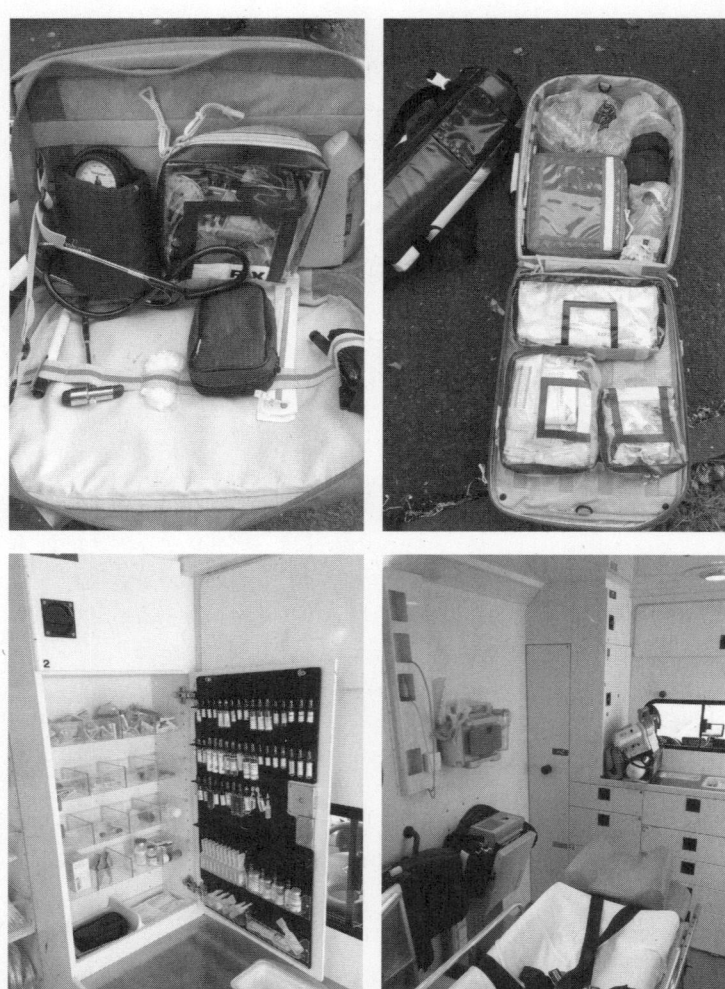

Oben: Rettungsrucksack mit Notfallequipment
Unten links: Medikamente im Rettungswagen. Unten rechts: Rettungswagen von innen,
ein richtiger intensivmedizinischer Arbeitsplatz

Diese vielen Instrumente ermöglichen dem Team die schnelle Diagnose lebensbedrohlicher Zustände. Und die können in der Folge behandelt werden. Auch dafür steht eine Vielzahl Medikamente zur Verfügung.

Außerdem sind die Rettungswagen mit einer Ausrüstung ausgestattet, mit der auch invasive Maßnahmen vom einfachen Venenzugang bis zur Brustraumschlauchanlage möglich sind.

Mittels dieser ganzen Ausrüstung und der Expertise des Rettungsteams stellt der Notarzt nun fest, dass die Sache mit Marie vermutlich ernst ist. Er hat sich über den Ablauf des Notfalls informiert und seine Patientin ausführlich untersucht. Infolgedessen schwirren eine ganze Menge sogenannter Differenzialdiagnosen im Kopf des Mediziners herum. Eine abschließende Diagnose kann im Rettungswagen so gut wie nie gestellt werden. Dafür sind die erweiterten Strukturen der Klinik notwendig. Was allerdings auf höchstem Niveau möglich ist, ist wie gesagt die Stabilisierung der Notfallpatienten. Außerdem sind die Retter wahre Profis, was den Transport Schwerkranker angeht. Denn Marie kann nicht einfach so in den Wagen gehen. Zum einen ist sie dafür viel zu schwach, zum anderen könnte jeder zusätzliche Kraftaufwand, der ja letzten Endes auch mit zusätzlichem Sauerstoffverbrauch einhergeht, zur Katastrophe (im schlimmsten Fall zum Herzstillstand) führen. Um das zu verhindern, wird unserer Beispielpatientin zum einen bereits ein hochkonzentriertes Sauerstoffgemisch zugeführt, zum anderen bereiten die Sanitäter ein Tragetuch vor, mit dem sie die Frau in den Rettungswagen transportieren können.[*] Und jetzt los! Irgendetwas muss die Beschwerden

---

[*] *Es gibt unzählige Transportmöglichkeiten. Je nach Zugang zum Notfallort, Krankheitsbild oder eventuellen Verletzungsmuster können Tücher, Tragen, besondere Transportstühle oder auch hochspezielle Vakuummatratzen verwendet werden. In Ausnahmefällen, insbesondere bei schwerer Zugänglichkeit zum Patienten, wie es bei Autounfällen vorkommt, kann man die Verletzten auch auf starre Plastikbretter lagern. Diese sind aber oft nicht für längere Transporte geeignet und werden von professionellen Rettern wegen der zahlreichen Nachteile zunehmend gemieden.*

von Marie ausgelöst haben, und bevor da keine Klarheit besteht, kann die Erkrankung auch nicht behandelt werden.

Die absolute Priorität der präklinischen Notfallmedizin* ist also die Stabilisierung des Patienten. Entscheidend ist außerdem ein sicherer Transport in eine geeignete Klinik.** Erneut kämpft sich der Rettungswagen mit Sirene und Blaulicht durch den täglichen Berufsverkehr. Nach ein paar Minuten kann der Notarzt Marie dann im Krankenhaus abliefern.

Weil es der Patientin wirklich schlecht geht, hat sich der Mediziner entschieden, die Übergabe an das Team der weiterbehandelnden Ärzte im sogenannten Schockraum durchzuführen. Dies ist ein ganz speziell ausgestattetes Zimmer im Krankenhaus, das für die weitere Stabilisierung und erste ganz wichtige Diagnoseschritte genutzt wird. Ist der Schockraumalarm ausgelöst, so sammeln sich binnen Minuten Spezialisten aus den unterschiedlichsten Fachgebieten, um den Patienten in Empfang zu nehmen. Neben Internisten, also Ärzten für die inneren, organischen Krankheiten, sind auch Radiologen, Narkoseärzte und Chirurgen vor Ort. Außerdem helfen viele Pflegekräfte bei der schnellen Übernahme des Patienten.

Auch in unserem Fall wartet das Team bereits im Schockraum auf Marie. Nach einem ganz speziellen Schema fasst der Notarzt nun alle relevanten Fakten zum gemeinsamen Patienten zusammen, damit die Kollegen genau an dem Punkt weitermachen können, an dem der Notarzt aufgehört hat. Bei Marie ist die wahrscheinlichste, jedoch auch gefährlichste Ursache der Beschwerden eine Lungenembolie. In einem späteren Kapitel kommen wir noch genau darauf zu sprechen, was das eigentlich ist. Jetzt nur so viel: Bei einer Lungenembolie gelangt der eingeatmete Sauerstoff kaum noch ins

---

* *Präklinisch heißt »vor der Aufnahme im Krankenhaus«. Also alles, was im Rettungswagen passiert.*
** *Nicht jedes Krankenhaus kann jeden Notfall behandeln. Das beste Beispiel ist hier auch wieder der Herzinfarkt. Nur große Kliniken mit einer kardiologischen Abteilung können diesen abschließend therapieren.*

Blut, was letztendlich zum Ersticken führen kann. Um nun herauszubekommen, ob die Ärzte mit ihren Vermutungen richtig liegen, müssen erneut eine Menge Untersuchungen durchgeführt werden. Blut wird abgenommen, ein Ultraschall des Herzens und der Lunge wird durchgeführt, am Ende wird Marie ins CT, die sogenannte Röhre*, geschoben, um die Lungenembolie definitiv nachzuweisen oder sicher auszuschließen. Erst nachdem die Untersuchung durchgeführt ist, kann die zielgerichtete Therapie starten.

*

In die Notaufnahme kommen täglich viele Patienten. Einige sind wirklich schwer krank, anderen fehlt so gut wie nichts, und dann gibt es da noch die große Zahl derer, die irgendwo dazwischenliegen. Und selbstredend werden nicht alle Patienten über den Schockraum aufgenommen. Das wäre weder strukturell noch personell möglich. Um sich trotzdem ein schnelles und gutes Bild über den Zustand der Notleidenden machen zu können, haben mittlerweile so gut wie alle Ambulanzen in Deutschland das System der Triage eingeführt. Dabei beurteilt eine extra dafür ausgebildete Krankenschwester den Patienten bei der Aufnahme und teilt ihm einen Dringlichkeitsgrad zu, dem zufolge er entweder sofort einem Arzt vorgestellt wird oder eine bestimmte Zeit bis zur weiteren Versorgung warten kann. Das ist übrigens auch der Grund dafür, dass viele Leichtverletzte oder nicht sonderlich schwer Erkrankte manchmal stundenlang im Wartezimmer Platz nehmen müssen, während andere Patienten sofort oder nach kurzer Zeit drankommen. Und das ist auch gut so. Denn in den Notaufnahmen darf weder nach Eintreffzeit noch

---

* *Eigentlich ist diese Bezeichnung nicht ganz richtig, denn das CT-Gerät ist keine Röhre – vielmehr eine Scheibe. Die eigentliche Röhre ist das MRT-Gerät. Beide Untersuchungen geben uns Ärzten einen Einblick ins Innere des Körpers, zeigen jedoch unterschiedliche Dinge. Wann welche Untersuchung eingesetzt wird, hängt von einer Vielzahl von Faktoren ab – hauptsächlich aber von der Frage, was man überhaupt sehen möchte.*

nach Versicherungsstatus gearbeitet werden. Es geht schließlich um Menschenleben.

Um dann von den Beschwerden des Hilfesuchenden zu einer abschließenden Diagnose zu kommen, an die sich eine ambulante oder stationäre Weiterversorgung anschließt, müssen die Ärzte viele Tests und Untersuchungen durchführen. Nun leben wir im 21. Jahrhundert, und unsere technischen Möglichkeiten sind gelinde gesagt vielfältig. Um nicht sinnlos Zeit und Ressourcen zu vergeuden, müssen Mediziner deshalb sehr rational und überlegt vorgehen, wenn sie einen Patienten und dessen Beschwerden bewerten. Schließlich kann nicht jeder alle Untersuchungen bekommen. Hierfür hat sich ein gut erprobtes Stufenschema entwickelt, das dabei hilft, in kurzer Zeit mit angemessenen Mitteln zu maximalem Erfolg zu kommen. Viele Erkrankungen lassen sich nämlich durch die sehr gut ausgebildeten Notaufnahmeärzte[*] schnell und mit wenig Aufwand diagnostizieren.

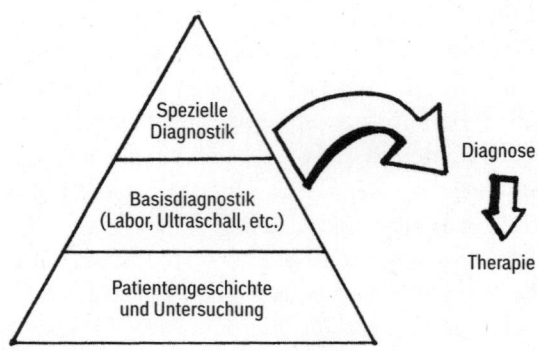

---

[*] *Die klinische Notfallmedizin ist ein sehr anspruchsvolles und schwieriges Fachgebiet. Neben der Stabilisierung des Notfallpatienten müssen Ärzte sich auch mit einer Vielzahl von Untersuchungen und deren Wert bei bestimmten Krankheitsbildern auskennen. Das klingt kompliziert, und das ist es auch. Gerade wegen seiner Komplexität hat sich das Fach der klinischen Notfallmedizin in den letzten Jahren zu einer eigenständigen Disziplin entwickelt.*

Am Anfang des Prozesses steht die Anamnese. Das ist im Prinzip die Patientenvorgeschichte, bei der der Patient oder dessen Angehörige berichten, was eigentlich zum Aufsuchen der Notaufnahme geführt hat. Zusammen mit einer körperlichen Untersuchung, bei der der Arzt sehr genau auf das Vorhandensein möglicher Krankheitszeichen achtet, kann die Anzahl der möglichen Ursachen für die Probleme bereits deutlich reduziert werden. Eine weitere Eingrenzung wird dann durch Standarduntersuchungen wie Blutentnahme, Ultraschall und Röntgen erreicht. Auf diese Weise sind mithilfe weniger und nicht sehr aufwendiger Untersuchungen bereits die meisten, wenn nicht alle gefährlichen Krankheiten ausgeschlossen, die zur Verschlechterung des Zustands geführt haben könnten. Sollten weitere Untersuchungen nötig werden, können diese entweder gleich in der Notaufnahme durchgeführt oder in den nächsten Tagen auf der Station in die Wege geleitet werden. So kann eine Magenspiegelung meist ein paar Tage warten (es sei denn, der Patient blutet in seine Eingeweide), während eine CT-Untersuchung oft zeitnah erfolgen sollte.[*]

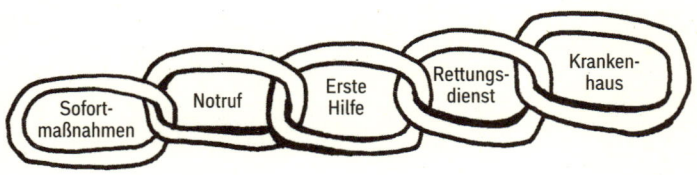

Je nach Schwere und Gefährlichkeit des Leitsymptoms und den sich dahinter verbergenden Diagnosen erlaubt unser Rettungssystem also eine zeitnahe und sehr effektive Stabilisierung, Diagnose und

---

[*] *Auch hier kommt es wieder auf die vermutete Diagnose an. Manche CTs können warten. Viele, gerade wenn es um den Ausschluss bestimmter Darmprobleme oder Gefäß-erkrankungen geht, sollten aber doch relativ zügig durchgeführt werden.*

Therapie von Notfallpatienten. Diese drei Hauptpfeiler bilden das Rückgrat der Notfallversorgung und greifen in unserem Land auch tatsächlich ausgezeichnet ineinander und funktionieren. Besonders bei sehr schwerwiegenden und sich schnell entwickelnden gesundheitlichen Störungen ist ein einwandfreies Funktionieren der Rettungskette von zentraler Bedeutung. Denn ohne das jeweils vorherige Glied kann das nächste nicht optimal arbeiten. Und was steht ganz am Anfang? Genau: der Ersthelfer. Dem kommt wirklich eine ganz zentrale Bedeutung zu. Insbesondere bei der Reanimation, also der Herz-Lungen-Wiederbelebung, können wir Profiretter nur auf das aufbauen, was vom Laienhelfer, also Ihnen, bereits begonnen wurde. Das ist der Grund, weshalb ich in den folgenden Kapiteln immer und immer wieder darauf zurückkommen werde, welche Hilfe Sie im Notfall leisten können – und das ganz ohne medizinisches Wissen.

Denn auf Sie kommt es an.

KAPITEL 1

HERZNOTFÄLLE

DIE PUMPE GIBT DEN TAKT VOR

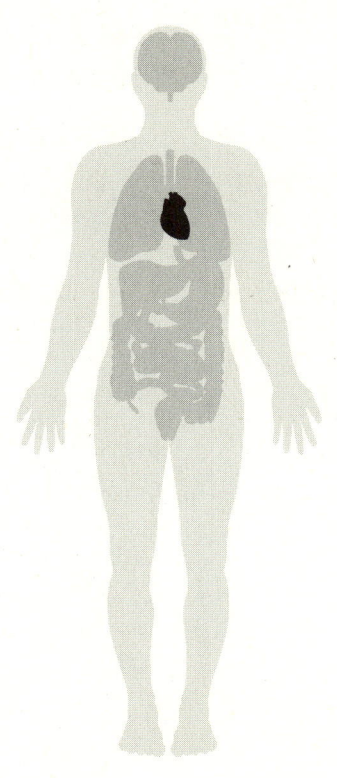

HERZINFARKT

Wenn dem Herzen die Luft wegbleibt

Bereits in *Was uns krank macht* haben wir das Thema Herzinfarkt ausführlich besprochen. Nichtsdestotrotz habe ich mich dafür entschieden, die Erkrankung erneut aufzugreifen. Denn was wäre ein Notfallbuch ohne die Herzattacke. Viele Menschen fürchten sich davor, und zwar zu Recht. Denn der Herzinfarkt, von den Ärzten auch Myokardinfarkt genannt, ist eine wirklich häufige und häufig tödliche Angelegenheit. Das Problem dabei ist, dass wir mit unserem sogenannten »westlichen Lebensstil« selbst einen Teil der Verantwortung dafür tragen, wenn wir irgendwann mit schmerzender Brust und blauen Lippen in einer der großen Notaufnahmen liegen. Denn auch wenn der Herzinfarkt mehr oder weniger plötzlich auftritt[*], geht ihm doch in der Regel eine jahrelange Entstehungsphase voraus.

Bis auf wenige Ausnahmen wird eine Herzattacke nämlich von einer Arteriosklerose verursacht. Das ist nichts weniger als die Verkalkung der Herzkranzgefäße. Auch heute sind sich die Wissenschaftler nicht ganz sicher, wie genau das Ganze vonstattengeht. Die Forschung ist diesbezüglich nämlich sehr schwierig. Sie müssen sich das so vorstellen: Wenn Krankheiten als Folge von längeren Prozessen auftreten, kann man deren Auslöser nicht mehr ohne Weiteres benennen. Versuchen Sie mal eine Krebserkrankung auf einen ganz bestimmten Auslöser (wie beispielsweise ein Gift) zurückzuführen, dem der Patient vor vielen Jahren ausgesetzt war. Das geht nicht. Und genauso ist das auch bei der Arteriosklerose.

---

[*] *Was nicht so ganz stimmt. Die meisten Menschen können sich rückblickend an Vorboten erinnern, die sie aber zum Zeitpunkt ihres Auftretens nicht als solche identifiziert und folglich nicht ernst genommen haben.*

Höchstwahrscheinlich ist deren Entstehung einem Zusammenspiel von ganz unterschiedlichen Faktoren geschuldet, die alles in allem eine Umgebung im Blut schaffen, die zu besagter Verkalkung führt. Das klingt ziemlich allgemein, zugegeben. Man geht aber momentan davon aus, dass die Einlagerung bestimmter Fette in die Gefäßinnenhaut zur Bildung von sogenannten Schaumzellen führt. Die können Sie sich als gefräßige kleine Biester vorstellen, die irgendwann so vollgepumpt sind, dass sie sich kaum mehr bewegen können – also bleiben sie, wo sie sind (im Gefäß), und härten aus. Durch die Ansammlung weiterer Stoffe wie beispielsweise bestimmter Kalziumverbindungen entstehen dann richtig derbe Veränderungen in den Arterien*, die sich fast so anfühlen wie Kalkablagerungen im Sanitärbereich.

Neben dieser Theorie zur Entstehung der Gefäßverkalkung gibt es allerdings noch eine Menge anderer Theorien. Erst kürzlich hat ein Wissenschaftler auf sich aufmerksam gemacht, der behauptet, die Arteriosklerose entstehe als Konsequenz von chronischen Entzündungen. Das Absterben von Bakterien in den Gefäßwänden führe, so die Meinung des Kollegen, zum kalkartigen Umbau derselben. Eine interessante Theorie, die man sicher auch nicht ganz ausschließen kann. Wahrscheinlich liegt die Wahrheit wie üblich irgendwo in der Mitte – wir wissen es nicht. Was wir aber wissen, ist, dass bestimmte menschliche Eigenschaften die Bildung der Arterienverkalkung fördern. Und das nicht nur im Herzen, sondern im gesamten Körper. So ist die koronare Herzerkrankung, also die Verkalkung der Herzkranzgefäße, nur eine Ausprägung eines Problems, das überall auftreten kann und das in den entsprechenden Organen dann zu ganz verschiedenen Krankheitsbildern führt, die für den Laien auf den ersten Blick oft nicht zusammenhängen. Wir werden im Laufe des Buches immer wieder darauf zurückkommen. Was also macht unsere Gefäße krank?

* Das sind diejenigen Blutgefäße, die Blut vom Körper zu den Organen bringen.

In erster Linie ist das wie gesagt der westliche Lebensstil. Kohlehydrat- sowie fettreiche Ernährung, wenig Sport und anhaltender Stress sind Risikofaktoren, die nicht nur zum Herzinfarkt, sondern auch zu all den Erkrankungen führen, die wir unter dem Begriff *Metabolisches Syndrom*[*] zusammenfassen. So sind wir irgendwo auch unseres eigenen Glückes Schmied, denn all die Krankheiten des metabolischen Syndroms sind ja mehr oder weniger eine Folge unserer Lebensart. Natürlich gibt es auch Ausnahmen. Familiäre Stoffwechselprobleme beispielsweise oder einen hohen Blutdruck, dessen Ursache in einer Hormonstoffwechselstörung liegt, können wir kaum selbst beeinflussen.

Die überwiegende Mehrheit der Patienten mit Problemen der Herzkranzgefäße hat sich die allerdings über viele Jahre herangezüchtet. Und die Konsequenzen sind dramatisch. So führt die zunehmende Verkalkung der winzigen Herzgefäße nämlich dazu, dass das Organ selbst irgendwann nicht mehr ausreichend Sauerstoff erhält. Da dieses Gas allerdings absolut notwendig für den Herzschlag ist, führt sein Mangel zu einer extrem gefährlichen Erkrankung – dem Herzinfarkt.

Das Herz wird also über ein Geflecht aus äußerst feinen und filigranen Arterien versorgt, die Sauerstoff und andere Nährstoffe zu jeder einzelnen Zelle (der kleinsten Untereinheit von Organen) bringen, sodass die über genug Energie verfügt, um ihre Arbeit ordentlich ausführen zu können. Kommt es nun zur Verkalkung dieser wichtigen Adern, so macht das erst einmal nicht viel aus. Denn glücklicherweise benötigt das Herz nicht den gesamten Durchmesser der Kranzgefäße, um ausreichend mit Blut geflutet zu werden.

---

[*] *Das metabolische Syndrom umfasst die Erkrankungen: abdominelle Fettleibigkeit, Bluthochdruck, Fettstoffwechselstörungen, Glukoseintoleranz (wird irgendwann zum Diabetes). Es wird auch als tödliches Quartett bezeichnet, da die vier Probleme in Kombination eine Vielzahl der Krankheiten verursachen, die den Menschen von heute dahinraffen können.*

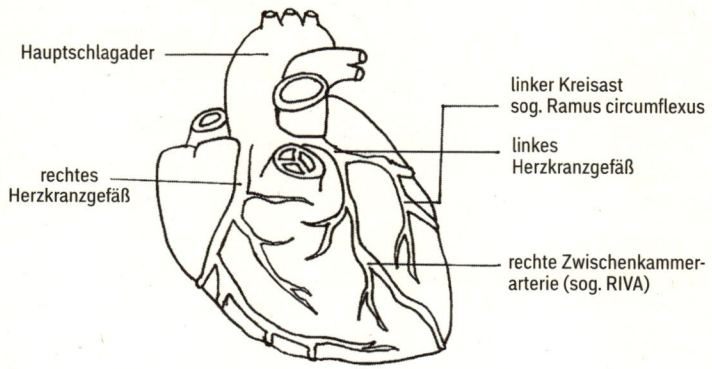

Hauptschlagader

linker Kreisast
sog. Ramus circumflexus

linkes
Herzkranzgefäß

rechtes
Herzkranzgefäß

rechte Zwischenkammer-
arterie (sog. RIVA)

Erst wenn die Einengung immer stärker voranschreitet, bis sie nur noch 50, dann 60 und irgendwann vielleicht sogar nur noch 80 % des ursprünglichen Durchmessers hat, bemerkt der Patient die ersten Symptome. Das bedeutet, dass man bereits jahrelang erkrankt sein kann, ohne überhaupt etwas davon zu wissen.

Irgendwann kommt es aber doch zu einem Mangel an Sauerstoff im Herzen, hervorgerufen durch einen massiv eingeschränkten Blutfluss. Der tritt logischerweise vor allem in den Momenten auf, wo das Herz überdurchschnittlich viel zu tun hat, also bei körperlicher Belastung. Der Betroffene verspürt dann ein Druckgefühl im Brustbereich, das manchmal auch von Luftnot begleitet wird. Endet die Anstrengung, dann verschwindet auch das Druckgefühl wieder. Oft schieben die Patienten die Symptome auf Rippenbeschwerden oder Ähnliches und konsultieren keinen Arzt. Ein grober Fehler. Denn der Krankheitsprozess steht nicht still. Das Gefäß lässt immer weniger Blut durch, und die Beschwerden bei Belastung (wie zum Beispiel beim Treppensteigen) werden immer schlimmer. Und irgendwann passiert es: Durch verschiedenste Einflüsse, wie beispielsweise eine plötzliche Blutdruckerhöhung, manchmal auch

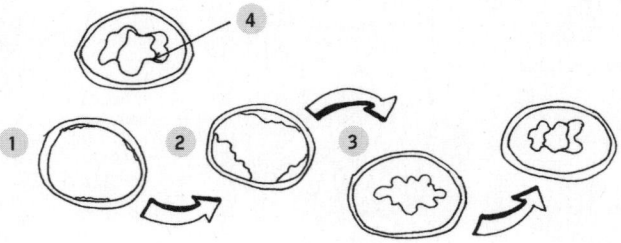

1. Nahezu gesundes Gefäß → keine Gefäßverengung
2. Beginnende Verkalkung → moderate Gefäßverengung, keine Beschwerden
3. Fortgeschrittene Verkalkung → kritische Gefäßverengung, Beschwerden bei
   körperlicher Anstrengung
4. Verkalkung bricht auf, Gerinnsel bildet sich und verschließt Gefäß = Herzinfarkt

ohne erkennbaren Grund, reißt die stabile Kalkkruste im Gefäß auf, und Blut kommt in Kontakt mit den Kalkablagerungen[*] – eine fatale Entwicklung.

Denn unser Körpersaft ist so programmiert, dass er gerinnt, sobald er eine fremde Oberfläche berührt. Es bildet sich also ein Grind. Dieser Mechanismus ist lebenswichtig, denn sonst würde das Blut einfach aus uns herausfließen. Jeden Tag entstehen im Gefäßsystem winzige Risse und Verletzungen, die abgedichtet werden müssen. Und auch wenn wir uns verletzen, brauchen wir die körpereigenen Heilungsmechanismen, sonst würden wir bereits bei kleinsten Schnitten verbluten. Genau dieser im Grunde tolle Mechanismus wird uns im Herzen zum Verhängnis.

Denn logischerweise erreicht den Teil, der normalerweise über das verschlossene Gefäß versorgt wird, kein Blut mehr. Wird der Verschluss nicht binnen 90 Minuten beseitigt, kommt es zum unumkehrbaren Zelltod. Und dabei haben wir noch Glück. Es gibt

---

[*] *Unter normalen Umständen befinden sich die Ablagerungen in der Gefäßwand. Das Blut im Gefäß kommt immer nur in Kontakt mit der Gefäßinnenhaut. Das ist enorm wichtig, wie Sie gleich sehen werden.*

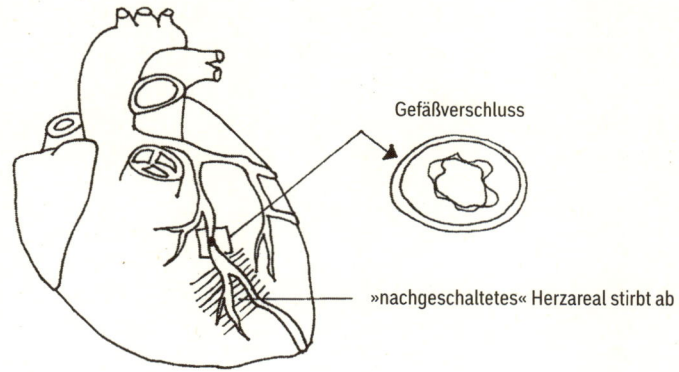

Gefäßverschluss

»nachgeschaltetes« Herzareal stirbt ab

Zellen im Körper, die kommen noch viel schlechter ohne Sauerstoff aus. Das Gehirn beispielsweise stirbt schon nach drei Minuten unwiderruflich ab. Es gilt also zu handeln – und zwar schnell. Glücklicherweise gibt der Körper dem Betroffenen die entsprechenden Signale, will heißen: Es schmerzt. Und zwar richtig. Viele Menschen beschreiben die Brustschmerzen beim Herzinfarkt als drückend und sehr belastend. Fragt man die Patienten, wo sie ihre Gefühle auf einer Skala von 1 bis 10 einordnen würden, wobei 10 schlimmstmögliche und 1 überhaupt keine Schmerzen bedeutet, dann sagen nicht wenige, die Intensität sei weit über 5, manchmal sogar bei 6 bis 8 einzustufen. Und das ist gut so. Denn mit den Schmerzen warnt der Körper den Betroffenen, der nun so schnell wie möglich einen Arzt aufsuchen sollte.[*]

Denn tut er das nicht, dann wird das Areal hinter dem Gefäßverschluss unwiederbringlich geschädigt, was die Herzleistung stark,

---

[*] *Brustschmerzen sind nicht das einzige Symptom, mit dem der Körper einen Herzinfarkt anzeigen kann. Auch Luftnot oder ganz andere Beschwerden, die man in erster Linie nicht auf Probleme mit dem Herzen zurückführen würde (wie beispielsweise Bauchschmerzen), können Ausdruck der gefährlichen Erkrankung sein.*

manchmal sogar komplett eingeschränkt. Außerdem besteht die Gefahr schwerer Herzrhythmusstörungen, die bis zum kompletten Herzversagen und damit zum Tod führen können. Das alles kann nur verhindert werden, wenn so schnell wie möglich etwas passiert.

WAS SIE ALS ERSTHELFER TUN KÖNNEN

Wie versprochen möchte ich Ihnen in diesem Buch nicht nur vermitteln, welche medizinischen Notfälle es gibt, sondern auch, wie Sie selbst adäquat darauf reagieren können. Denn oft kommt es auf die ruhige und besonnene Reaktion des Ersthelfers ebenso an wie auf das Handeln der Profis. Der entscheidende Unterschied ist aber, dass derartige Notfälle für Laienhelfer eine Ausnahmesituation sind, für uns jedoch Routine. Und deshalb sollten die Maßnahmen der engagierten Helfer so einfach, jedoch so wirkungsvoll wie nur irgend möglich gehalten werden.

Dieses Credo hat man in den letzten Jahren immer weiter umgesetzt. Speziell bei der Reanimation, zu der wir später noch kommen werden, sind ganz konkrete Änderungen in die offiziellen Empfehlungen eingeflossen. Früher brauchte der Ersthelfer eine Ewigkeit, um sich in Erinnerung zu rufen, wo genau er den Druckpunkt auf dem Brustbein zu suchen hat – wenn er sich überhaupt daran erinnerte. Heutzutage soll das alles vereinfacht werden. Denn in erster Linie kommt es nicht darauf an, wie Sie helfen, sondern dass Sie es tun. Zu oft erlebe ich Situationen, in denen unzählige Menschen um einen Leidenden herumstehen, sich aber keiner dazu durchringen kann anzupacken. Der Ekel oder die Angst, etwas falsch zu machen, sind vielleicht einfach zu groß. Dabei kann man kaum etwas falsch machen, außer man tut eben gar nichts.

Und was sollten Sie jetzt also tun, wenn Sie einmal in die gar nicht so unwahrscheinliche Situation geraten, einem Menschen

Erste Hilfe zu leisten, der gerade einen Herzinfarkt hat? Zuallererst werden Sie als Laie die Erkrankung nicht diagnostizieren können. Denn dazu braucht man, wie Sie gleich sehen werden, eine Laboruntersuchung, mindestens aber ein EKG. So einfach geht das also nicht. Insofern müssen wir uns auf die Beschwerden des Patienten konzentrieren. Und auch die sind sehr unterschiedlich. Sie wissen bereits, dass sich ein Herzinfarkt in der Regel mit Brustschmerzen ankündigt, sich jedoch auch hinter anderen, weniger offenkundigen Symptomen verstecken kann. In erster Linie werden Sie als Ersthelfer aber zur Tat schreiten müssen, wenn irgendwer über Brustschmerzen klagt. Und in diese Situation können Sie wirklich ständig kommen. Ob im Bus, bei der Arbeit oder bei einer privaten Feier – der Herzinfarkt kann jederzeit und immer zuschlagen.

Das Wichtigste für Sie als engagierten Ersthelfer ist, die Gefahr zu erkennen und den Betroffenen davon zu überzeugen, dass er jetzt so schnell wie möglich einen Arzt braucht. Denn leider unterschätzen Menschen akute Brustschmerzen oft. Getreu dem Motto »So schlimm wird es schon nicht sein« versucht man dem Problem erst einmal mit ein paar Schmerztabletten zu begegnen und abzuwarten. Wie Sie nun wissen, kann das aber fatal sein. Deshalb sollten Sie so schnell wie möglich den Notruf, also die 112, wählen und dem Disponenten am anderen Ende der Leitung erklären, was genau geschehen ist und wo Sie sich befinden. Außerdem gilt es die Fragen des Leitstellenmitarbeiters zu beantworten, damit der sofort die geeigneten Rettungsmittel schicken kann. Bei akuten Brustschmerzen fährt prinzipiell ein Notarzt zum Patienten, da schließlich bis zum Beweis des Gegenteils davon ausgegangen werden muss, dass ein Herzinfarkt vorliegt.

Wenn Sie das Telefonat beendet haben, folgen Sie den Anweisungen des Leitstellendisponenten, falls er Ihnen welche gegeben hat. Ansonsten gehen Sie zu dem Patienten, beruhigen Sie ihn und versuchen Sie ihn in eine aufrechte Sitzposition zu bringen. Beides hat nicht nur psychologische Gründe. Durch gutes Zureden wird Stress gemindert, was automatisch zu einer Verringerung der Herzarbeit und damit der Belastung des Organs führt. Das ist beim Herzinfarkt ganz essenziell, da man versucht, den Hohlmuskel so gut wie möglich zu schonen. Das Gleiche gilt für die Sache mit der aufrechten Körperposition. Dadurch bleibt das Blut vorerst in den Beinen und fließt nur sehr langsam zurück zum Herzen (das liegt an der Schwerkraft). So muss nicht so viel Blut durch den Körper bewegt werden. Die Pumpe wird zusätzlich entlastet.

Mehr können Sie erst einmal nicht tun. Denn behandeln müssen den Herzinfarkt zuerst der Notarzt und dann der Kardiologe. Aber sehen Sie selbst!

WAS DIE ÄRZTE MACHEN

Sobald der Notruf vom Ersthelfer abgesetzt wurde, setzt sich eine ganze Armada an Hilfskräften in Bewegung. Neben einem Rettungswagen mit zwei Sanitätern an Bord wird auch das NEF, also das Notarzteinsatzfahrzeug, zu dem Patienten mit den akuten Brustschmerzen geschickt. Am Ort des Geschehens angekommen, werden die Mitglieder des Rettungsteams erst einmal die wichtigen Vitalwerte erheben. Puls, Blutdruck und Sauerstoffsättigung sagen schon eine ganze Menge darüber aus, wie kritisch krank der Patient wirklich ist. Währenddessen versucht der Notarzt erste wichtige Informationen zu bekommen*, um die Lage besser einschätzen zu können. Anhand des Schmerzcharakters sowie weiterer Details zur Entwicklung der Beschwerden kann sich der Notarzt schon ein ganz gutes Bild davon machen, ob die Schmerzen tatsächlich auf

---

* *Das funktioniert logischerweise nur, wenn der Erkrankte auch ansprechbar ist. Leider führt ein Herzinfarkt manchmal auch zu einer so kritischen Reduktion der Herzleistung, dass das Gehirn nicht mehr ausreichend durchblutet wird und der Patient kaum noch bei Bewusstsein ist. Im schlimmsten Fall kann sogar ein Herz-Kreislauf-Stillstand die Folge einer Herzattacke sein.*

ein Problem mit dem Herzen zurückzuführen sind oder eher nicht. Absolute Sicherheit kann aber nur ein EKG geben.

Erkennt man darauf keine Anzeichen für einen Infarkt, benötigen die Ärzte zum sicheren Ausschluss eine Blutanalyse. Die kann der Notarzt vor Ort aber nicht durchführen – das EKG allerdings schon. Auf dem offenbart sich nämlich eine Untereinheit des Herzinfarkts, die sogenannten STEMIs. STEMI ist eine Abkürzung aus dem Englischen und bedeutet ST-Elevation Myocardial Infarction. Bei dieser Art des Herzinfarkts ist ein bestimmter Teil der Herzkurve, die man auf dem EKG sehen kann, etwas erhöht. Man spricht auch vom Hebungsinfarkt.

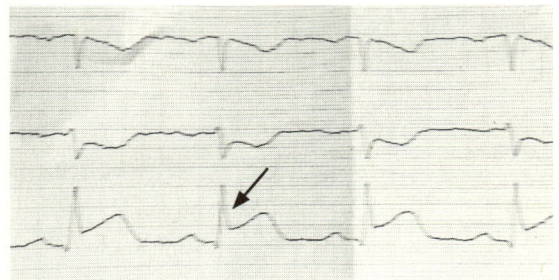

EKG eines akuten ST-Elevations-infarktes. Die muldenförmigen Hebungen sind deutlich zu erkennen.

Hier muss der Notarzt sofort handeln. Er wird einige Medikamente geben, um das Herz zu entlasten und außerdem die Blutgerinnung so zu beeinflussen, dass der Blutklumpen, der die Herzkranzgefäße verschließt, nicht mehr weiterwachsen kann. Außerdem spritzt der Mediziner das Schmerzmittel Morphin, das nicht nur die Beschwerden lindert, sondern seinerseits nochmals zur Entlastung der Pumpe beiträgt. Denn völlig beseitigen kann der Notarzt den Infarkt nicht. Mit den Medikamenten erkauft er dem Patienten lediglich ein kleines bisschen Zeit – Zeit, die benötigt wird, um so schnell wie möglich in die Klinik zu fahren. Denn wie gesagt: Mit jeder Minute, die vergeht, stirbt Muskelgewebe ab, das dem Herzen nie wieder für die so wichtige Pumpleistung zur Verfügung

stehen wird. Mediziner sagen auch: Zeit ist Muskel. Es geht wirklich um die Wurst.

Durch die Möglichkeit moderner Kommunikation weiß das
Krankenhaus schon genau über das Krankheitsbild Bescheid, während das Rettungsteam mit dem Patienten noch unterwegs dorthin ist. Übrigens kann, wie schon erwähnt, auch nicht einfach jede
Klinik angefahren werden. Nur spezielle Häuser, nämlich die, die
eine Herzkatheteruntersuchung durchführen können, kommen
nun infrage. So schnell wie möglich wird der Patient in eine Art
Operationssaal gebracht, in dem ihn die Fachärzte für Herzheil-
kunde bereits erwarten. Die führen einen kleinen Schlauch entweder in eine Arterie der Hand oder alternativ in die Leiste ein, um
sich damit bis zum Herzen vorzuarbeiten.

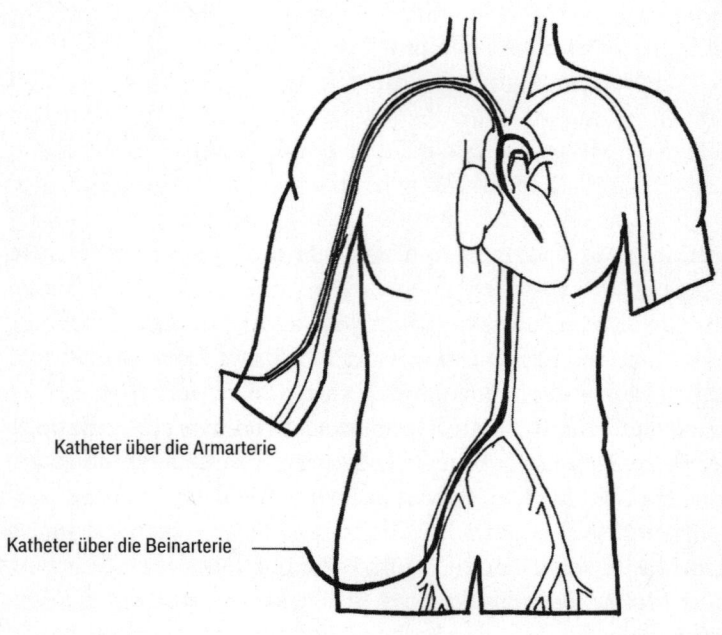

Katheter über die Armarterie

Katheter über die Beinarterie

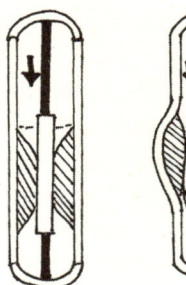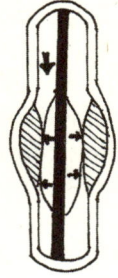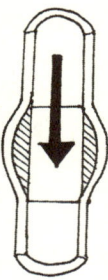

Schematische Darstellung einer Stentimplantation

Dort wird über den Schlauch ein Kontrastmittel verabreicht, dessen Verteilung in den Herzkranzgefäßen die Ärzte nun beobachten können.

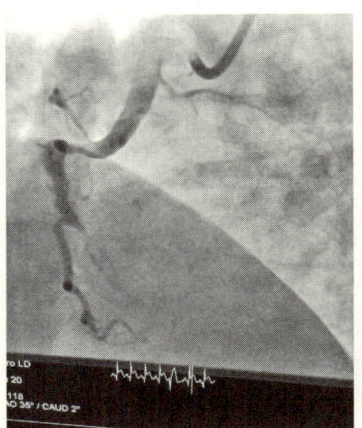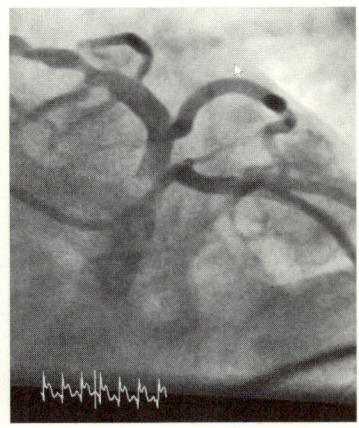

*Röntgenbild der Herzkranzgefäße, gefüllt mit Kontrastmittel.
Zu sehen ist ein akuter Herzinfarkt.*

Schauen Sie sich die Röntgenbilder mal genauer an. Finden Sie es nicht auch unglaublich schwierig, darauf überhaupt irgendetwas zu erkennen? Zugegeben, die Kardiologen sehen während der Untersuchung nicht nur einzelne Bilder, sondern ganze Sequenzen, also kleine Filme. Trotzdem – man muss ganz schön üben, um etwas zu sehen. Der kundige Facharzt fürs Herz findet das verstopfte Gefäß aber sofort und kann es dann mittels eines Ballons wieder frei- blasen. Das Prinzip ist simpel. Es handelt sich nämlich wirklich um einen kleinen Ballon, der mit ordentlich Druck dafür sorgt, dass die Engstelle im wahrsten Sinne des Wortes weggesprengt be- ziehungsweise in die Gefäßwand gedrückt wird.

Damit die Verkalkung auch dort bleibt, wird jetzt ein kleines Drahtgitter, ein Stent, darübergeschoben. Nur so kann der Infarkt wirklich beseitigt und der Patient geheilt werden. Nur so? Nein – eine Ausnahme gibt es. Kann der Kardiologe, aus welchem Grund auch immer, keinen Stent setzen, weil beispielsweise die Engstelle zu lang oder zu kompliziert gelegen ist, dann muss der Herzchirurg ran und einen Bypass legen. Hierfür nimmt er ein anderes Gefäß*, mit dem er den Verschluss dann überbrückt. Diese Operation ist je-

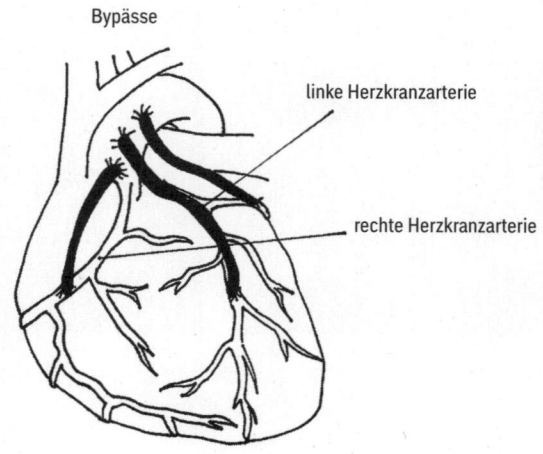

Bypässe

linke Herzkranzarterie

rechte Herzkranzarterie

---

* Hierbei handelt es sich entweder um die Brustarterie oder um ein Stück Vene aus dem Bein.

doch viel größer und komplizierter als die relativ unproblematische Stent-Einlage.

Nur mal zum Vergleich: So ein Stent ist normalerweise in weniger als einer Stunde platziert, der Patient ist wach und muss nicht sehr viele Nebenwirkungen fürchten. Die OP am offenen Herzen dauert viele Stunden, wird unter Vollnarkose durchgeführt und hat nicht selten schwerwiegende Komplikationen zur Folge. Aus diesem Grund wird man immer versuchen, der Herzkatheteruntersuchung den Vorrang zu geben.

Geht alles gut, dann schließt sich an die unmittelbare Hospitalisierungsphase, die ungefähr zehn Tage dauert, eine Reha-Behandlung an, in der die Patienten lernen, sich mit der (neuen) Krankheit auseinanderzusetzen. Je nachdem wie viel vom Herzmuskel kaputt ist und wie viel Restleistung noch erbracht werden kann*, werden Herzsportübungen empfohlen und entsprechend eingeübt. Außerdem müssen das Risikoprofil des Patienten (also Blutdruck, Blutfettwerte, Zucker, Rauchen, Körpergewicht, etc.) analysiert und Störungen entsprechend behandelt werden. Eine adäquate Anpassung an die neue Situation ist nach einer Herzattacke ganz wesentlich und kann vor weiteren Ereignissen dieser Art schützen. Und nicht nur das. Weil die oben genannten Risikofaktoren nicht nur das Herz gefährden, sondern auch das Gehirn und sogar Darm und Beine, kann sich eine ordentliche Therapie auch positiv auf diese Organe auswirken.

---

* *Man gibt die Herzleistung in % an. Normal sind 60 %. Das liegt daran, dass bei jedem Herzschlag auch immer noch ein bisschen Blut in den Herzkammern bleibt – deshalb werden nie 100 % erreicht. Nach einem Infarkt kann es, wenn viel Gewebe zerstört wurde, zu einer massiven Reduktion jener Herzleistung kommen.*

TACHYKARDIE

Wenn das Herz im Galopp läuft

Jetzt kommen sie aber, die wirklich komplizierten medizinischen Begriffe. Tachykardie … Das bedeutet nichts anderes, als dass das Herz zu schnell schlägt. Sie wissen ja – die Medizin hantiert mit Fachbegriffen, und manchmal können unsere Patienten nichts damit anfangen. Befassen wir uns also mit dem zu schnell schlagenden Herzen, ein zugegebenermaßen ziemlich schwieriges Thema. Denn eine Tachykardie kann sehr viele Gründe und Formen haben – und leider ab und zu auch lebensbedrohlich sein. Um zu verstehen, wie es zu einer Entkopplung des Herzrhythmus von den tatsächlichen Bedürfnissen des Körpers (denn an denen orientiert sich unser Herz) kommt, müssen wir uns erst einmal mit der Funktionsweise des Reizleitungssystems auseinandersetzen. Wieso schlägt das Herz überhaupt? Und warum schlägt es im Takt?

Fragen über Fragen, auf die es eine fast einfache Antwort gibt! Unser Pumporgan ist nämlich nicht nur ein einfacher Hohlmuskel, sondern verfügt außerdem über ein komplett ausgestattetes Schrittmachersystem. Das ganze Organ ist von speziellen Muskelzellen durchzogen, deren Aufgabe es ist, die elektrischen Impulse, die für den Herzschlag verantwortlich sind, von oben nach unten weiterzuleiten. Vereinfacht sieht das wie in der nebenstehenden Abbildung aus.

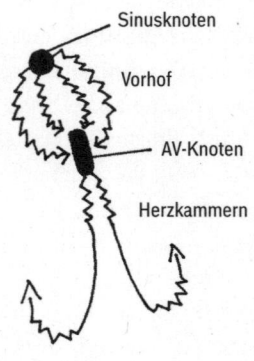

Ganz oben sehen Sie den Sinusknoten. Der ist dafür verantwortlich, Impulse zu generieren, die das Herz dazu veranlassen, im
Takt zu schlagen – normalerweise zwischen 60 und 80 Mal in der
Minute. Das Besondere dabei ist, dass der Sinusknoten nicht nur
ständig Impulse aussendet, sondern zusätzlich noch in der Lage
ist, seine Schlagzahl den aktuellen Bedürfnissen des Körpers anzupassen. Strengt der Mensch sich gerade an – wird also momentan
viel Sauerstoff benötigt –, dann schlägt die Pumpe einfach schneller. Genial, was?

Vom Sinusknoten, also dem Taktgeber, aus verzweigt sich das
Leitungssystem dann entlang der Herzvorhöfe. Das sind zwei kleinere Kammern, die den eigentlichen Herzkammern vorausgehen
und dafür zuständig sind, das Blut erst einmal zu sammeln, bevor
es dann von den eigentlichen Herzkammern in Richtung Körper
entlassen wird. Zwischen den Vorhöfen und den Herzkammern befindet sich eine isolierende Knorpelplatte, die dafür verantwortlich
ist, keinen einzigen Impuls passieren zu lassen. Was? Wieso das
denn? Sind die Nervenimpulse nicht dafür zuständig, das Herz am
Schlagen zu halten? Welchen Sinn soll das haben, wenn besagte
Knorpelplatte sie daran hindert?

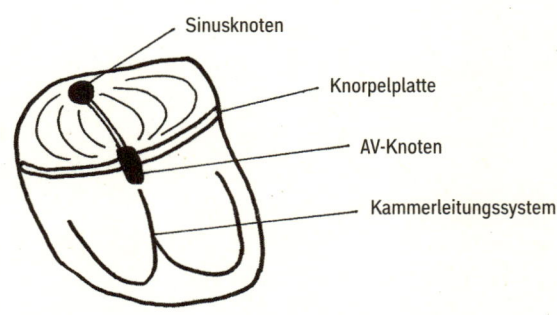

Die Antwort darauf ist so einfach wie genial. Kommt es nämlich in den Vorhöfen des Herzens zu einem Kurzschluss, was gar
nicht so selten ist (man nennt es Vorhofflimmern), dann schützt die
Knorpelplatte das »Hauptherz« davor, ebenfalls verrückt zu spielen*, indem es die dafür verantwortlichen Impulse nicht passieren
lässt. Denn die können die Herzkammern nur über eine einzige
Pforte erreichen, den AV-Knoten. Dieses kleine Faserbündel lässt
den Strom zwar passieren, jedoch nur, wenn die Anzahl der Impulse nicht eine kritische Maximalmenge überschreitet. In so einem
Fall blockiert der Knoten – ein lebenswichtiger Back-up-Mechanismus. Aber der AV-Knoten hat noch eine andere bemerkenswerte
Aufgabe, die wir im nächsten Kapitel genauer kennenlernen werden. Nur so viel: Wird der Sinusknoten, also der eigentliche Taktgeber des Herzens, durch irgendetwas beschädigt, sodass er seine
normale Funktion nicht mehr ausführen kann, dann springt der
AV-Knoten ein – das Herz schlägt weiter. Ein tolles Teil also!

Die durchgelassenen Impulse erregen nun die Herzkammern,
die sich infolgedessen ebenfalls zusammenziehen und das darin
befindliche Blut in den Kreislauf entlassen, wo es entweder von
der Lunge mit Sauerstoff beladen wird oder den Körper mit
genau diesem Lebenselixier beliefert. Alles in allem also ein ziemlich ausgebufftes System, das muss man schon sagen. Allerdings
kann auch im Herz genau das Gleiche passieren wie überall, wo
mit elektrischem Strom gearbeitet wird – es kann zu einem Kurzschluss kommen. Und das führt dann zu einem manchmal leicht,
manchmal aber auch extrem beschleunigten Herzschlag. Nun
ist das Fachgebiet der Rhythmologie, also der Beschäftigung mit
Herzrhythmusstörungen, ein kompliziertes Unterfach der Herz-

---

* Was katastrophale Folgen hätte. Dann würde nämlich die gesamte Blutzirkulation
stillstehen, da das Herz keinen vernünftigen Auswurf mehr generieren kann, wenn es in
einem Takt von 200 oder mehr Schlägen pro Minute flimmert. In einem solchen Fall stirbt
der Patient innerhalb von Sekunden.

heilkunde, und selbst viele Medizinstudenten haben hier nur rudimentäre Kenntnisse, weil die Sache eben so verzwickt ist.

Deshalb möchte ich mich dem Thema einmal von der Seite des Patienten nähern. Für den spielt die Art der Herzrhythmusstörung nämlich kaum eine Rolle. Es sind vielmehr die ziemlich unangenehmen Symptome, die ihn stören. Interessanterweise geht nicht jeder beschleunigte Herzschlag automatisch auch mit der subjektiven Wahrnehmung eines solchen einher. Wenn dem aber so ist, dann haben die Patienten je nach Frequenz (also wie oft das Herz pro Minute pumpt) ganz unterschiedliche Beschwerden. Manche haben buchstäblich das Gefühl, das Herz schlage ihnen bis zum Hals. Man nennt das in der Fachsprache Palpitation. Beschleunigt sich der Pulsschlag immer mehr, dann können Schwäche, Schwindel, Sehstörungen, Brustschmerzen und Luftnot dazukommen. Ja sogar eine Störung des Bewusstseins bis hin zu Bewusstlosigkeit ist möglich.

Die Gründe dafür sind einfach. Durch die immer kürzeren Intervalle zwischen zwei Herzaktionen können sich die Kammern kaum noch mit Blut füllen. Die ausgeschüttete Menge verringert sich. Zudem sinkt der Blutdruck immer weiter ab, da das Herz mit seinen nur noch kurzen Impulsen ja kaum noch in der Lage ist, einen effektiven Druck im Körper aufzubauen. Die Kombination aus beiden Faktoren führt nun dazu, dass die Organe, insbesondere Herz und Hirn, mit immer weniger Sauerstoff geflutet werden, was zu deren schrittweisem Ausfall führt. Brustschmerzen, Schwindel und Ohnmacht sind nämlich nichts anderes als Zeichen für eine mangelnde Durchblutung von Herz und Hirn.

WAS SIE ALS ERSTHELFER TUN KÖNNEN ...

Normalerweise werden Sie nicht sofort erkennen, ob bei einem Notleidenden eine Tachykardie, also ein pathologisch beschleunigter

Herzschlag, vorliegt. Abgesehen davon kann der natürlich auch, und hier wird es kompliziert, Symptom einer anderen Erkrankung und nicht das eigentliche Problem sein. Denken Sie nur an Menschen mit einem Sonnenstich, einem Wassermangel, an Aufgeregte oder auch an Patienten, die unter großen Schmerzen leiden. Auch Herzinfarkt, Lungenembolie oder andere Erkrankungen der großen Körpersysteme können einen erhöhten Pulsschlag zur Folge haben. Eigentlich geht jede Stresssituation automatisch mit einem Anstieg von Blutdruck und Herzfrequenz einher.

Die Tachykardie als eigenständige Erkrankung kann letzten Endes nur der Arzt diagnostizieren. Für Sie als Ersthelfer sitzt da einfach nur ein Mensch, dem es nicht gut geht, der blass ist und über verschiedene Beschwerden wie Schwindel oder auch Übelkeit klagt. Wenn Sie versuchen, den Puls des Betroffenen zu tasten, so wird der entweder gar nicht oder extrem beschleunigt oder flatterig wahrzunehmen sein. Helfen Sie dem Patienten jetzt, ruhig zu bleiben, und suchen Sie eine für ihn bequeme Sitzposition. Handelt es sich um einen schweren Fall, so wird der Patient am liebsten liegen wollen. Lassen Sie ihn das tun. Das erhöht den Rückfluss des Blutes aus dem Körper ins Herz. So es der Betroffene denn toleriert, können Sie ihn sogar in die sogenannte Schocklage bringen, bei der die Beine zusätzlich angehoben werden, um das Blut, das normalerweise in großer Menge in den Venen der unteren Extremitäten gespeichert wird, freizumachen und dem Körper zur Verfügung zu stellen. Manchmal tut aber auch die Oberkörperhochlage gut, das ist von Fall zu Fall unterschiedlich.

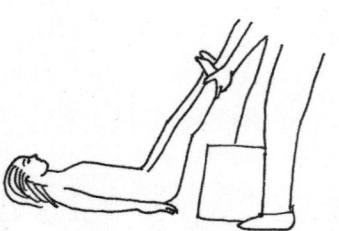

Oft geht es den Menschen allein durch diese Maßnahme schon besser. Außerdem theoretisch möglich sind die sogenannten Vasovagalen Manöver. Ich sage allerdings ganz bewusst theoretisch, weil es deren Ziel ist, die Herzfrequenz zu senken. Das macht nur unter bestimmten Bedingungen Sinn. Liegt nämlich eine sogenannte Bedarfstachykardie vor, dann können Manöver wie die einseitige Halsmassage oder das Trinken von kaltem Wasser genau das Gegenteil von dem bewirken, was sie sollen. Bei einer Bedarfstachykardie reagiert der Körper nur auf einen erhöhten Sauerstoffbedarf und schraubt deshalb die Herzfrequenz hoch. Sie zu senken würde bedeuten, eine wichtige Kompensationsmaßnahme auszuschalten. Deshalb sollten Sie diese Entscheidung den Medizinern überlassen, die Sie natürlich über das Absetzen des Notrufes (112) bereits verständigt haben.

WAS DIE ÄRZTE MACHEN ...

Der Rettungsdienst wird Ihnen Ihr umsichtiges Handeln danken, mit dem Sie den Patienten nun erst einmal halbwegs stabilisiert haben. Denn nun können die Retter sofort mit ihren Basismaßnahmen beginnen. Der Ablauf dieser ersten Minuten ist bei fast jedem Notfall gleich. Während sich die Sanitäter um das Erheben der wichtigen Vitalfunktionen kümmern, wird der Notarzt versuchen, Informationen zu bekommen. Wie lange geht es dem Patienten schon schlecht? Hat er noch andere Beschwerden? Kamen die Herzrhythmusstörungen plötzlich? Sind Herzprobleme bekannt? Die Antworten auf diese und viele andere Fragen wird der Mediziner nun versuchen, dem Patienten zu entlocken.

Die weitere Vorgehensweise richtet sich dann nach zwei ganz essenziellen Dingen. Zum einen stellt sich die Frage, ob die erhöhte Herzfrequenz lediglich Symptom einer anderen (schwerwiegenden) Erkrankung ist (das heißt dann wie gesagt Bedarfstachykardie). In diesem Fall würde man sich vordergründig darum kümmern. Stellt sich aber heraus, dass das Problem im Reizleitungssystem des Herzens selbst zu suchen ist, so muss entschieden werden, ob die Situation stabil ist oder nicht. Diese Frage ist in Bezug auf die Behandlung enorm wichtig. Denn kompromittiert der ultraschnelle Herzschlag den Blutdruck auf eine Weise, die gefährlich ist oder sich anstellt, gefährlich zu werden, dann muss das Rettungsteam umgehend handeln, bevor es zu spät ist. Dafür werden dem Patienten zwei Elektroden auf die Brust geklebt, zwei Softpaddles, wie sie bei der Herz-Lungen-Wiederbelebung verwendet werden.

Was nun folgt, ist wenig elegant, dafür sehr mechanistisch. Nachdem der Notarzt Medikamente für eine Kurznarkose gespritzt hat, die zum einen dafür sorgen, dass der Patient nichts spürt, zum anderen jede Erinnerung an den Vorgang löschen, wird der Kurzschluss im Herzen durch einen Elektroschock beendet. Die hierfür verwendete Energiemenge ist zwar nicht so groß wie bei der Reanimation, ein ordentlicher Schlag ist es aber trotzdem, der das Herz im wahrsten Sinne des Wortes neu startet. Manchmal reicht ein einzelner Stromschlag leider nicht, und die Energie muss stufenweise erhöht werden. Irgendwann ist aber eigentlich jedes Herz neu justiert und der Patient damit wieder stabil. Wie nun weiter vorgegangen wird, muss der Kardiologe in der Klinik entscheiden. Oft lässt sich die Stelle, die Auslöser für den Kurzschluss war, identifizieren und im Rahmen einer elektrophysiologischen Untersuchung beseitigen.

Gehen wir aber noch mal zurück in den Rettungswagen. Wir haben bisher nur davon gesprochen, was zu tun ist, wenn sich herausstellt, dass die Rhythmusstörung instabil ist, das Leben des Patienten also unmittelbar bedroht. Ist dem nicht so, dann wird der Notarzt zu weniger drastischen Mitteln greifen. In diesem Fall lässt sich das Problem nämlich oft durch eine gezielte und gut durchdachte Medikamentengabe lösen. Um hier aus den unzähligen Substanzen die richtige herauszufiltern, kommt es auf die Natur der Rhythmusstörung an. Es gibt nämlich unzählige verschiedene, die alle einer angepassten Therapie bedürfen. Sie jetzt mit den Einzelheiten der Rhythmologie zu langweilen, ist ganz sicher nicht in meinem Interesse. Trotzdem möchte ich Ihnen die Basics kurz nahebringen. Im Prinzip müssen wir uns, nachdem klar ist, dass keine unmittelbare Bedrohung besteht, nur zwei Fragen stellen, und die beziehen sich auf das Aussehen der QRS-Komplexe auf dem EKG-Streifen.

Das Ganze klingt, wie bei Medizinern üblich, viel schwieriger, als es tatsächlich ist.

Auf dem EKG kann ein Arzt (und natürlich auch jeder andere), die elektrische Aktivität des Herzens interpretieren. Anfangs sieht man da nur eine ganze Menge Wellen und Zacken und Kanten. Beschäftigt man sich näher mit der Materie, so ist es möglich, alle diese Elemente einem ganz bestimmten Teil im beschriebenen Erregungszyklus des Herzens zuzuordnen. So kann man sehen, wie die Vorhöfe durch den Sinusknoten aktiviert werden, man kann die Überleitung der elektrischen Impulse am AV-Knoten beobachten, und man kann die Aktivität in den Herzkammern erkennen, die durch ebenjenen QRS-Komplex repräsentiert wird. Toll, was? Und weil die Sache so spannend ist, können Ärzte alle diese Aktivitäten auch noch bestimmten Regionen des Herzens zuordnen. Obwohl es sehr lange dauert, bis man zum EKG-Experten wird, und leider auch, bis man das Ganze nur einigermaßen gut lesen kann, sind die grundlegenden Gedanken dahinter nicht schwer zu verstehen. Werfen Sie doch mal einen Blick auf die Grafik: Die verdeutlicht ganz gut, was genau passiert und wie man das auf dem EKG erkennt.

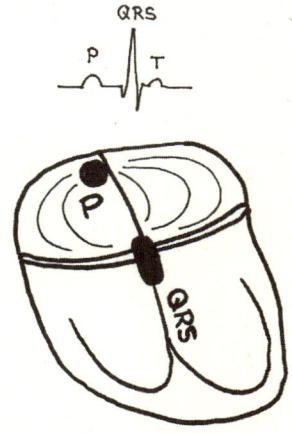

Die P-Welle zeigt wie gesagt die Aktivität im Vorhof des Herzens an. Leider kann man den Sinusknoten nicht richtig erkennen. Der liegt ganz am Anfang der P-Welle. Der QRS-Komplex zeigt die Erregung der Hauptherzkammern an. Sie sehen schon – er ist größer als die P-Welle, jedoch ungefähr gleich lang (die Zeit ist auf der Längsachse dargestellt, geht also von links nach rechts), weil die Hauptkammern dicker sind als die Vorhöfe. Die Zeit zwischen P-Welle und QRS-Komplex zeigt die Überleitung der Erregung durch den AV-Knoten an. Am Ende des EKG sehen Sie noch eine Welle, die ein bisschen aussieht wie die P-Welle, die T-Welle. Die zeigt die Rückerregung der Herzkammern an. Dabei handelt es sich um eine kleine Pause, die die Herzkammerzellen benötigen, um zu einem erneuten Herzschlag auszuholen. Vergleichbar ist das mit einem Ruderer, der es, nachdem er sein Paddel kraftvoll durchs Wasser gezogen hat, wieder in die richtige Ausgangsposition bringen muss.

So, nun wissen Sie zumindest in Grundzügen, was ein QRS-Komplex ist. Und genau auf den kommt es dem Arzt an. Denn anhand der Breite und der Frage, ob der Komplex in regelmäßigen oder unregelmäßigen Abständen auf dem EKG-Streifen zu erkennen ist, kann der Notfallmediziner relativ genau sagen, wo der beschleunigte Herzschlag seinen Ursprung hat. Für die Wahl des Medikamentes ist es nämlich wichtig, ob der Kurzschluss im Herzen oberhalb oder unterhalb des AV-Knotens vor sich hin feuert.[*] Zur Auswahl stehen dem Arzt nun ganz verschiedene Möglichkeiten, das Herz zu beruhigen, von denen alle zu nennen jetzt vielleicht etwas übertrieben wäre. Ein ganz bestimmtes Medikament möchte ich Ihnen aber gern vorstellen, hat es doch eine ganz erstaunliche Wirkung auf den menschlichen Organismus.

---

[*] *Ist der QRS-Komplex schmal, so bedeutet das, der Unruheherd liegt irgendwo über dem AV-Knoten, also im Bereich der Herzvorhöfe. Im Gegensatz dazu kann man bei einem breiten QRS-Komplex nicht sicher sagen, ob der Ursprung der Herzrhythmusstörung auf Höhe der Herzhauptkammern liegt. Annehmen muss man es aber, was wichtige Konsequenzen hat. Schließlich ist eine solche Tachykardie die wesentlich gefährlichere von beiden.*

Liegt nämlich ein Kurzschluss direkt im AV-Knoten vor (ja, das gibt es auch), kann Adenosin gespritzt werden. Dieses Mittel wirkt extrem schnell und extrem kurz, was auch gut so ist. Denn Adenosin blockiert den AV-Knoten für ein paar Sekunden komplett. Können Sie sich vorstellen, wozu das am Ende führt? Genau – da keine Signale vom Vorhof auf die Herzkammern mehr übertragen werden können, steht das Herz für ein paar Sekunden komplett still. Fertig. Kein Herzschlag mehr. Der Patient hat das Gefühl, er würde sterben. Weil es aber nur Sekunden dauert, bis der Körper das Medikament wieder abgebaut hat, macht der kurze Herzstillstand nicht viel aus. Er beendet vielmehr die Tachykardie, indem er nicht nur den AV-Knoten blockiert, sondern auch den dort befindlichen Kurzschluss beendet. Eine schnelle und ziemlich dankbare Therapieoption, auf die man den Patienten gut vorbereiten muss, damit er nicht in Panik gerät.

BRADYKARDIE

Zu langsam ist auch nicht gut

Nachdem wir uns jetzt ausgiebig mit einem zu schnellen Herzschlag beschäftigt haben, kommen wir nun zum Gegenteil, der
Bradykardie. Dies bedeutet, dass der Patient eine Herzfrequenz
von unter 60 Schlägen pro Minute hat. Das kann bei Sportlern ganz
normal sein, weil deren Körper an sehr kraftvolle Herzschläge an-
gepasst sind, die auch bei geringer Schlagzahl einen ausreichenden
Blutfluss gewährleisten. Problematisch wird ein zu langsamer
Herzschlag allerdings bei Nichtsportlern, wo er verschiedenste
Gründe haben kann.

Denn die Durchblutung aller Körperorgane hängt von einigen
wichtigen Stellschrauben ab, allen voran dem sogenannten Herz-
zeitvolumen (HZV), was die Menge an Blut angibt, das innerhalb
von einer Minute vom Herzen in Richtung Körper ausgestoßen
wird. Wie Sie sich vielleicht vorstellen können, hängt ebenjenes
HZV wiederum von zwei Parametern ab: der Menge an Blut, die
pro Herzschlag befördert wird, sowie der Anzahl der Herzschläge
pro Minute. Hierbei wird die große Bedeutung der Pulsfrequenz
deutlich. Halbiert die sich beispielsweise von 60 Schlägen (was
ganz normal wäre) auf 30, dann sinkt das HZV auch um die Hälfte, was natürlich dramatische Folgen haben kann. Aus diesem
Grund ist eine Bradykardie überhaupt keine gute Sache. Gründe
für eine solche Herzrhythmusstörung gibt es einige. Das reicht
vom Herzinfarkt über strukturelle Herzerkrankungen[*] bis hin zu
erblicher Veranlagung. Oft treten gefährliche Verlangsamungen
der Herzfrequenz auch während einer Herzattacke auf, weil der

---

[*] *Das sind all jene Krankheiten, bei denen in der Struktur ein Fehler vorliegt. Beispiele
sind Herzklappenerkrankungen oder Verdickungen und Verformungen des Herzens.*

Taktgeber (Sinusknoten) oder der Leiter (AV-Knoten) vom Blutfluss abgeschnitten sind und deshalb nicht mehr einwandfrei funktionieren.

Erinnern Sie sich noch daran, was ich vorhin über die bemerkenswerten Eigenschaften des Reizleitungssystems gesagt habe? Sobald der aktuelle Taktgeber (beim Gesunden ist das der Sinusknoten) ausfällt, übernimmt einfach ein weiter unten sitzendes Zentrum. Jeder einzelne Teil der Leitungsbündel (zur Erinnerung: Das waren Sinusknoten, Vorhofleitungsbahnen, AV-Knoten, Kammerleitungsbahnen) kann im Notfall die Funktion des Schrittmachers übernehmen. Das ist auch extrem wichtig, das Herz ist essenziell. Ohne ein schlagendes Herz bräuchten wir uns keine Gedanken über andere Krankheiten zu machen, es gäbe nämlich keine – weil es uns nicht gäbe. Insofern war die Natur quasi gezwungen, ein Back-up einzubauen, das uns vor dem Ausfall des Sinusknotens schützt. Einen Nachteil hat das Ganze allerdings: Die Sache funktioniert nur, weil immer der Schrittmacher den Ton angibt, der gerade die höchste Grundfrequenz aufbaut. Die Gründe dafür sind schwierig und liegen ganz tief im Aufbau der Herzmuskelzellen und deren Membran. Die Konsequenzen sind aber sehr weitreichend, denn wenn der Sinusknoten ausfällt und beispielsweise der AV-Knoten übernimmt, dann arbeitet der per se viel langsamer als sein »Vorgesetzter«. Je weiter unten der aktuelle Schrittmacher also sitzt, desto langsamer wird die Herzfrequenz – eine gefährliche Bradykardie entsteht. So können die Kammerfasern nur ungefähr 20 bis 25 Impulse pro Minute abgeben, was für einen effektiven Herzschlag absolut nicht reicht und den Menschen gerade so am Leben hält, bis wir kommen und Abhilfe schaffen.

Aber nicht nur die Störung des Taktgebers führt zu einer schwerwiegenden Verlangsamung des Herzrhythmus. Auch eine Fehlfunktion in der Signalüberleitung kann zur Gefahr werden. In einem solchen Fall funktioniert der Sinusknoten gut, das ausgesendete Signal wird aber irgendwo blockiert, wie bei einem verstopften Abfluss, der das Wasser nur langsam in die Kanalisation abgibt. Schwachstellen sind hier klassischerweise die Überleitung vom Sinusknoten in die Vorhöfe oder aber von den Vorhöfen in die Herzkammern. Man nennt die daraus resultierenden Krankheitsbilder dann konsequenterweise SA-Block (Sinuatrialer Block, das Atrium ist der Vorhof) und AV-Block. Wenn Ihnen das jetzt alles etwas viel ist, dann schauen Sie sich nochmals die Grafik weiter vorne an. Vergegenwärtigen Sie sich die Lage der beiden Herzknoten – dann wird die Problematik der Reizleitungsblockierungen vielleicht etwas besser deutlich. Je nachdem welcher der Knoten blockiert und wie schlimm die Blockade ist, kommt es dann entweder zu einer Verlangsamung der Herzfrequenz oder, im fortgeschrittenen Stadium, zu einem Ausfall einzelner Herzschläge.

So weit die Situation bei einer Funktionsstörung der beiden Knoten. Dummerweise kann es aber auch passieren, dass ein Teil des Reizleitungssystems plötzlich überhaupt nicht mehr funktioniert. Der Abfluss ist völlig verstopft, und das Waschbecken läuft über, um bei unserem Beispiel zu bleiben. In einem solchen Fall müsste der Patient dann konsequenterweise sterben. Denn wenn kein Impuls mehr weitergeleitet werden kann, gibt es auch keinen Herzschlag mehr. Ende.

Zum Glück ist dem nicht so. Wir haben es bei den Tachykardien schon ganz kurz angesprochen: Fällt nämlich einer der Taktgeber aus, so ist das Herz in der Lage, sofort einen neuen einspringen zu lassen. Stirbt der Sinusknoten beispielsweise infolge eines Herzinfarktes ab, so werden entweder die Vorhöfe oder der AV-Knoten dessen Funktion übernehmen. Der daraus resultierende Herzrhythmus wird allerdings, je nachdem wie weit unten der neue Schrittmacher liegt, immer langsamer. Sind alle Schrittmacher funktionslos, wie beispielsweise beim extremen AV-Block[*], dann beträgt die

---

[*] Man teilt den SA-Block sowie den AV-Block in drei Schweregrade ein. Ein Block dritten Grades bedeutet, dass sämtliche Überleitung fehlt.

neue Frequenz, die nun durch die Herzkammern bestimmt wird, nur noch um die 30 Schläge pro Minute – ein künstlicher Schrittmacher muss her.

Bradykardien haben übrigens viele Ursachen. Meist kommt es bei einem Herzinfarkt zu derartigen Rhythmusstörungen. Aber auch Entzündungen, Autoimmunerkrankungen, Vergiftungen, neurologische und hormonelle Probleme und viele andere Krankheitsbilder können das Herz verlangsamen. Das Leitsymptom Bradykardie ist also eher Ausdruck einer Grunderkrankung als eine eigenständige Krankheit. Insofern muss bei Patienten, die mit einer Bradykardie in die Klinik kommen, natürlich nach solchen Gründen gesucht werden. Aber Moment! Es zählt ja kaum jemand seinen Herzschlag nach und beschließt dann, ins Krankenhaus zu gehen, weil das ermittelte Ergebnis nicht passt. Menschen mit Bradykardie haben natürlich auch bestimmte Symptome. Und die sind extrem variabel. Manche merken nämlich gar nicht, dass etwas nicht stimmt, oder sie nehmen eben nur die Symptome der Grunderkrankung (wie eines Herzinfarktes) wahr, nicht aber die Bradykardie an sich. Bei anderen führt die Verlangsamung der Herzfrequenz zu starken Beschwerden.

Wenn nämlich plötzlich viel weniger Blut durch den Körper gepumpt werden kann, dann mag das in Ruhe nicht einmal unbedingt ein Problem darstellen. Belastet sich der Betroffene aber, kann es schnell zu schwerwiegenden Symptomen wie Luftnot oder Schwindel kommen. Selbst Ohnmachtsanfälle, sogenannte Synkopen[*], kommen vor. Überhaupt gehört die Bradykardie zu *den* möglichen Diagnosen, wenn es um die Aufarbeitung ungeklärter Ohnmachtsanfälle geht. Sie sehen also, die Bradykardie ist ein Chamäleon – sie kann in ganz vielen verschiedenen Formen auftreten. Wenn sie aber einmal zugeschlagen hat, dann muss etwas getan

---

[*] *Bei einer Synkope handelt es sich um einen plötzlichen Bewusstseinsverlust, der jedoch nur sehr kurz anhält und komplett umkehrbar ist.*

werden, denn der Körper braucht nun einmal seinen Sauerstoff – und den bekommt er nur, wenn das Herz ausreichend viel und ausreichend häufig schlägt.

WAS SIE ALS ERSTHELFER TUN KÖNNEN ...

Menschen mit Bradykardie haben keine klassischen Symptome wie diejenigen mit einem Herzinfarkt. Wie gerade besprochen kann sich die Verlangsamung des Herzrhythmus auf viele verschiedene Arten bemerkbar machen. Oft wird der Rettungsdienst wegen ganz anderer Beschwerden gerufen und erkennt erst nach Anlegen des EKG den wahren Verursacher der Probleme. Werden Sie aber zum Ersthelfer bei einem Menschen mit Schwindel, unspezifischem Unwohlsein oder sind Sie vielleicht sogar bei einem Ohnmachtsanfall dabei, dann ist es schon sinnvoll, einmal den Puls zu fühlen. Zum einen ist das aber gar nicht so einfach, gerade wenn der Blutdruck nicht sonderlich hoch ist, überhaupt einen Puls zu ertasten, zum anderen sollten Sie ohnehin auf jeden Fall den Rettungsdienst rufen. Also – Handy raus und 112 wählen.

Ermöglichen Sie dem Betroffenen, sich in eine angenehme Lage zu bringen. Fordern Sie den Patienten auf, sich wenn möglich hinzulegen, denn wie bereits (bei der Tachykardie) gesagt, muss das Herz viel weniger Arbeit aufbringen, um alle Organe mit Blut zu versorgen – der Faktor Schwerkraft reduziert sich damit stark. Achten Sie darauf, dass es weder zu einer Auskühlung (Decke!) noch zu einer Überhitzung (Außentemperatur) kommt. Das oft beschworene Glas Wasser ist nicht unbedingt nötig, denn im Idealfall sollte der Patient so nüchtern wie möglich sein, um eventuelle Behandlungen nicht zu verkomplizieren. Reden Sie dem Betroffenen gut zu – mit einer beruhigenden Art können Sie viel erreichen. Wenn nötig sollten Sie übrigens zuerst sich selbst beruhigen. Das bringt mitunter ziemlich viel. Alles, was ich Ihnen gerade erklärt habe, bezieht sich selbstverständlich auf einen bewusstseinsklaren Patienten. Wie man sich verhält, wenn der Betroffene nicht mehr bei Bewusstsein ist (was bei einer einfachen Bradykardie* in der Regel nicht vorkommt), dazu kommen wir später noch.

WAS DIE ÄRZTE MACHEN ...

Nachdem Sie den Notruf gewählt haben, wird sich der Notarzt erst einmal ein Bild vom Patienten machen. Schließlich muss die Bradykardie als Ursache für die akute Zustandsverschlechterung gefunden werden. Das geht aber oft recht schnell, weil einer der ersten Griffe eines routinierten Notfallmediziners der zum Handgelenk seines Patienten ist. Anhand von Pulsqualität und -frequenz lässt sich nämlich eine ganze Menge feststellen. In unserem Fall: dass der Herzschlag zu langsam ist.

Der genauen Ursache der Rhythmusstörung wird nun im Rettungswagen nachgegangen. Im EKG sieht man gut, welche der weiter oben diskutierten Störungen in der Reizweiterleitung vorliegt. Deren Grund wiederum lässt sich vor Ort meist schlecht ermitteln. Hierfür müssen umfangreiche Untersuchungen in der Notaufnahme und später auf der Station durchgeführt werden. Es gilt herauszufinden, welche von den Dutzenden, ja Hunderten Ursachen für eine Bradykardie vorliegen, und die dann zu behandeln. Nur leider ist das nicht immer möglich. Ein einmal geschädigter Sinus- oder AV-Knoten lässt sich nämlich nicht so einfach reparieren.

Zum Glück aber therapieren. Es wäre nämlich unangenehm für den Betroffenen, müsste er von früh bis spät mit einem massiv verlangsamten Herzschlag durch die Gegend laufen. Größere

---

* *Allerdings gibt es Erkrankungen, die zu Bewusstlosigkeit und zu einer Bradykardie führen – eine Hirnblutung kann dieser Kombination beispielsweise zugrunde liegen.*

Anstrengungen würden dann zwangsläufig in einer Ohnmacht enden. Also muss man das Herz von außen zum Schlagen motivieren, wenn es selbst dazu nicht mehr in der Lage ist.

Dafür gibt es verschiedene Möglichkeiten. Schon im Rettungswagen kann der Arzt, so denn eine kritisch geringe Schlagzahl vorliegt, Medikamente geben, die den beruhigenden Einfluss des Nervensystems auf das Herz reduzieren und so alles aus der Pumpe rausholen, was irgendwie geht. Sind allerdings große Teile des Leitungssystems verloren, dann helfen die Mittel rein gar nichts. Dann braucht der Betroffene einen Schrittmacher. Und auch der kann bereits vom Notarzt provisorisch gelegt werden – eine der großen Errungenschaften der modernen Notfallmedizin!

Grundsätzlich gibt es drei verschiedene Arten, ein Herz dazu zu bringen, sich rhythmisch und in einer vom Arzt gewünschten Frequenz zusammenzuziehen. Entweder erfolgen die dafür benötigten Stromschläge über die Haut. Auf diese Art und Weise wird etwas mehr Energie benötigt. Jedoch ist die Methode schnell und effektiv, braucht kaum Vorbereitung und kann daher lebensrettend sein. Wegen der relativ unangenehmen Stromstöße ist es allerdings nötig, den Patienten mithilfe von Medikamenten ein kleines bisschen zu entspannen, sodass er von der Prozedur nicht so viel mitbekommt.

Auf der Intensivstation stehen den Ärzten wesentlich elegantere Mittel zur Verfügung. Dort ist es möglich, das Kabel eines Schrittmachers über eine Vene einzuschwemmen und dann ins Herz vorzuschieben. Das äußere Ende des Metallkabels wirkt dann als Elektrode, die das Herz direkt stimuliert und dafür logischerweise wesentlich weniger Energie benötigt.

Diese Methode wird als Überbrückung zur endgültigen, festen Schrittmacherimplantation genutzt, da dies eine richtige kleine Operation ist und gut geplant sein muss. Da das Herz aber manchmal keine Zeit (bis zu einem geplanten Eingriff) hat, muss ab und zu die sogenannte passagere Einschwemmung herhalten.

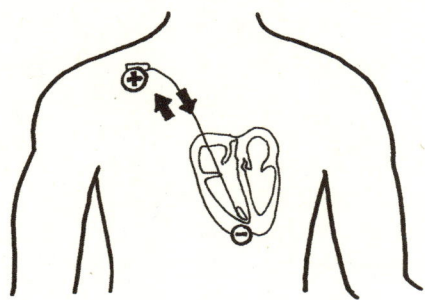

Bei der endgültigen Schrittmacherimplantation wird dann der Akku, der die Energie für die kontinuierlichen elektrischen Impulse liefert, im Brustbereich unter die Haut eingepflanzt. Von dort aus ziehen die Kabel ebenso zum Herzen, wie das beim passageren Herzschrittmacher der Fall ist. Manche dieser Geräte sind wahre Wunderwerke. Sie können nicht nur die Herzfrequenz vorgeben, sie passen sich auch den Bedürfnissen des Körpers an und lassen auf diese Weise eine Regulierung des Herzschlages (je nach Bedarf) in bestimmten Grenzen zu. Außerdem sind einige Schrittmacher zusätzlich mit einer Defibrillationsfunktion ausgestattet. Das bedeutet, dass sie, falls es plötzlich zu einer gefährlichen Herzrhythmusstörung kommt, diese mit einem gezielten Elektroschock beenden können – ähnlich wie bei der Reanimation.

*

Nun haben wir uns eine ganze Zeit lang mit Herzrhythmusstörungen beschäftigt. Fassen wir also nochmals kurz zusammen. Egal ob es sich um eine Tachykardie, also eine beschleunigte Herzfrequenz, oder um eine Bradykardie, eine reduzierte Herzfrequenz, handelt – das Grundproblem ist gleich. Durch den Fehler im Takt kommt es zu einer reduzierten Auswurfmenge, was zur Folge hat, dass die Durchblutung der Organe, inklusive des Herzens selbst, kritisch reduziert wird. Gehen wir davon aus, dass immer eine konstante Menge Blut aus der linken Herzkammer in den Körper gepumpt wird, und nehmen wir an, das sind so um die 80 Milliliter. Schlägt das Herz mit seiner normalen Frequenz von 60 Schlägen pro Minute, dann bedeutet das, 4,8 Liter Blut werden binnen dieser Zeit durch die Arterien gepumpt. Reduziert sich die Frequenz nun um die Hälfte, dann stehen dem Körper in der gleichen Zeit nur 2,4 Liter zur Verfügung. Die »Mittel« werden um die Hälfte gekappt. Die Auswirkungen kennen Sie jetzt.

Beschleunigt sich der Herzschlag, dann erhöht sich logischerweise auch die ausgeworfene Blutmenge in der Minute. Das funktioniert aber nur bis zu einem kritischen Wert. Der liegt bei jedem Menschen bei einer anderen Frequenz und hängt außerdem von anderen, äußeren Faktoren ab. Der Vereinfachung halber nehmen wir diesen kritischen Wert jetzt einmal bei 150 Schlägen pro Minute an – ein ordentliches Sperrfeuer. Hier wird dann aber die Zeit, in der sich das Herz erneut mit Blut füllen kann, zu kurz, sodass die Frequenz zwar bei 150 Schlägen pro Minute liegt, das ausgeworfene Volumen aber vielleicht nur noch bei 20 Millilitern, was die Menge des zirkulierenden Blutes auf 3 Liter reduziert – trotz des massiv erhöhten Pulsschlages.

Mit diesem Hintergrund verstehen Sie nun die Gefahr hinter den kritischen Veränderungen der Herzfrequenz nach oben und nach unten. Das Herz arbeitet nicht mehr ausreichend, ist insuffizient geworden, wie wir sagen …

AKUTE HERZINSUFFIZIENZ

Der Kreislauf des Lebens droht zu kollabieren

Das Wort Herzinsuffizienz beschreibt das Problem bereits ganz gut. Das Organ arbeitet nicht mehr ausreichend, um den Bedürfnissen des Körpers gerecht werden zu können. Das klingt gar nicht gut, oder?

Das Herz ist schließlich unsere Pumpe, der Lebensmuskel, der Tag und Nacht schlagen muss, um alle Organe mit Blut zu versorgen.

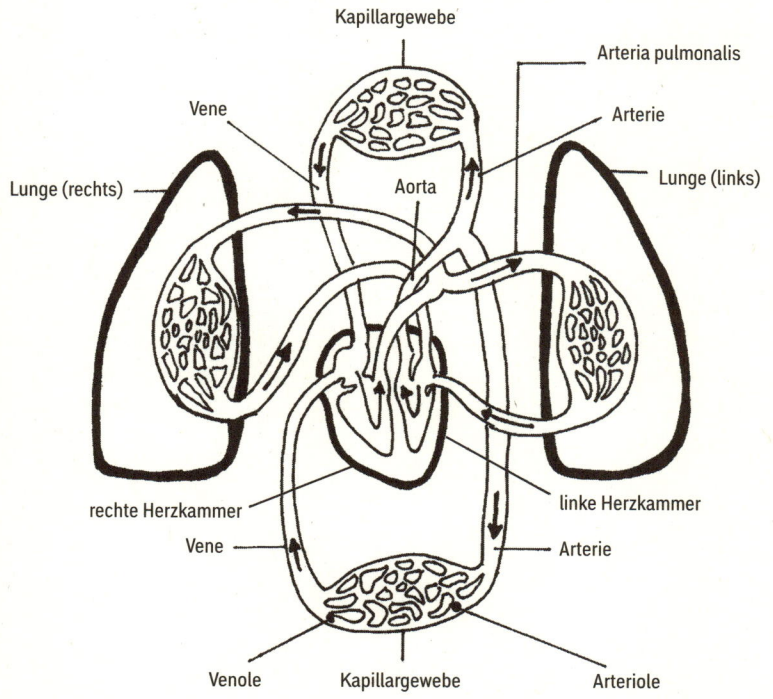

Beginnen wir mit den Organen des menschlichen Körpers. Die brauchen dringend Sauerstoff und andere Nährstoffe, um zu überleben. Der gesamte menschliche Stoffwechsel ist darauf ausgerichtet, Energie mittels Sauerstoff zu gewinnen. So wie Pflanzen Licht brauchen, sind wir eben auf Sauerstoff angewiesen. Nun muss dieses essenzielle Gas irgendwie ins Blut gelangen. Und zwar mithilfe der Lunge. Die besteht nämlich aus winzigen Bläschen, deren Wände so dünn sind, dass die Luft einfach durch sie hindurchtreten kann. Nachdem wir einen Atemzug gemacht haben, strömt die eingeatmete Luft (die übrigens nur zu 21 % aus Sauerstoff besteht) in ebenjene Lungenbläschen, wo der Sauerstoff ganz ungehindert von den Lufträumen in die die Lungenbläschen umschließenden Gefäße übertreten kann – ganz ohne aktive Hilfe. Auf die gleiche Art und Weise wird übrigens auch Kohlendioxid, das Abfallprodukt unseres Stoffwechsels, aus dem Körper eliminiert.

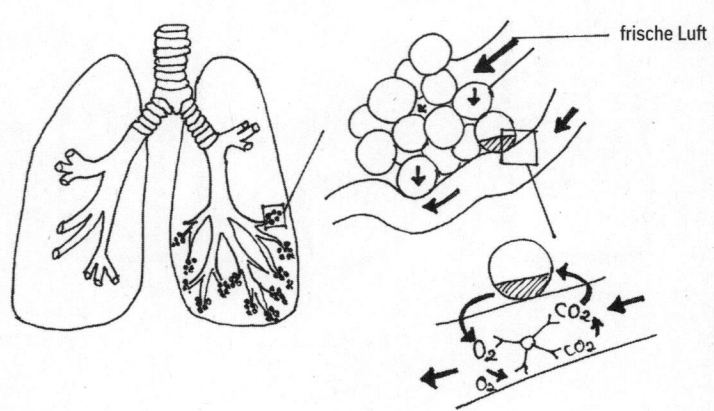

Nachdem das Blut in der Lunge aufbereitet wurde, sammelt es sich und fließt in den linken Teil des Herzens.[*] Von hier aus wird es unter Hochdruck in den gesamten Körper gepresst, wo es den aufgeladenen Sauerstoff zur Verfügung stellt und somit die Stoffwechselprozesse jeder einzelnen Zelle am Laufen hält – eine irre wichtige Angelegenheit.

Hierfür verzweigt sich das Gefäßnetz, in dem sich das Blut fortbewegt, immer weiter. Jedes Organ ist von Millionen und Abermillionen winziger Gefäße (wir nennen sie Kapillaren) durchzogen, sodass das aufbereitete Blut auch in die entlegensten Winkel vordringen kann. Dort gibt es dann den Sauerstoff ab und nimmt das Abfallprodukt des Stoffwechsels – Kohlendioxid – auf. Das Blut ist auf diese Weise Nahrungsmittellieferant und Müllabfuhr in einem.[**] Nachdem sie voll mit Kohlendioxid beladen sind, sammeln sich die Blutzellen in den Venen. Das sind, im Gegensatz zu den vom Herzen wegführenden Arterien, viel dünnere Gefäße, deren Aufgabe es ist, das Blut zum Herzen zurückzubringen. Ein perfekter Kreislauf. Wie bei einem großen Fluss vereinigen sich immer mehr kleine Venen zu größeren, um dann irgendwann in die beiden Hauptströme, die obere und die untere große Hohlvene, zu fließen. Diese beiden Gefäße geben ihrerseits das gesamte Blut ins rechte Herz ab, von wo aus es in die Lunge gepumpt wird, um dort – Sie haben es erraten – erneut aufbereitet zu werden.

*

---

[*] *Das Herz verfügt über zwei große Funktionseinheiten – das linke und das rechte Herz. Aufgabe beider ist es, Blut zu bewegen, allerdings an verschiedene Orte, weshalb die beiden Herzteile auch nicht ganz gleich konfiguriert sind. Das linke Herz ist nämlich viel dicker und kräftiger als das rechte. Das muss es auch sein, um seine wichtige Aufgabe erfüllen zu können.*

[**] *Und noch viel mehr: Die Aufgaben des Blutes sind unglaublich komplex. So spielt es eine Rolle bei der Infektabwehr, der Gerinnung und bei vielen anderen extrem wichtigen Körperfunktionen.*

Um ein so schwieriges Thema wie die Herzinsuffizienz zu verstehen, war dieser Ausflug in die grundlegenden Funktionen des Herz-Kreislauf-Systems notwendig.

Denn hier ist die Masterfrage: Was passiert, wenn dieser Kreislauf plötzlich nicht mehr problemlos funktioniert? Über kurz oder lang kommt es zur Katastrophe! Weil Sie ein Buch über Notfallmedizin lesen, beschränke ich mich auf die plötzliche Katastrophe – das unvorhergesehene Zusammenbrechen dieses Lebenszyklus, die akute Herzinsuffizienz.[*]

Eigentlich sagen die beiden Wörter selbst schon relativ viel über die Hauptcharakteristika der Erkrankung aus. »Akut« bedeutet »plötzlich«, und »Herzinsuffizienz« beschreibt die unzureichende Arbeit des Herzens. Aus irgendeinem Grund kann die Pumpe also nicht mehr die Leistung bringen, die für das Überleben gebraucht wird. Und genau hier liegt auch einer der Unterschiede zur chronischen Herzinsuffizienz. Hier kann das Herz sich nämlich immer schlechter an Bedarfssituationen (wie beispielsweise das Treppensteigen) anpassen. Das Ganze ist aber ein Prozess und zieht sich zum Teil über Jahre hin – kein klassisches notfallmedizinisches Krankheitsbild.

Im Gegensatz dazu entwickelt sich bei der akuten Herzinsuffizienz innerhalb von Stunden, manchmal Minuten eine Situation, in der das Herz seiner Aufgabe nicht einmal mehr bei absoluter körperlicher Ruhe nachkommen kann. Sie können sich sicher vorstellen, welche desaströsen Folgen eine solche Entwicklung hat. Ganz genau – unbehandelt führt sie in der Regel zum Tod.

Die Ursachen für einen derartigen Zusammenbruch sind vielfältig. Grundsätzlich kann man aber zwischen zwei Formen der Herzinsuffizienz unterscheiden: der systolischen und der diastolischen.

---

[*] *Es gibt auch noch die chronische Herzinsuffizienz. Bei der geschehen die gleich beschriebenen Veränderungen viel langsamer – der Körper hat Zeit sich anzupassen.*

Als Systole bezeichnet man den Moment, in dem das Herz das Blut in Richtung Körper lenkt. Die Diastole ist die Pause zwischen zwei Systolen. Hier füllt sich das Herz mit frischem Blut aus dem Venensystem. Beide Teile des Herzzyklus* können suboptimal funktionieren und somit zum Versagen des gesamten Systems führen.

Die systolische Herzinsuffizienz

Beginnen wir also mit der leichter verständlichen Ursache des akuten Herzversagens – der systolischen Herzinsuffizienz. Hierbei pumpt das Herz relativ plötzlich einfach nicht mehr genug Blut durch den Körper. Der Auswurf reduziert sich dramatisch. Das hat mehrere schwerwiegende Folgen. Zum einen kommt natürlich nicht mehr genügend Blut dort an, wo es gebraucht wird. Die reduzierte Pumpleistung reicht schlicht nicht mehr aus, die an sie gestellten Bedürfnisse zu befrieden. Hat der Körper bei der chronischen Herzinsuffizienz, also jener, die sich über Tage oder Monate entwickelt, Zeit, bestimmte Gegenmaßnahmen zu ergreifen, so tritt das Problem bei der akuten Form ganz plötzlich und ohne Vorwarnung auf.

Das kann so weit gehen, dass die durch das Herz mit Blut versorgten Organe (und das sind nun einmal alle) große Schwierigkeiten bekommen, ja drohen abzusterben, wenn dem Ganzen nicht sofort entgegengewirkt wird. Man nennt diesen Zustand einen kardiogenen Schock. Der Schock im medizinischen Sinne ist keine psychische Ausnahmesituation, wie man vielleicht annehmen mag. Nein, beim Schock handelt es sich um ein kritisches

---

* Der Herzzyklus beschreibt einen kompletten Herzschlag und ist eigentlich noch etwas komplizierter. Für unsere Betrachtungen reicht aber das Verständnis, dass eine Runde des Herzzyklus aus einer Systole (Auswurf) und einer Diastole (Füllung) besteht.

Ungleichgewicht zwischen dem Sauerstoffbedarf des Körpers und dem Sauerstoffangebot. Dieser Zustand kann ganz viele Gründe haben, einer davon ist, wie gesagt, wenn das Herz plötzlich den Sauerstoff, der ja im Blut gelöst ist und mit selbigem zu den vielen Organen transportiert wird, nicht mehr pumpen kann. Praktisch alle Organe bekommen dann Probleme. Das äußert sich zum einen in einer ganz blassen Haut, man sagt auch marmoriert, weil das Hautbild der Betroffenen wirklich ein bisschen wirkt wie Marmor: blass, hell und kühl. Die Patienten werden kaltschweißig. Durch die reduzierte Blutzufuhr im Hirn kommt es zu Unruhe, manchmal sogar zum Bewusstseinsverlust. Die Nieren können aussteigen, ja sogar der Darm macht nach einer Weile nicht mehr mit.

Es gibt aber noch ein anderes Problem: Die Lunge ist nach und nach immer schlechter in der Lage, das Gas überhaupt aus der Luft zu filtern. Denn durch die reduzierte Auswurfmenge, die der geringen Pumpleistung des Herzens geschuldet ist, kommt es im Umkehrschluss dazu, dass das Blut, das von der Lunge zurück ins Herz fließt (also das sauerstoffreiche Blut), aufgestaut wird wie bei einem Damm. Das ist am Anfang kein Problem, weil das Venensystem in der Lunge ausreichende Kapazitäten hat, um genug Blut zu speichern. Dauert die Herzschwäche aber an, staut sich immer mehr Blut. Irgendwann tritt es aus den Venen in das umgebende Gewebe und verursacht dort ein Lungenödem*, gemeinhin bekannt als Wasser in der Lunge.

---

* *Genau genommen tritt nicht das Blut als Ganzes, sondern lediglich dessen nicht-zellulärer Anteil aus. Blutzellen, gerade die roten, sind viel zu groß, um durch die engen Gefäßwände zu passen. Die Lunge füllt sich also nicht mit Blut, sondern mit dem im Blut befindlichen Wasser.*

SYSTOLISCHE HERZINSUFFIZIENZ

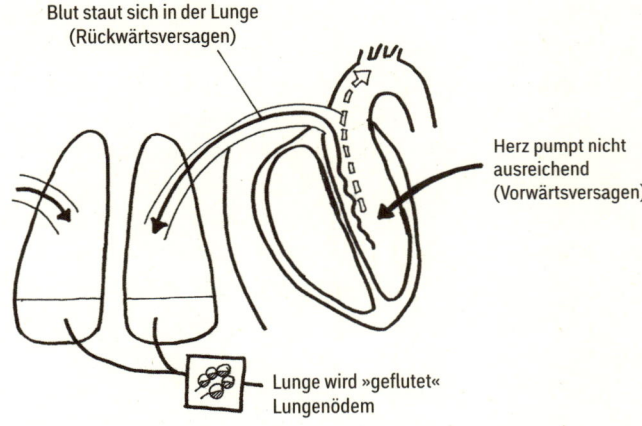

Blut staut sich in der Lunge
(Rückwärtsversagen)

Herz pumpt nicht
ausreichend
(Vorwärtsversagen)

Lunge wird »geflutet«
Lungenödem

Dass Wasser nicht in die Lunge gehört, muss wohl kaum erwähnt werden. Die Folgen sind ziemlich kritisch. Die Flüssigkeit befindet sich schließlich dort, wo normalerweise der Gasaustausch stattfindet: in den Lungenbläschen. Und die sind daraufhin nicht mehr in der Lage, ihre wichtige Aufgabe auszuführen, Sauerstoff ins Blut zu leiten.

Neben den Problemen des reduzierten Blutauswurfs kommt also das der unzureichenden Beladung mit Sauerstoff hinzu. Ganz schön dramatisch, was? Das ist übrigens auch der Grund, warum Menschen mit akutem Herzversagen und Lungenödem so blaue Lippen haben. Das Herz versagt also gleich doppelt. Einmal nach vorn in Richtung Körper und einmal nach hinten in Richtung Lunge. Aus diesem Grund sprechen wir vom Vorwärts- und vom Rückwärtsversagen.

Gründe dafür gibt es übrigens einige. Neben einem Herzinfarkt, bei dem einfach plötzlich Teile des Herzmuskels absterben und somit nicht mehr für ihre eigentliche Aufgabe, nämlich den Transport des Blutes durch Zusammenziehen, zur Verfügung stehen, können auch akute Probleme mit Herzklappen ursächlich für eine plötzliche Herzinsuffizienz sein. Aber nicht nur das. Oft kommt es zur dekompensierten chronischen Herzinsuffizienz. Dabei kann der Körper einen bisher ganz gut (meist durch Medikamente) kompensierten, also schon lange anhaltenden Zustand nicht mehr kontrollieren, und das Herz kann nicht mehr.

Allerdings besteht die Gefahr des Herzversagens nicht nur, wenn die Pumpe lahmt. Auch ein jahrelang gehegter und gepflegter Bluthochdruck kann ganz plötzlich das ganze System aus dem Gleichgewicht bringen. Aber sehen Sie selbst.

Die diastolische Herzinsuffizienz

Kommen wir nun zur zweiten, nicht minder gefährlichen, jedoch etwas schwerer zu verstehenden Form der Herzinsuffizienz. Fassen wir dafür doch noch mal kurz zusammen, was wir über die systolische Form der Herzinsuffizienz wissen: Durch eine Schwäche in der Pumpleistung, also im Prinzip einen Motorschaden, wird zu wenig Blut in den Kreislauf geschleudert, was sich dann in der Lunge aufstaut und den Organen nicht mehr zur Verfügung steht.

Im Gegensatz dazu arbeitet das Herz bei der diastolischen Herzinsuffizienz einwandfrei. Trotzdem kann eine ausreichende Versorgung der Organe mit Sauerstoff nicht gewährleistet werden. Das Problem liegt, wie der Name schon sagt, in der Diastole, also dem Herzzyklus, begründet, bei dem sich das Organ mit Blut füllt. Wenn nicht genug Blut ins Herz hineinfließt, dann kann auch nicht genug herausgeschleudert werden. Allerdings verschwindet unser Lebenselixier nicht einfach so, sondern es staut sich mal wieder, na klar, in der Lunge. Die Folgen sind die gleichen wie bei der systolischen Herzinsuffizienz. Und auch der Patient hat die gleichen Probleme:

Luftnot, eine kalte, marmorierte und schwitzige Haut sowie Probleme mit der Organdurchblutung.

Und wie kommt es nun zu einer derartigen Störung der Herzfüllung? Wir haben es oben schon kurz erwähnt – der Auslöser ist fast immer* die arterielle Hypertonie, kurz: der Bluthochdruck. Wird der über Jahre hinweg nicht ordentlich behandelt, so verdickt sich langsam die Herzwand. Dabei geht es unserem Pumporgan ähnlich wie Ihrem Sixpack. Wird es zu stark beansprucht, dann baut es langsam Masse auf. Nur dass die, im Gegensatz zum restlichen Muskelapparat, nicht sehr hilfreich ist. Im Gegenteil: Überall, wo sich der wuchernde Herzmuskel erstreckt, kann kein Blut gepumpt werden. Irgendwann wird es kritisch. Erreicht der Druck im System dann ein plötzliches Hoch, so ist das Herz nicht mehr in der Lage, ausreichend gegen die Gefäße anzupumpen**, und es kommt zum Herzversagen. Die Lunge läuft voll, der Körper bekommt keinen Sauerstoff.

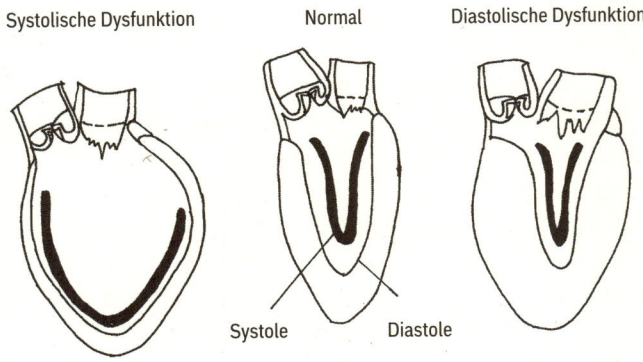

Systolische Dysfunktion   Normal   Diastolische Dysfunktion

Systole   Diastole

---

* Es gibt, wie eigentlich immer in der Medizin, Ausnahmen.
** Die Gefäße bilden den natürlichen Widerstand, gegen den das Herz arbeitet. Ohne diesen Widerstand wäre es dem Körper nicht möglich, einen Blutdruck aufzubauen; das Blut würde ins Leere schießen. Der Gegenwehr des weit verzweigten Gefäßsystems ist es zu verdanken, dass wir überhaupt überlebensfähig sind.

Werfen Sie einen Blick auf die Grafik auf Seite 75. Sie illustriert den Unterschied zwischen den beiden Formen des Herzversagens sehr deutlich. Links ist zwar genug Blut da, um die Pumpe zu füllen; die kann aber nicht ausreichend arbeiten. Rechts ist sie dazu durchaus in der Lage; der Platz für das Blut reicht aber nicht.

WAS SIE ALS ERSTHELFER TUN KÖNNEN ...

Eine Herzinsuffizienz ist schwer zu diagnostizieren. Besonders als Ersthelfer werden Sie da so Ihre Probleme haben. Ein Patient, der aber auf ein akutes Herzversagen zusteuert, empfindet meist starke Luftnot – das Leitsymptom in diesem Fall. Es gibt auch andere Manifestationen des Problems. So kann sich ein ausgeprägtes systolisches Herzversagen in den Anfangsminuten (oder Stunden) ohne die typische Luftnot präsentieren, weil die Lunge einfach noch keine Zeit hatte vollzulaufen. In diesem Fall haben die Patienten dann oft Probleme mit ihrem Bewusstseinszustand, werden ohnmächtig oder haben die mit der Grunderkrankung (meistens Herzinfarkt, der löst dann die Herzinsuffizienz aus) einhergehenden Probleme.

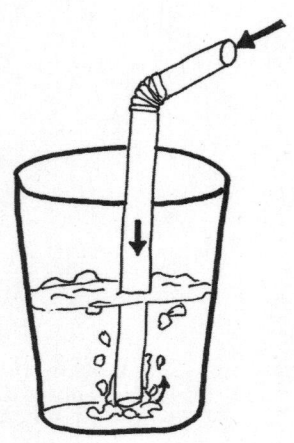

Die klassische Luftnot beim akuten Herzversagen geht oft einher mit einem charakteristischen Brodeln. Die Patienten haben so viel Wasser in der Lunge, dass die Atembewegungen ungefähr den Effekt erzielen, den man beobachtet, wenn man mit einem Strohhalm Luft in ein Wasserglas pustet. Nichts anderes machen die armen Patienten.

Außerdem sind die Betroffenen oft blau im Gesicht – besonders an den Lippen.

Kommen Sie einem Patienten mit derartigen Problemen zu Hilfe, dann verständigen Sie so schnell wie möglich den Notruf und legen Sie ihn auf keinen Fall flach hin. Durch das Höherlagern der Beine wird nämlich noch mehr Blut (das, was in den Venenreservoirs der Beine steckt) in Richtung Herz geschickt, was zu einer kompletten Überlastung des Organs führen kann. Also: Sitzen lassen! Auf der anderen Seite – jemand, mit einem akuten Lungenödem wird sich von Ihnen kaum dazu überreden lassen, sich hinzulegen. Der Betroffene merkt ja selbst, welche katastrophalen Folgen das für ihn hat.

Was können Sie noch tun?

Beruhigen Sie den Patienten unbedingt! Wenn die Lunge mit Wasser vollläuft, dann führt das zu Panik – Todesangst ist die Folge. Menschen in dieser Situation beginnen zu hyperventilieren, atmen immer schneller, was dazu führt, dass noch weniger Frischluft am Gasaustausch teilnehmen kann. Außerdem vergeuden sie dadurch wertvolle Energie und damit – na klar – Sauerstoff. Deshalb ist es so wichtig, beruhigend einzuwirken. Das dient nicht nur dem Patientenwohl, sondern kann einen ganz wesentlichen Beitrag zum Gelingen der Ersten Hilfe leisten!

WAS DIE ÄRZTE MACHEN ...

Der Rettungsdienst bzw. der Notarzt wird sich zuallererst um die Aufrechterhaltung der allerwichtigsten Körperfunktionen – Atmung und Kreislauf – kümmern. Erst wenn die stabil sind, kann der Fokus auf die Beseitigung des eigentlichen Problems gelegt werden. Für die Atmung wird entweder über eine Maske oder aber, wenn es gar nicht anders geht und der Patient zu ersticken droht, über einen Tubus (der ein künstliches Koma und eine Intubation voraussetzt) hochkonzentrierter Sauerstoff zugeführt.

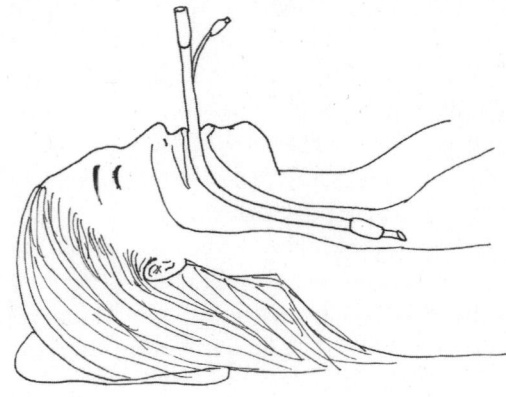

Beim Kreislauf ist die Sache ein wenig komplizierter. Denn hier kommt es darauf an, ob der Blutdruck niedrig oder hoch ist – beides ist bei der akuten Herzinsuffizienz nicht gut. Ganz grob lässt sich sagen, dass beim systolischen Herzversagen (Herz pumpt nicht mehr richtig) ein niedriger Blutdruck vorliegt, während er beim diastolischen (es passt nicht genug Blut in die Herzkammer) eher hoch ist. Ganz am Ende der Reise ist der Blutdruck aber immer im Keller – bis er irgendwann bei 0/0 mmHg angekommen ist. Beginnen wir bei Patienten mit einem hohen Blutdruck. Denen geben die Ärzte Medikamente, um die Venen zu weiten, sodass dort mehr Blut reinpasst, das wiederum nicht zurück zum Herzen fließen kann. Die Konsequenz: Die Pumpe wird entlastet, und das Wasser kann wieder aus den Lungen gepumpt werden. Außerdem werden bestimmte Medikamente verabreicht, um eine schnellere Ausscheidung von Flüssigkeit über die Niere anzuregen.

Erinnern Sie sich noch daran, dass ich gesagt habe, die Patienten bräuchten Ruhe? Wir Ärzte haben auch hierfür ein Medikament: Morphin. Das wirkt nicht nur gegen Schmerzen, sondern beruhigt und mindert sogar Luftnot.

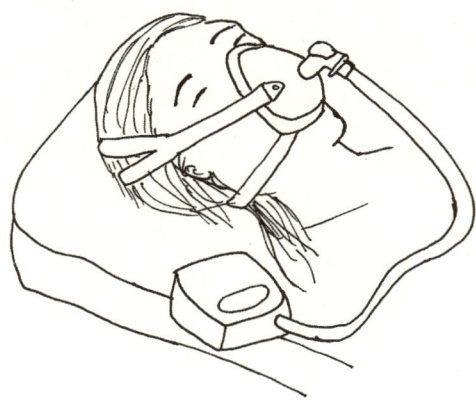

Und dann gibt es da noch eine ziemlich abgefahrene, (relativ) neue Technik, die vielen Patienten schon das Leben gerettet hat: die Überdruckbeatmung. Dabei bekommt der Betroffene eine Maske aufgesetzt, die mit einem Beatmungsgerät verbunden ist. Über dieses Gerät wird jetzt mit Sauerstoff angereicherte Luft in die Lungen gepresst. Der Druck ist dabei so hoch, dass das in den Lungenbläschen befindliche Wasser wieder zurück in die Gefäße gedrückt wird. Die Lunge wird im wahrsten Sinne des Wortes ausgewrungen wie ein Schwamm.

Diese Technik ist deshalb so revolutionär, weil sie ein dekompensiertes (also akutes und in kurzer Zeit eigentlich zum Tode führendes) Herzversagen binnen kurzer Zeit (manchmal innerhalb von 20 bis 30 Minuten) total entschärfen kann. Durch die entsprechenden Medikamente und die zusätzliche Überdruckbeatmung können wir heute auch extreme Zustände gut in den Griff bekommen.

Ist der Blutdruck im Keller, dann können einige der oben genannten Mittel nicht gegeben werden, weil sie ihn weiter abstürzten lassen. Hier gilt es, das Herz zum Schlagen zu bewegen – und das nach Möglichkeit mit Schmackes. Aber auch dafür haben wir Medikamente. Wir nennen sie Katecholamine. Im Falle der Herzinsuffizient werden meist zwei verschiedene eingesetzt. Eines, um das Herz dazu zu bringen, kräftig zu schlagen, und eines, um die Herzfrequenz zu erhöhen und die Gefäße enger zu stellen. So steigt der Blutdruck nach und nach.

*

Nachdem der Patient stabilisiert wurde, werden die Ärzte in der Klinik nach dem Grund für das plötzliche Herzversagen suchen. Manchmal kann man den ganz einfach behandeln – wie beim hohen Blutdruck oder bei einer gefährlichen Herzrhythmusstörung. Es kann aber auch sein, gerade wenn ein Herzinfarkt oder ein akutes Problem mit den Herzklappen vorliegt, dass Spezialisten zurate gezogen werden müssen, die den Patienten dann invasiv therapieren.

Je nach Ursache schließt sich dann eine Umstellung der dauerhaft eingenommenen Medikamente an. Es gibt nämlich Mittel, die die chronischen Konsequenzen einer Herzinsuffizienz abmildern und dafür sorgen, dass es nicht wieder zum Zusammenbruch aller Kompensationsmechanismen kommt. Dafür ist ein längerer Krankenhausaufenthalt oft unumgänglich. Auch eine Reha folgt nicht selten einem dramatischen Lebensereignis.

HERZBEUTELTAMPONADE

Blut, wo es nicht hingehört

Stellen Sie sich ein schlagendes Herz vor. Was kann dieses wunderbare Organ dazu veranlassen, seine Arbeit ganz plötzlich einzustellen?

Da gibt es mehrere Dinge. Ein paar davon haben wir schon kennengelernt. Zum einen wäre das der akute Herzinfarkt. Die Blutversorgung des Hohlmuskels wird eingeschränkt. Sauerstoffmangel und Zelluntergang sind die Folgen. Auch andere »innere«[*] Ursachen kommen für eine akute Verringerung der Herzleistung infrage – so wie beispielsweise ein massiver Blutdruckanstieg.

Es gibt aber auch Erkrankungen, bei denen das Herz eigentlich schlagen *will*, durch die äußeren Umstände aber plötzlich nicht mehr kann. Abgesehen von schweren Unfällen, bei denen die Organe des Brustkorbes geschädigt werden, kennen wir derer drei: die Lungenembolie, den Spannungspneumothorax und den Perikarderguss. Alle drei Krankheiten werden wir in diesem Buch besprechen, weil sie extrem gefährlich sind und das Leben mir nichts, dir nichts beenden können.

Beginnen wir also mit dem Perikarderguss, einer meist plötzlichen und für den Betroffenen sehr schwerwiegenden Füllung des Herzbeutels mit Flüssigkeit.

Das Herz liegt nämlich nicht einfach so im Brustkorb. Es wird von einer dünnen Membran umschlossen. Diese Membran, Perikard genannt, hat zwei Schichten: eine innere und eine äußere. Diese beiden hauchdünnen Häutchen bilden den Herzbeutel.

Beim Perikarderguss füllt der sich mit Blut. In seltenen Fällen sammelt sich auch eine andere Flüssigkeit an. Bestimmte Er-

---

[*] *Ich meine hier das Innere des Herzens.*

HERZBEUTEL MIT PERIKARDERGUSS

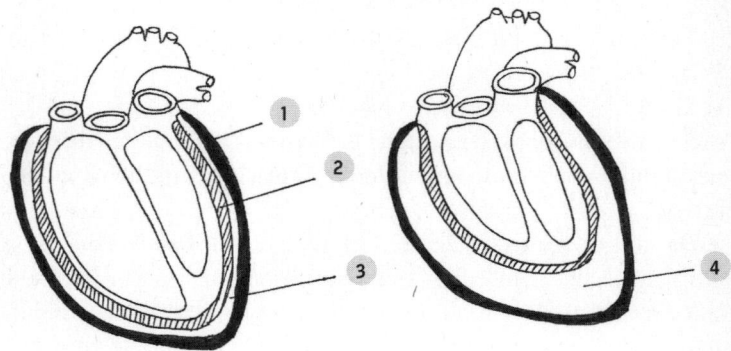

1. Perikard = äußeres Blatt des Herzbeutels
2. Epikard = inneres Blatt des Herzbeutels
3. Perikardhöhle
4. Perikardhöhle mit Erguss

krankungen, wie beispielsweise die Immunkrankheit Lupus, führen zu einem unblutigen Perikarderguss, der allerdings nicht etwa ungefährlich ist. Auch bestimmte Entzündungen und selten Tumoren können einen Perikarderguss auslösen.

Häufig wird der Perikarderguss aber entweder durch ein Trauma (also eine Verletzung), als Komplikation medizinischer Eingriffe oder als Folge eines Herzinfarktes diagnostiziert.

Jetzt darf man sich natürlich fragen: Na und? Was soll denn das Problem sein? Dann ist da halt ein bisschen Blut im Beutel.

Leider engt das Blut den ohnehin schon kleinen Raum, den das Herz zum Schlagen hat, dramatisch ein. Schon wenige Milliliter reichen, um das Organ im wahrsten Sinne des Wortes abzudrücken. Und weil der Herzbeutel wasserundurchlässig ist, kann die Flüssigkeit nicht entweichen und baut Druck auf. Druck, dem das Herz nichts entgegenzusetzen hat. Kommt es so weit (was nicht immer der Fall ist), dann spricht man von einer Herzbeuteltamponade. Das Organ bleibt stehen, der Patient ist tot.

Diese Komplikation ist allerdings keine zwingende Folge des Perikardergusses. In vielen Fällen befindet sich nur wenig Flüssigkeit im Herzbeutel, und das Herz schlägt weiter. Besonders bei den schon erwähnten Erkrankungen des Immunsystems (Lupus) oder bei Tumoren kann das der Fall sein. Dramatisch wird ein Perikarderguss und die daraus resultierende Herzbeuteltamponade meist dann, wenn Blut im Spiel ist – also bei Verletzungen von Herzgefäßen, wie sie manchmal, wenn auch selten, als Komplikationen von Eingriffen wie einer Herzkatheteruntersuchung vorkommen. Auch als Unfallfolge oder im Rahmen eines Herzinfarktes, bei dem Gefäße einfach aufreißen können, wird ein Erguss leicht zur Tamponade und damit lebensgefährlich.

Patienten mit Perikarderguss können ganz unterschiedliche Beschwerden haben. Manche merken es kaum, wieder andere leiden an Brustschmerzen und Luftnot, Symptome, die einem Herzinfarkt nicht unähnlich sind. Tritt der Erguss aber akut auf, also schnell und plötzlich, und wird zur Tamponade, dann bleibt das Herz oft einfach stehen und die Betroffenen müssen reanimiert werden.

WAS SIE ALS ERSTHELFER TUN KÖNNEN ...

Als Ersthelfer haben Sie eigentlich keine Chance, die Herzbeuteltamponade zu erkennen oder auch nur in diese Richtung zu denken. Der Patient wird entweder untypische Beschwerden wie Luftnot oder Brustschmerzen aufweisen, oder er liegt leblos vor Ihnen und muss wiederbelebt werden. Zur Wiederbelebung kommen wir später noch einmal sehr detailliert. Ist der Betroffene aber wach und ansprechbar, beruhigen Sie ihn, wählen Sie den Notruf und warten Sie, bis die Profis kommen.

WAS DIE ÄRZTE MACHEN ...

Und auch die werden sich schwertun, den Perikarderguss vor Ort zu diagnostizieren. Liegt allerdings ein Herz-Kreislauf-Stillstand vor, so müssen die Mediziner den Perikarderguss als eine mögliche Ursache dafür in Betracht ziehen. Wirklich diagnostizieren oder behandeln kann man diese Erkrankung im Rettungswagen nicht. Denn hierfür braucht es ein Ultraschallgerät. Steht das zur Verfügung, so ist die korrekte Diagnose allerdings ein Klacks. Auch der relativ ungeübte Untersucher kann den Erguss rund ums Herz binnen Sekunden erkennen.

Beeinträchtigt die Flüssigkeit den Herzschlag und damit den Blutdruck (Extremsituation: Herz-Kreislauf-Stillstand), so muss sie umgehend abgelassen werden. Nur so überlebt der Patient.[*] Vielleicht haben Sie so etwas ja schon einmal in einer der vielen einschlägigen Krankenhausserien gesehen. Die Perikardpunktion kommt eigentlich immer irgendwann einmal vor. Denn die Maß-

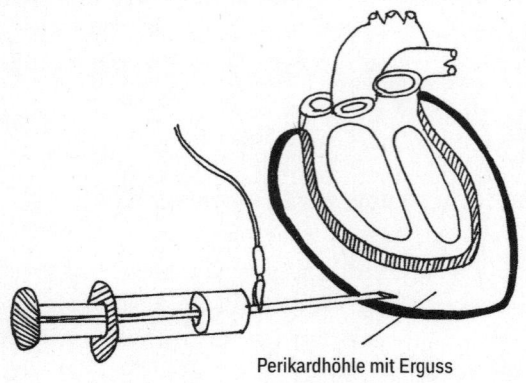

Perikardhöhle mit Erguss

---

[*] Ist der Perikarderguss asymptomatisch, dann muss man akut meist gar nichts tun. Die Flüssigkeit wird nach und nach vom Körper wieder aufgenommen.

nahme ist spektakulär. Unter Ultraschallkontrolle* wird eine Nadel zum Herzen geschoben. Dabei sticht der Arzt dort ein, wo das Brustbein in den Bauchraum übergeht, und führt die Kanüle dann in Richtung der rechten Schulter nach oben. Währenddessen baut er durch einen konstanten Zug am Stempel immer einen gewissen Sog auf. Ist der Erguss erreicht, so wird er in die Spritze gezogen.

Alternativ muss bei hochdramatischen, meist mit Unfällen im Zusammenhang stehenden Entstehungsmechanismen des Ergusses manchmal auch direkt und offen operiert werden. Hier liegen dann meist noch weitere lebensbedrohliche Begleitverletzungen vor.

Fassen wir also nochmals zusammen: Die Herzbeuteltamponade ist eine lebensbedrohliche Komplikation eines Krankheitsbildes mit dem Namen Perikarderguss. Hierbei dringt Flüssigkeit in den Herzbeutel ein, die das Organ am Schlagen hindert.

Gruselig, wie wenig doch nötig ist, um das sensible Gleichgewicht in unserem Körper nachhaltig zu stören, oder?

Und auch im nächsten Kapitel, dem über Notfälle der Lunge, werden wir Krankheiten begegnen, mit denen nicht zu spaßen ist. Denn es gibt wohl kaum etwas Schlimmeres als das Gefühl, zu ersticken …

---

* *Die Untersuchung ermöglicht es den Ärzten, in Echtzeit zu arbeiten.*

KAPITEL 2

LUNGE IN GEFAHR

OHNE SAUERSTOFF GEHT GAR NICHTS

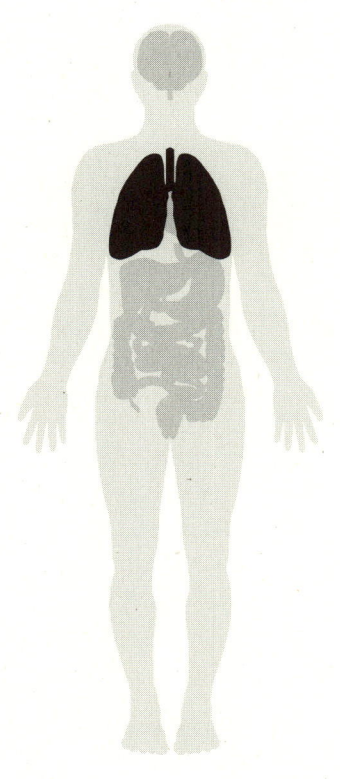

LUNGENEMBOLIE

Die Gefahr aus dem Bein

Man hört es immer wieder: »Wahrscheinlich war es eine Lungenembolie.« Ich glaube, es gibt kaum jemanden, der noch nie mit diesem gefährlichen Krankheitsbild konfrontiert wurde. Nur, was hat es damit auf sich? Was ist eine Lungenembolie eigentlich? Bei dieser Frage hört das Wissen dann oft schon auf, was schade ist. Denn zum einen kann die Lungenembolie eine gefährliche Killermaschine sein, zum anderen aber auch völlig asymptomatisch, ja sogar unbemerkt ablaufen. Wie ist das möglich? Wie kann ein und dasselbe Krankheitsbild so verschiedene Ausprägungen haben? Außerdem müssen wir dringend über Risikofaktoren sprechen, die eine Lungenembolie begünstigen, sodass Sie selbst auch aktiv vorbeugen können.

Beginnen wir aber mit dem Grundsätzlichen. Was ist eine Lungenembolie? Die Antwort ist verblüffend einfach.

Die Lunge muss, genauso wie jedes andere Organ, mit Blut versorgt werden. Die Besonderheit ist aber das, was mit unserem Körpersaft dort geschieht. Er wird im wahrsten Sinne des Wortes recycelt. Jede einzelne Zelle* des Menschen benötigt Sauerstoff zum Leben. Der wird aus der Luft gewonnen. Wir haben das zuvor schon kurz angeschnitten: Das Organ, welches der Luft den Sauerstoff entzieht und das Blut mit dem Gas anreichert, ist die Lunge. Über zwei große Gefäße, die untere und die obere Hohlvene, gelangt sauerstoffarmes Blut ins rechte Herz** und wird von dort in die Lunge

---

* *Als Zelle bezeichnet man die kleinste Funktionseinheit des Körpers. Es gibt Schleimhautzellen, Hautzellen, Leberzellen und ganz viele andere.*
** *Das Herz besteht, wie im vorherigen Kapitel schon besprochen, aus einem linken und einem rechten Teil.*

gepumpt, wo es, mit Sauerstoff angereichert, ins linke Herz fließt und dem Körper erneut zur Verfügung gestellt wird. Ein perfekter und ewiger Kreislauf.

Bei einer Lungenembolie funktioniert dieser Mechanismus nicht mehr, weil die Lungenarterie, die Blut aus dem rechten Herzen in die Lunge pumpt, irgendwo verstopft ist. Das kann entweder ganz am Anfang sein (was der Worst Case wäre) oder irgendwo im Verlauf der immer stärkeren Verästelung des Gefäßes.

Ein Blutpfropf wird durch die große Hohlvene (entweder die obere oder die untere) ins Herz gespült und verstopft dort die Lungenarterie, die daraufhin nicht mehr mit Blut versorgt werden kann. Aber was bedeutet das genau? Schließlich ist ja noch genug Lunge übrig. Sollte das für einen angemessenen Gasaustausch nicht reichen? Und in der Tat kommt die Schwere und damit die Gefährlichkeit der akuten Lungenembolie ganz auf den Ort an, an dem der Blutpfropfen (die Embolie)* das Gefäß verschließt. Es gibt kleinere Lungenembolien (sogenannte segmentale – oder auch subsegmentale Embolien), die wenig oder gar keine Symptome verursachen. Aber um die soll es uns jetzt nicht gehen.

Wir wollen von den großen Kerlen sprechen. Denjenigen Embolien, die eine ganze Lungenhälfte von der Blutzufuhr abschneiden und damit ihrer Funktion berauben. Wieso ist das also gefährlich? Das hat zwei Hauptgründe. Erstens: Das Herz kann nur ganz schlecht (manchmal eben auch gar nicht) damit umgehen, wenn es so mir nichts, dir nichts gegen einen riesigen Widerstand an-

---

* Von einer Embolie spricht man, wenn sich ein Gerinnsel löst und an einem anderen als seinem Ursprungsort großen Schaden anrichtet, indem es Gefäße verstopft und sie so von der Blutversorgung abschneidet. Bevor sich der Pfropfen auf die Reise macht, nennt man ihn Thrombus, das Krankheitsbild entsprechend Thrombose. Eine Embolie ist also eine losgelöste Thrombose.

kämpfen muss.* Schließlich ist eine von zwei Arterien (manchmal sind auch beide betroffen) plötzlich verschlossen. Wo vorher noch Blut floss, passiert jetzt gar nichts mehr. Der Druck wird an das rechte Herz zurückgegeben, das damit nicht so gut klarkommt. Es kommt entweder zum sofortigen Herzstillstand** oder aber zumindest zu einem massiven Rückstau des Blutes im Körper. Oft verfärbt sich der Kopf des Betroffenen rötlich blau, oder die Halsvenen treten als Folge des Blutstaus deutlich hervor.

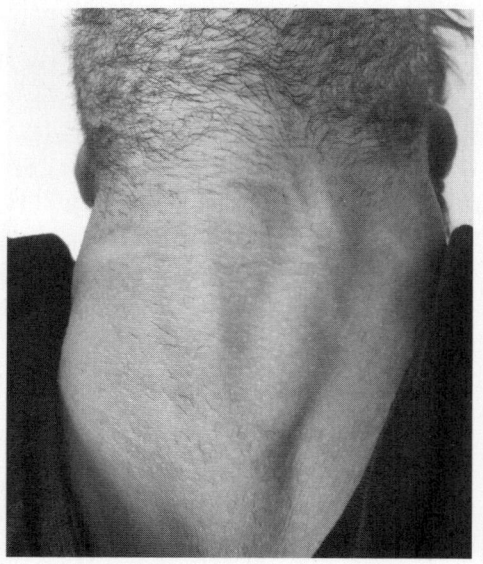

Gestaute Halsvenen

---

*   Wird der Widerstand kontinuierlich größer, wie das bei einigen Lungenerkrankungen der Fall ist, dann ist das Herz sehr wohl in der Lage, das Problem nach und nach zu kompensieren. Der Muskel wird dicker und baut mehr Kraft auf. Ewig geht das freilich nicht, aber eine gewisse Zeit schon. Anders ist das in der Akutsituation. Hier fehlt die Zeit, um die entsprechenden Regulationsmaßnahmen zu ergreifen.

**   Die Lungenembolie ist ebenso wie die Herzbeuteltamponade eines der Notfallkrankheitsbilder, die man im Rahmen einer Herz-Lungen-Wiederbelebung als Ursache in Betracht ziehen muss. Von der Herzbeuteltamponade ist sie außerhalb der Klinik (in der ein Ultraschallgerät zur Verfügung steht) kaum abzugrenzen.

Ein weiteres Problem besteht im Gasaustausch. Denn der ist schwerwiegend kompromittiert. Wo gerade noch zwei Lungenhälften für die Wiederaufbereitung des Blutes zuständig waren, muss das jetzt eine allein schaffen. Auch diese Situation ist in den Griff zu kriegen, wenn der Körper genügend Zeit hat, sich daran zu gewöhnen. Aber akut …

Es kommt sehr schnell zu einer Unterversorgung des Blutes mit Sauerstoff. Außerdem kann das gefährliche Kohlendioxid, das als Endprodukt des Stoffwechsels gebildet wird, nicht mehr angemessen abgeatmet werden. Die Situation ist dramatisch. Die Patienten werden blass, kaltschweißig, manchmal auch etwas bläulich (man nennt das hypoxisch, was von Hypoxie kommt und bedeutet, dass zu wenig Sauerstoff bereitsteht). Durch den reduzierten Rückfluss zum Herzen sackt der Blutdruck ab. Das führt nicht selten zu einem Bewusstseinsverlust, weil die Hirnversorgung einbricht. Außerdem geht eine Lungenembolie oft mit Brustschmerzen einher, weil der Teil der Lunge, der hinter dem Verschluss liegt, langsam abstirbt. Nimmt man alle diese Symptome zusammen, so ist klar: Patienten mit einer fulminanten[*] Lungenembolie geht es richtig mies.

Aber wie kommt das? Was genau verursacht eine Embolie? Ich habe ja am Anfang des Kapitels schon erwähnt, dass ich nicht nur darüber schreiben möchte, wie eine Lungenembolie entsteht, sondern auch darüber, wie Sie ihr praktisch vorbeugen können. Die Lungenembolie entwickelt sich meist auf dem Boden einer Krankheit mit dem Namen tiefe Beinvenenthrombose.[**] Diese bildet sich, wie der Name schon sagt, in den großen Venen der Beine. Meist sind die Unterschenkel betroffen. Breitet sich das Gerinnsel aus, dann kann es bis in die Oberschenkel oder sogar in die Beckenvenen reichen. Da sich die Venen in ihrem Verlauf zusammenschließen und

---

*   Das bedeutet, dass das Gerinnsel einen großen Teil der Lunge verschließt.
** Es gibt Ausnahmen, die sind aber eher selten. Ein Beispiel ist der Nierenkrebs.

so immer größer werden, bis sie schließlich in den beiden großen Hohlvenen und dann im Herzen münden, kann sich ein Teil dieses Blutgerinnsels, ein Thrombus, lösen und so zur Embolie werden. Dem natürlichen Verlauf der Venen folgend, treibt das Gerinnsel dann im Blutstrom wie ein Brett in einem Fluss, das irgendwann in den Ozean gespült wird. In unserem Fall ist der Ozean aber das rechte Herz, was den Embolus aufnimmt und mit ein paar kräftigen Schlägen in Richtung Lunge katapultiert. Was dort passiert, wissen Sie.

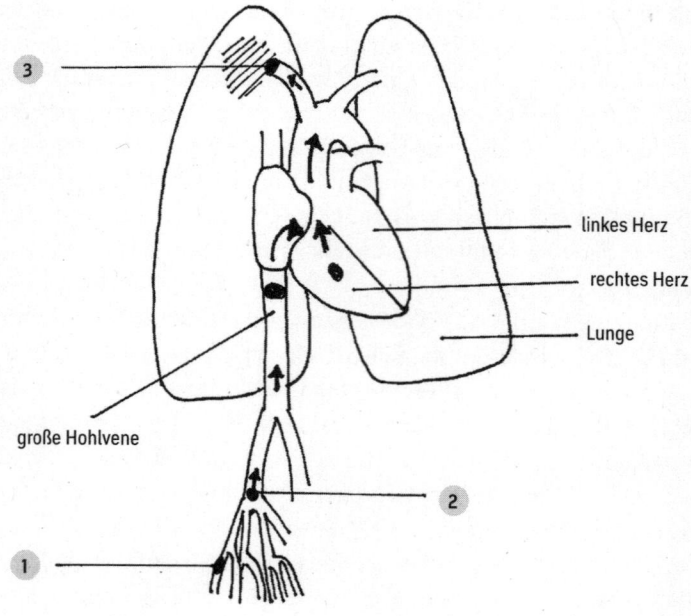

1. Venöses System (Bein) + Blutgerinnsel entsteht → Thrombose
2. Blutklumpen löst sich und wird in immer größere Gefäße bis ins Herz gespült
3. Blutpfropfen verstopft die Lungenarterie

Wenn wir uns also über die Ursachen der Lungenembolie Gedanken machen wollen (und um deren Vorbeugung), dann müssen wir über die Ursachen der tiefen Beinvenenthrombose nachdenken.

Und da gibt es einige. Ganz allgemein kann man sagen, dass eine Kombination aus drei Faktoren eine Thrombose begünstigt. Das wäre zum einen ein längerer (Fast-)Stillstand des Blutes, auch Stase genannt, wie er beispielsweise bei Lkw-Fahrern vorkommt oder bei Menschen, die lange Flugreisen unternehmen. Des Weiteren können Schäden in der Gefäßinnenhaut, der sogenannten Intima, wie sie bei Operationen verursacht werden, zur Entstehung einer Thrombose beitragen. Und zu guter Letzt ist eine zu starke Blutgerinnung auch nicht gerade vorteilhaft. Die entsteht beispielsweise, wenn Menschen bestimmte Medikamente (wie zum Beispiel die Pille oder Nikotin, was ja im Prinzip auch ein Medikament ist, nur eines ohne Nutzen) einnehmen. Alle diese drei Faktoren ergeben allein oder in Kombination ein individuelles Risikoprofil. Zusammenfassend lässt sich also sagen, dass es ganz viele unterschiedliche Faktoren gibt, die die Entstehung der tiefen Beinvenenthrombose, und damit der Lungenembolie, begünstigen und die Sie individuell beeinflussen können, indem Sie zum Beispiel nicht rauchen oder bei längeren Reisen immer wieder eine Pause einlegen, um sich im wahrsten Sinne des Wortes die Beine zu vertreten.

Was aber tun, wenn es am Ende doch zur Katastrophe kommt?

WAS SIE ALS ERSTHELFER TUN KÖNNEN ...

Einem Menschen mit fulminanter Lungenembolie geht es schlecht. Eine kleinere Embolie wird häufig gar nicht bemerkt, weshalb wir uns mit diesem Thema in einem Buch über medizinische Notfälle nicht beschäftigen müssen.

Im Grunde ähnelt das Beschwerdebild der Patienten dem des Lungenödems beim akuten Herzversagen, nur dass die rasselnden

Geräusche fehlen. Der Patient wird Luftnot empfinden, vielleicht sogar bläulich im Gesicht sein. Er fühlt sich kalt und trotzdem oft schweißig an und hat einen ziemlich schnellen Puls. Vielleicht war der Betroffene auch kurz ohnmächtig. Die Synkope (kurzer Ohnmachtsanfall) ist ein klassisches Symptom der schweren Lungenembolie. Auch heftige Brustschmerzen kommen vor, die auf einen Herzinfarkt hindeuten können, in diesem Fall aber Symptom des Zelluntergangs in der Lunge sind.

Wählen Sie umgehend die 112. Bei einer Lungenembolie kann es auf jede Minute ankommen. Danach gilt das, was bei jedem Notfall wichtig ist. Fragen Sie den Patienten, in welcher Position er sich am wohlsten fühlt. Oft wird das, wie schon erwähnt, in einer Oberkörperhochlage sein, weil auf diese Weise weniger Blut ins Herz fließt (bedingt durch die Schwerkraft) und dessen Belastung dadurch sinkt. Und dann ist da noch die Sache mit dem Beruhigen! Man kann gar nicht oft genug darauf hinweisen, wie wichtig es ist, dem Patienten die Angst zu nehmen. Denn Angst verstärkt in dieser Situation die Luftnot und führt dazu, dass das Herz noch härter arbeiten muss. Irgendwann ist aber mal Schluss. Also – beruhigen und auf den Rettungsdienst warten.

WAS DIE ÄRZTE MACHEN ...

Der Notarzt wird sich zuallererst um die Stabilisierung des Patienten kümmern. Will heißen: Die Sauerstoffaufnahme und der Blutdruck müssen verbessert werden – und das so schnell wie möglich. Dafür gibt's erst einmal eine Sauerstoffmaske auf die Nase. Das ist unkompliziert, wirkt schnell und vor allen Dingen äußerst effektiv. Egal was nun die Ursache für die Luftnot und die schlechte Sauerstoffsättigung ist (der Notarzt weiß ja noch gar nicht genau, ob eine Lungenembolie vorliegt; das kann man nämlich erst sicher im Krankenhaus diagnostizieren), Sauerstoff ist immer gut. Reicht

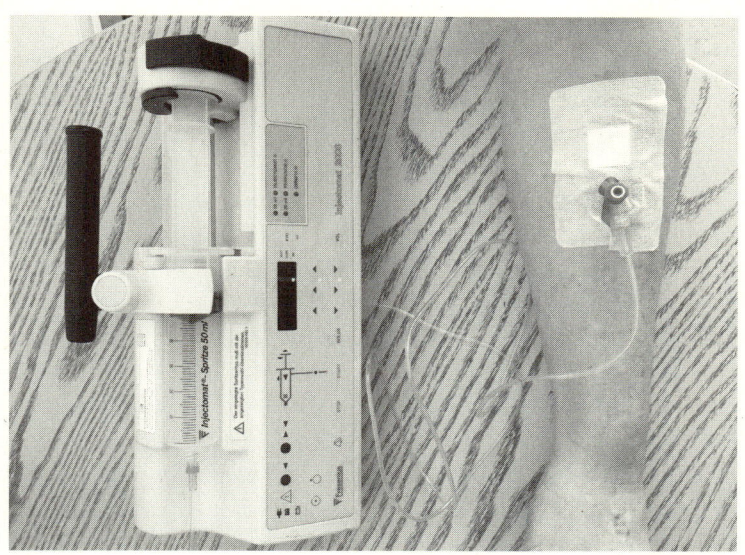

Spritzenpumpe

der nicht, so muss intubiert werden. Danach gilt es den Blutdruck in Angriff zu nehmen. Mithilfe von bestimmten Medikamenten, den Katecholaminen, wird der stabilisiert. Dafür werden die hochpotenten Flüssigkeiten meist über eine Spritzenpumpe in den Körper des Patients gedrückt.

Sind die Vitalzeichen gesichert, dann machen sich die Ärzte Gedanken über die Ursachen für den schlechten Zustand. Denn wie gesagt: Die Embolie kann man nicht im Rettungswagen diagnostizieren. Man kann aber annehmen, dass eine vorliegt, und die entsprechenden Schritte in die Wege leiten. Das heißt im Einzelnen, dass, nachdem das EKG und die Patientenvorgeschichte einen Herzinfarkt oder eine andere Ursache für die Beschwerden unwahrscheinlich gemacht haben, der Patient eine Blutverdünnung erhält (um die Embolie am Wachsen zu hindern) und der Notarzt den Schockraum der nächsten Klinik alarmieren wird: Wir kommen!

Dort wird dann schnell und effektiv nach der Ursache der Zustandsverschlechterung gesucht. Dafür wird Blut abgenommen, die Gase im Blut (also Sauerstoff, Stickstoff und noch ein paar andere Werte) werden analysiert, und eine Notfallsonografie wird durchgeführt. Diese Untersuchung nimmt einen immer höheren Stellenwert ein in der Ersteinschätzung kritisch kranker Patienten. Denn man kann binnen Sekunden einen Eindruck von der Lunge, dem Herzen und den wichtigsten Strukturen im Bauchraum bekommen. Und das in Echtzeit. Können Sie sich vorstellen, woran man die Lungenembolie erkennt? Große Embolien sieht man nicht etwa in der Lunge, sondern im Herzen. Wegen des plötzlichen Druckanstiegs, verursacht durch den Blutklumpen in der Lungenarterie, leiert der rechte Teil des Hohlmuskels richtiggehend aus und vergrößert sich enorm. Und das kann man sehen. Ein vergrößertes rechtes Herz beweist die Lungenembolie zwar nicht, macht sie aber sehr wahrscheinlich und ebnet, zusammen mit bestimmten Laborparametern (allen voran den sogenannten D-Dimeren*), den Weg für weitere Untersuchungen. Beweisen lässt sich die Lungenembolie dann im CT. Dabei werden Schichtaufnahmen der Lunge angefertigt, die in einer 3-D-Rekonstruktion oder als Serie von vielen 2-D-Bildern zu sehen sind. Der Clou dabei: Mithilfe eines röntgendichten Kontrastmittels, das dem Patienten in die Vene gespritzt wird und das dann ins Herz und in die Lunge strömt, kann man die Lungenarterie besonders klar und deutlich darstellen – mitsamt der Embolie.

Ist die Diagnose klar, dann geht's an die Therapie. Die besteht, je nach Zustand des Patienten, entweder einfach nur in der Blutverdünnung mit dem Zweck, den Pfropfen am Wachsen zu hindern

---

* Das sind Abbauprodukte der Blutgerinnung. Sind die erhöht, findet sich oft eine Thrombose oder eine Embolie. Aber auch andere Diagnosen sind möglich. Man kann es so sagen: Eine Lungenembolie ohne erhöhte D-Dimer-Werte ist so gut wie unmöglich. Sind die Werte erhöht, muss umgekehrt allerdings nicht zwangsläufig eine Embolie vorliegen.

(nach und nach verfestigt sich das Gerinnsel und wächst an der Gefäßwand fest, man sagt, der Embolus organisiert sich), oder aber in der Lysetherapie.

Die ist schon etwas gravierender und wird nur angewendet, wenn die Erkrankung so schwerwiegend ist, dass sie eine Gefahr für das Leben des Patienten darstellt. Denn die Lyse ist nicht ganz ungefährlich. Man verabreicht ein Medikament, das praktisch jede Gerinnung im Körper ausknipst, und versucht den Embolus so nach und nach wieder aufzulösen. Eine andere Möglichkeit gibt es kaum. In Ausnahmefällen kann man probieren, das Gerinnsel über einen Katheter, ausgestattet mit einer Art Staubsauger, aus dem Lungengefäß zu saugen. Diese Technik wird heute aber kaum noch angewendet.

Bei einer richtig schweren Lungenembolie müssen die Patienten dann wirklich tagelang auf der Intensivstation bleiben, manchmal über einen längeren Zeitraum künstlich beatmet werden und entwickeln nicht selten auch Komplikationen wie eine ausgeprägte Lungenentzündung. Nicht wenige Betroffene sterben. Die Lungenembolie ist ein gefährliches Krankheitsbild, was nicht zuletzt daran liegt, dass es nicht einfach ist, sie zu diagnostizieren. Denn die Patienten haben schwerwiegende und diffuse Symptome. Der große Trick bei der Diagnose der Krankheit ist und bleibt: Man muss sie als Möglichkeit immer im Kopf behalten.

ASTHMAANFALL

Alles zieht sich auf einmal zusammen

Wer schon einmal einen Asthmaanfall hatte, der weiß genau, was das bedeutet. Von einer Minute auf die andere ist die Luft weg, der Patient kann kaum noch atmen – eine wahrlich beängstigende Situation. Besonders wenn Kinder betroffen sind, kann so ein Anfall nicht nur für den kleinen Patienten, sondern auch für den Ersthelfer zu einer Herausforderung werden, die weit über das Fachliche hinausgeht.

Aber was ist Asthma eigentlich? Und wieso führt es manchmal zu solch furchtbaren und Angst einflößenden Erstickungsanfällen? Ich möchte im Folgenden versuchen, etwas Licht ins Dunkel zu bringen, denn auch wenn viele Menschen den Begriff und die Bedeutung der Erkrankung kennen, ist ihnen wohl kaum klar, was eigentlich im Körper passiert.

Asthma ist eine Krankheit der Lunge. Sie kann durch viele verschiedene Faktoren ausgelöst werden. Manche Menschen werden damit geboren, bei anderen entwickelt es sich im Laufe des Lebens als allergische Reaktion des Körpers auf einen bestimmten Umweltfaktor. Aber auch als nicht-allergische (also nicht durch das Immunsystem vermittelte) Variante kann Asthma beispielsweise als Folge von Infektionen oder anderen körpereigenen Erkrankungen auftreten.

Was alle diese vielen Formen des Asthmas gemein haben, ist das, was in der Lunge vor sich geht. Ausgelöst durch ein spezielles Ereignis kommt es zu drei prinzipiellen Problemen im Lungengewebe. Um die besser zu verstehen, versuchen wir uns den Aufbau des Organs noch einmal genau zu vergegenwärtigen.

Fangen wir mit seiner Funktion an. Die Lunge dient dem Gasaustausch. Dabei wird der Umgebungsluft Sauerstoff entzogen, der seinerseits im Blut angereichert werden muss, um den Organen, die das Gas als Energiebringer benötigen (ähnlich wie das Auto Benzin), zur Verfügung gestellt zu werden. Während die Lunge in der Lage ist, der Umgebungsluft den Sauerstoff zu entziehen, kann sie diese gleichzeitig mit Kohlendioxid, dem Endprodukt unseres Stoffwechsels, anreichern. Weil dieser Vorgang aber hauchdünne und extrem zarte Gewebebrücken benötigt, kann er nur in den Untiefen der Lunge vonstattengehen. Die Luft muss also zuallererst über die Atemwege, angefangen bei Nase und Mund, weiter über die Luftröhre, in die großen Bronchien, die kleinen Bronchiolen bis hinein in die Lungenbläschen transportiert werden. Erst hier kann die eigentliche Funktion des Organs, also der Gasaustausch, stattfinden. Und genau diese Areale, also die kleinen und kleinsten Luftwege, sind es, die beim Asthma Probleme machen.

Drei Dinge geschehen nun gleichzeitig.

Aus irgendeinem Grund »denkt« die Lunge, sie werde angegriffen, und versucht sich nun zu schützen, indem sie winzige Muskeln zusammenzieht, die die mittleren Atemwege auskleiden.

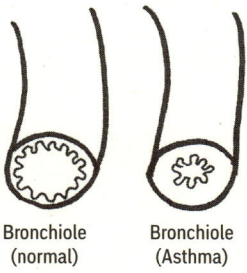

Bronchiole
(normal)

Bronchiole
(Asthma)

Außerdem entsteht ein sogenanntes Ödem. Das bedeutet, dass sich Wasser im Lungengewebe sammelt und den Sauerstoffaustausch zusätzlich erschwert. Als wäre das alles nicht genug, wird noch jede Menge Sekret in die Lungenbläschen gepumpt.

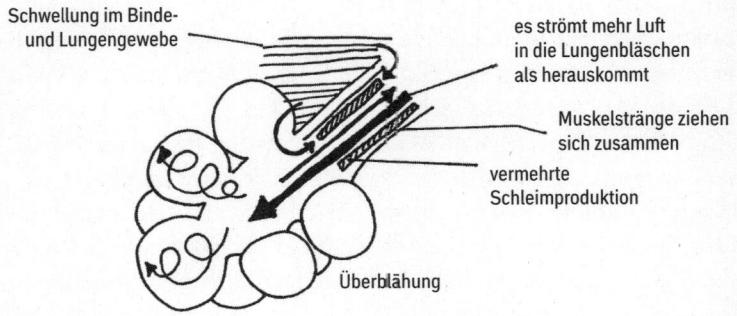

Schwellung im Binde- und Lungengewebe

es strömt mehr Luft in die Lungenbläschen als herauskommt

Muskelstränge ziehen sich zusammen

vermehrte Schleimproduktion

Überblähung

Dadurch verringert sich die für den Sauerstoffaustausch zur Verfügung stehende Fläche noch weiter. Wirklich kritisch ist nun Folgendes: Sie wissen vermutlich, dass das Einatmen ein aktiver Vorgang ist. Das bedeutet, dass man Intensität und Länge eines jeden Atemzuges selbst steuern kann. Der Mensch ist natürlich nicht in der Lage zu kontrollieren, *ob* er atmet, das *Wie* ist aber durchaus beeinflussbar. Ist also die Atmung durch den erhöhten Atemwiderstand, der seinerseits durch die reflexhafte Verengung der Atemwege bedingt ist, erschwert, dann ist es kein Problem, die Atemkraft (hauptsächlich vermittelt durch das Zwerchfell) zu erhöhen und damit die benötigte Luft in die Lunge zu pressen.

Das Blöde ist aber: Mit dem Einatmen funktioniert das ganz gut. Anders verhält es sich beim Ausatemvorgang – der ist passiv. Die Luft kann die Lunge also nur sehr langsam und in geringer Menge verlassen. Die Folge: Es strömt kontinuierlich mehr Luft in die Lunge, als wieder rauskommt, und überbläht das Organ. Das erschwert den Sauerstoffaustausch massiv. Zum Glück, und das ist der große Unterschied zur Volkskrankheit »Raucherasthma«, ist das alles schnell und gut umkehrbar – und zwar mit einer effektiven Therapie.

Weil das alles ziemlich kompliziert ist, fassen wir also noch mal zusammen: Drei Faktoren führen bei Asthma zu schwerer Atemnot. Zum einen ziehen sich die kleinen Atemwege zusammen, zum anderen füllen sie sich mit zähem Schleim. Außerdem schwillt das gesamte Lungengewebe an.

In der Praxis hat das zur Folge, dass die Betroffenen ganz plötzlich furchtbare Atemnot entwickeln, die beim Ausatmen sogar noch schlimmer ist. Patienten haben das Gefühl, die Luft nicht rauszubekommen – was ja auch stimmt. Meist kann man die durch die winzigen Luftwege strömende Luft sogar von außen hören. Jedes Mal, wenn der Patient ausatmet, klingt es wie ein Pfeifen.

WAS SIE ALS ERSTHELFER TUN KÖNNEN …

Patienten, die gerade einen Asthmaanfall erleben, wirken auf Außenstehende schwer krank. Sie können schließlich kaum atmen. Die Betroffenen haben oft das Gefühl, ersticken zu müssen, beginnen dann zu hyperventilieren, was den Vorgang des Überblähens noch verschlimmert. Daraus folgt der erste und wichtigste Tipp: Bleiben Sie ruhig und geben Sie diese Ruhe weiter. Meist wissen Erkrankte mit dem Problem umzugehen. Wenn Sie Glück haben, dann ist sogar ein Notfallspray (wir kommen gleich noch darauf zurück) griffbereit.

Leiten Sie den Patienten an, eine aufrechte Position einzunehmen, da diese meist ein paar Beschwerden lindern kann.

Dass Sie so schnell wie möglich den Notruf wählen, um professionelle Hilfe zu organisieren, sollte klar sein. Eine weitere ziemlich gute Hilfe ist die sogenannte Lippenbremse. Dabei fordern Sie den Patienten auf, gegen die geschlossenen Lippen auszuatmen und dabei »Pffffffff« zu machen. Das erhöht den Widerstand und damit den Druck im Lungensystem. Die Atemwege erweitern sich. Die Lippenbremse kann eine große Hilfe sein, wenn sonst keine Alternativen greifbar sind.

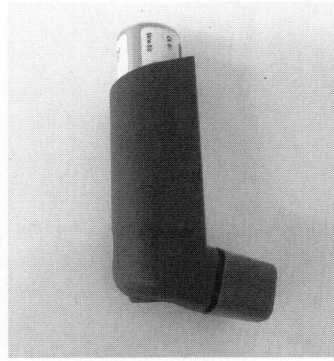

Medikamentenvernebler

Viele Patienten führen, wie schon erwähnt, ihr eigenes Asthmaspray mit sich. Meist handelt es sich um einen Inhalator, in dem sich ein Medikament mit dem Namen Salbutamol befindet.

Der Inhalator wird an den Mund gehalten, und einen tiefen Atemzug später hat sich das Medikament, zerstäubt in Tausende und Abertausende kleine Partikel, überall in der Lunge ausgebreitet. Dort dockt es an spezielle Zellrezeptoren an und entspannt die winzigen Muskelstränge, die die Atemwege geschlossen halten.

Steht das Notfallspray bereit, so sollte es dringend angewendet werden. Allein damit kann man einen Anfall unterbrechen.

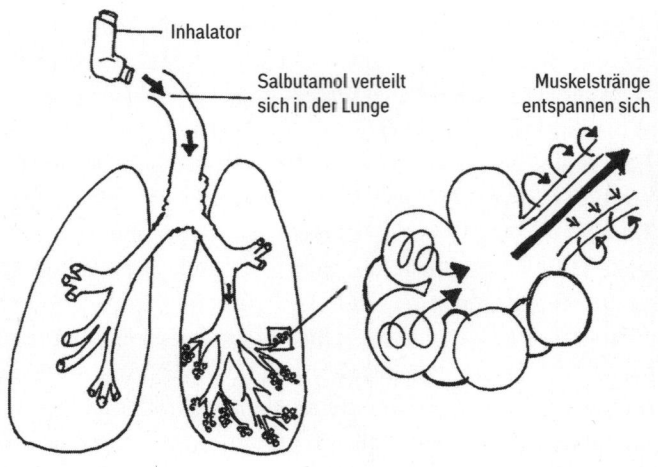

WAS DIE ÄRZTE MACHEN ...

Auch der Rettungsdienst behandelt als Allererstes mit Salbuta-mol. Allerdings verabreichen die Profis das Medikament über eine Maske, die die Lungen gleichzeitig mit Sauerstoff flutet. Dadurch werden zwei Fliegen mit einer Klappe geschlagen. Hinzu kommt, dass noch andere Medikamente zur Verfügung stehen. Diese sorgen dafür, dass die Flüssigkeit aus den Lungen (das Ödem) entweichen kann.

In den meisten Fällen bekommen die Rettungskräfte den Anfall so schon vor Ort unter Kontrolle. Leider nicht immer. Denn manchmal ist die Verkrampfung der kleinen Muskeln so hartnäckig, dass sie sich trotz aller Medikamente nicht lösen lässt. In diesem Fall müssen schwerere Geschütze aufgefahren werden. Mithilfe bestimmter Narkosemittel, die jedoch viel höher dosiert werden müssen als normal, kann auch ein sogenannter Status asthmaticus, also ein konventionell nicht behandelbarer Asthmaanfall, beendet werden. Dumm nur, dass die Patienten in der Folge das Atmen aufgeben. Also kommt der Tubus, jener Plastikschlauch, der in die Luftröhre eingeführt wird und die Atemfunktion für den Patienten übernimmt. Das Praktische im Falle des Asthmas ist, dass der Überdruck, der durch die Beatmungsmaschine aufgebaut wird, den angenehmen Effekt hat, die kleinen Luftwege richtig aufzublähen. Das Ganze funktioniert so: Ein hoher Atemwegsdruck beim Einatmen ist ja kein Problem, den kann der Mensch auch selbst aufbringen, wie Sie gerade gelesen haben. Allerdings verlässt das Beatmungsgerät selbst beim Ausatmen nicht den positiven Druckbereich. Das mag etwas kompliziert klingen, hat aber zur Folge, dass die Atemwege nicht mehr kollabieren können und so eine vernünftige Ventilation gewährleistet werden kann.

Ist der Asthmaanfall vorbei, gilt es, falls das noch nicht geschehen ist, im Krankenhaus oder auch beim niedergelassenen Pneumologen die Trigger, also diejenigen Auslöser zu identifizieren, die für das Problem verantwortlich sind. Und dann geht's an die Langzeittherapie. Die ist sehr wichtig und sollte konsequent eingehalten werden. Dafür ist meist die regelmäßige Anwendung von Sprays notwendig, die die kleinen Muskeln entspannt halten und so einem Asthmaanfall vorbeugen. Und kommt er dann doch, hervorgerufen durch was auch immer, dann gibt es immer noch das persönliche Notfallspray, sodass der Notarzt hoffentlich nicht mehr so schnell gebraucht wird.

HYPERVENTILATION

Zu viel Luft ist auch nicht gut

»Der hyperventiliert doch!«, »Hyperventilier jetzt mal nicht!« oder »Ich fang gleich an zu hyperventilieren!«

Solche oder ähnliche Aussagen wollen eigentlich nur ausdrücken, dass irgendetwas uns auf die Palme bringt. Dass sich hinter der Hyperventilation aber ein ernst zu nehmendes Krankheitsbild versteckt, das nicht unbedingt etwas mit einem psychischen Erregungszustand zu tun hat, das wissen wohl die wenigsten. Denn tatsächlich passiert während einer Hyperventilation richtig was in unserem Körper. Sogar die Zusammensetzung der Salze im Blut verändert sich, was zum Teil sehr ernste Folgen für den Patienten hat, die wirklich große Angst machen können und dann natürlich in einen Teufelskreis münden, aus dem der Betroffene überhaupt nicht mehr selbstständig herauskommt.

Was ist nun eigentlich eine Hyperventilation? Wie würden Sie sich das vorstellen?

Okay, jemand atmet schnell. Das legt zumindest das Wort nahe. Aber wieso soll das denn schlecht sein? Sauerstoff aufzunehmen ist doch immer gut, oder?

Das Interessante ist, dass es bei der Hyperventilation gar nicht um Sauerstoff geht, sondern um ein ganz anderes Gas.

Nehmen wir uns den Atemvorgang doch nochmals kurz vor. In der Lunge geht es grundsätzlich darum, sauerstoffarmes Blut aus dem Körper mit dem lebenswichtigen Gas anzureichern. Aber das war ja noch nicht alles. Hinzu kommt nämlich, dass das Abfallprodukt des Stoffwechsels – Kohlendioxid – auch wieder ausgeschieden werden muss. Wir Menschen produzieren also auch eine Menge Treibhausgas. Das Zeug muss so schnell wie möglich raus aus dem Körper, denn es greift grundlegend in die menschliche Biochemie ein. Eine regelhafte Eliminierung über die Lunge ist unumgänglich. Sogar unser Atemzentrum im Hirn, in dem Atemfrequenz, Atemzugvolumen und so weiter gesteuert werden, reagiert viel sensibler auf ein *Zuviel* an Kohlendioxid als ein *Zuwenig* an Sauerstoff. Wir bekommen Atemnot, lange bevor unsere Sauerstoffreserven aufgebraucht sind. Eben weil die Konzentration des Treibhausgases im Körper ansteigt und das Gehirn diese Veränderung im chemischen Gleichgewicht sehr schnell registriert.

Aber Kohlendioxid spielt nicht nur eine wesentliche Rolle in der Atemsteuerung, und es ist mitnichten nur ein Abfallprodukt. Es reguliert essenzielle chemische Vorgänge, die etwas mit dem Säuren-Basen-Haushalt zu tun haben. Vielleicht erinnern Sie sich noch an den Chemieunterricht? Dort hat man irgendwann mal gelernt, dass es Säuren und Basen gibt und dass die sich gegenseitig aufheben. Eine vollkommen neutrale Lösung hat einen pH-Wert von 7. Dieser Wert gibt also an, wie sauer oder wie basisch eine Flüssigkeit ist. Je niedriger der Wert, desto saurer die Flüssigkeit. Unser Blut hat einen Wert von 7,4, ist also leicht basisch. Schwankungen dieses Wertes tolerieren unsere Körperzellen so gut wie gar nicht. Schon bei einem pH von 7,0 ist ein Patient in der Regel (bis auf wenige, wirklich sehr wenige Ausnahmen) mausetot. Den pH aufrechtzuerhalten ist bei den vielen Stoffwechselvorgängen, die sich bei uns abspielen, enorm kompliziert. Im Blut existieren hierfür sogenannte Puffersysteme. Und das nicht nur einfach, sondern mehrfach. Das ist ähnlich wie bei einem Flugzeug, wo, fällt ein System aus, sofort das entsprechende Back-up aktiviert wird.

Ein ganz wichtiger Puffer im Blut ist das Kohlendioxid.

Warum ich Ihnen das alles erzähle? Weil diese wichtigen Funktionen alle gestört werden, wenn ein Mensch anfängt zu hyperventilieren.

Dazu ein Beispiel: Stellen Sie sich eine fiktive Patientin vor: Anna.

Anna hat soeben eine wichtige Klausur in der Uni geschrieben. Es lief, gelinde gesagt, wenig erfolgversprechend. Anna hat es verbockt. Und wie das so ist mit Tagen, an denen alles schiefgeht – unsere Studentin setzt sich ins Auto, übersieht an der nächsten Kreuzung den Fiesta, der von rechts kommt, und, *kabumm*, es kommt, wie es kommen muss.* Das ist zu viel für Anna. Sie ist innerlich dermaßen erregt, dass sie nicht einmal mehr weinen kann. Um den Druck irgendwie rauszukriegen, atmet sie immer schneller – schneller und schneller. Sie hyperventiliert.

Schauen wir doch mal in die verzweifelte Anna hinein. Was passiert da genau – in der Lunge, aber auch im Blut der Studentin?

Die durch psychischen Stress ausgelöste Aktivierung des Atemzentrums führt dazu, dass die Menge der pro Minute zur Verfügung stehenden Frischluft in der Lunge dramatisch erhöht wird. Das hat aber nicht nur zur Folge, dass dem Körper mehr Sauerstoff zur Verfügung steht (was ja per se nichts Schlechtes ist), sondern eben auch, dass viel mehr Kohlendioxid abgeatmet wird, also aus dem Kreislauf verschwindet. Logisch, oder? Atmet der normale Mensch so um die 15 Mal pro Minute, so ist die Menge des abgeatmeten Kohlendioxids genau richtig. Verdoppelt oder verdreifacht sich die Atemfrequenz, dann erhöht sich die Menge des Gases natürlich entsprechend. Es muss aber überhaupt nicht so viel CO_2 aus dem Körper raus. Denn dort wird das Zeug ja auch gebraucht. Und für seine Aufgabe, den pH-Wert auszugleichen, muss die Konzentration des Kohlendioxids in ziemlich engen Grenzen immer die gleiche sein.

Anna verliert durch ihre Hyperventilation also vereinfacht gesagt eine Säure, die das Blut pH-neutral halten soll. Die Konsequenz: Der pH-Wert des Blutes steigt. Und das führt dazu, dass bestimmte Stoffwechselreaktionen nicht mehr richtig ablaufen können. Man

---

*   *Das Ganze ist übrigens überhaupt nicht geschlechterspezifisch. Ich habe auch schon (junge) Männer erlebt, bei denen die Flucht einer Weidekuh (!) zu einem ernsthaften psychischen Ausnahmezustand geführt hat.*

nennt diesen Zustand Alkalose. Das kommt von alkalisch und bedeutet, dass eine Lösung (in diesem Fall das Blut) basisch wird, der pH-Wert also über 7,4 steigt. Kompliziert, was? Da atmet man ein bisschen zu schnell, und schon läuft die Blutchemie Amok. Leider kann ich Ihnen dieses zugegebenermaßen etwas trockene Wissen über das Säure-Basen-Gleichgewicht des Blutes nicht ersparen, denn es übt einen direkten Einfluss auf die seltsamen Symptome aus, die unsere Anna gleich verspüren wird.

Zäumen wir das Pferdchen doch mal von hinten auf! Welche Symptome hat Anna eigentlich? Zuerst beginnen ihre Hände zu kribbeln. Es fühlt sich an, als stächen tausend Nadeln auf Hände und Arme, dann auch auf die Füße und Beine ein. Irgendwann wird Anna die Kontrolle über einen Teil ihrer Muskeln verlieren. Die Hände ziehen sich zusammen, sodass es aussieht, als wären es lediglich Hundepfoten.

Deshalb heißt dieses Symptom in der Fachsprache auch *Pfötchenstellung*. Verständlicherweise tragen diese Beschwerden nicht unbedingt zur Beruhigung unserer Patientin bei, und die Hyperventilation wird schlimmer. So lange, bis sich der Patient in einer fast vollständigen spastischen Lähmung befindet.[*] Und alles nur, weil man falsch atmet. Wie kommt denn das?, werden Sie zu Recht wissen wollen.

Zur Beantwortung dieser Frage brauchen wir das Wissen über den Säuren-Basen-Haushalt.

Denn der Körper versucht alles, um im chemischen Gleichgewicht zu bleiben, ein zu starker Anstieg des pH-Wertes würde den sicheren Tod bedeuten. Deshalb wird nun auf ein zweite Puffersystem zugegriffen. Dabei handelt es sich um bestimmte

---

[*] *Es gibt zwei Arten von Lähmung: Die spastische und die paralytische. Im ersten Fall verkrampfen sich die Muskeln so sehr, dass der Betroffene sie nicht mehr für sich nutzen kann. Die Patienten haben meist angezogene Ellenbogen und Hände. Bei paralytischen Lähmungen hängen die Extremitäten schlapp herunter, weil die Muskeln keinen Tonus mehr aufbauen können.*

Blutproteine, die Wasserstoff-Ionen binden. Diese Teilchen sind die eigentliche Säure, also das, was die Eigenschaften von sauren Flüssigkeiten ausmacht. Vereinfacht gesagt ist das so: Enthält eine Flüssigkeit eine relativ hohe Anzahl von Wasserstoff-Ionen ($H+$), dann wird sie saurer. Weil durch die Hyperventilation das Kohlendioxid den Körper verlässt, müssen die Wasserstoff-Teilchen nun von den Blutproteinen gelöst werden, um Säure nachzuschießen. Das ist essenziell, sonst droht der unmittelbare Tod. Dumm nur, dass jetzt die Fangarme am Protein frei geworden sind. Das lassen die nicht so einfach auf sich sitzen, schließlich sind sie bestrebt, irgendetwas zu binden. Und da muss nun der nächstbeste Stoff herhalten, der frisch und frei im Blut rumschwimmt: das Kalzium. Denn zufälligerweise passt das perfekt an die Fangarme der Blutproteine. Im Grunde sehr praktisch.

Allerdings schädigt ein akuter Mangel an freiem Kalzium im Blut die Nerven und führt zu den Symptomen, die wir oben besprochen haben.

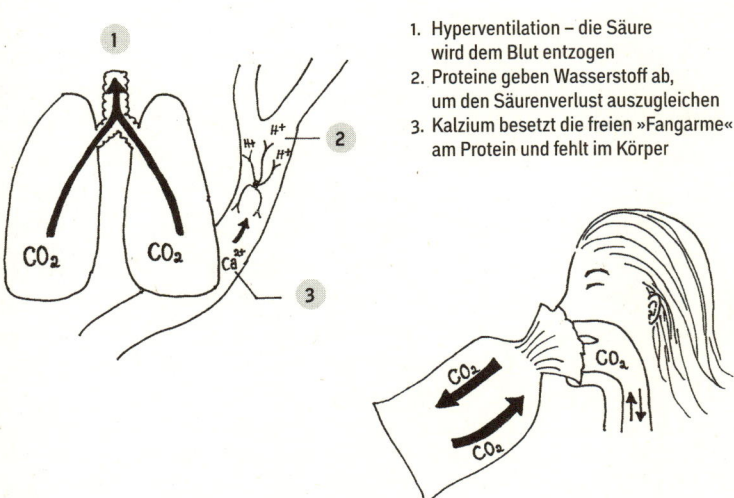

1. Hyperventilation – die Säure wird dem Blut entzogen
2. Proteine geben Wasserstoff ab, um den Säurenverlust auszugleichen
3. Kalzium besetzt die freien »Fangarme« am Protein und fehlt im Körper

Diese ganze Geschichte mit der spastischen Lähmung, der Pfötchenstellung und so weiter ist also eigentlich ein Symptom der Hypokalzämie (also zu wenig freies Kalzium). Okay, das ist jetzt schon ziemlich kompliziert, ich gebe es zu. Dabei ist das Prinzip eigentlich recht simpel: Durch zu schnelles Atmen wird von einem Stoff mehr ausgeschieden, als durch den Körper zu kompensieren ist, und das macht krank.

Stellt sich nur die Frage, wieso es überhaupt zur Hyperventilation kommt. Die überwiegende Mehrzahl der hyperventilierenden Patienten erleidet diese tatsächlich als Reaktion auf ein psychisches Trauma. Dabei muss einem das nicht einmal unbedingt bewusst sein. Viele meiner Patienten sagen erst, dass sie in dem Moment des »Anfalls« gar nichts geärgert hat. Bohrt man dann aber nach, so findet man oft sehr belastende Situationen in der Geschichte des Betroffenen. Das kann sich aufbauen, und irgendwann läuft das Fass halt über, und eine den Umständen augenscheinlich nicht ganz angemessene Reaktion ist die Folge.

Aber es gibt auch andere Auslöser. So können Schlaganfall, Hirnblutung oder metabolische Erkrankungen zur Hyperventilation führen. Und dann gibt es da noch die sekundäre Hyperventilation. Die setzt ein, wenn der Körper aufgrund irgendeines krankhaften Vorgangs übersäuert.[*] Das kann ganz unterschiedliche Gründe haben. Ein Nierenschaden, eine Vergiftung, aber auch ein Darminfarkt und viele andere sehr gefährliche Situationen können zu einem Krankheitsbild mit dem Namen *Metabolische Azidose* führen. Durch die vermehrte Ansammlung von Säure im Blut wird das Atemzentrum aktiviert. Dadurch wird, wie gerade beschrieben, wegen der einsetzenden Hyperventilation, die überschüssige Säure

---

[*] *Ich meine hier nicht die Art von Übersäuerung, der man durch eine angemessene Ernährung und den Verzicht auf Umweltgifte aus dem Weg zu gehen versucht. Die ist im Blut-pH eigentlich nicht nachweisbar. Mit einer echten, realen Übersäuerung ist hingegen nicht zu spaßen.*

abgeatmet. Diese Art der Hyperventilation führt demnach nicht zu Beschwerden, weil sie den pH-Wert im Blut wieder in normale Bereiche bringt und ihn nicht aus einem normalen Bereich herauszwingt.

Vermutlich dachten Sie, dass ein so einfach klingendes Thema wie die Hyperventilation wesentlich leichter zu erklären ist. Leider ist das Gegenteil der Fall, will man die Angst einflößenden Beschwerden der Patienten wenigstens halbwegs verstehen, aber auch wieso sich diese so einfach und unkompliziert binnen weniger Minuten buchstäblich in Luft auflösen können.

Fassen wir also noch einmal zusammen: Bei der Hyperventilation kommt es aus verschiedenen Gründen zu einer beschleunigten Atmung, was dazu führt, dass vermehrt Kohlendioxid ausgeschieden wird. Das nun fehlende Kohlendioxid reißt eine Lücke in den Säure-Basen-Haushalt des Körpers. Weil die Zellen nur in ganz engen pH-Wert-Grenzen funktionieren, muss das Blut gegensteuern und einen Back-up-Mechanismus aktivieren. Dabei werden Wasserstoff-Ionen von Proteinen gelöst, die ihrerseits eine Art »Tribut« dafür fordern. Den zahlt der Körper in Form von Kalzium-Ionen, die an die freien Bindungsstellen (Fangarme) des Blutproteins andocken. Der dadurch entstehende Mangel an freiem Kalzium im Blut führt zu den Symptomen der Hyperventilation.

WAS SIE ALS ERSTHELFER TUN KÖNNEN ...

Zum Glück ist die Hyperventilation, auch für Sie als Ersthelfer, viel leichter zu erkennen, als zu verstehen. Denn was wir da gerade besprochen haben, war ja nun wirklich harter Tobak. Dass jemand gerade hyperventiliert, ist dagegen ganz einfach zu erkennen. Meist sind die Menschen in Panik und leiden unter dem subjektiven Empfinden, keine Luft zu bekommen. Weil trotzdem genug Sauerstoff ankommt, sind die Patienten weder blau um die Nase (was bei wirklichem Sauerstoffmangel durchaus vorkommt), noch zeigen sie irgendwelche anderen Zeichen der Unterversorgung mit dem lebenswichtigen Gas (wie beispielsweise einen reduzierten Bewusstseinszustand). Außerdem klagen Hyperventilationspatienten oft über ein Kribbeln in Händen und manchmal auch Füßen, das sich, wie wir schon wissen, bis zu einer relativen Bewegungsunfähigkeit weiterentwickeln kann.

Erstes und wichtigstes Gebot bei hyperventilierenden Patienten ist das Talk-Down, also die effektive Beruhigung. Manchmal, speziell wenn die Hyperventilation nicht durch eine andere Erkrankung ausgelöst wurde, sind beruhigende Maßnahmen sogar ausreichend, und der Patient ist danach »geheilt«. Trotzdem sollte der Notruf gewählt werden. Man kann schließlich nicht genau feststellen, ob nicht doch eine ernste Erkrankung hinter dem Symptom steckt.

Früher wurde als Ersthelfermaßnahme die Tütenrückatmung empfohlen. Das sehen die Ärzte heutzutage sehr kritisch. Das Prinzip dahinter ist folgendes: Weil der Patient ja zu viel Kohlendioxid abatmet, soll er das in eine Tüte tun, aus der die Gase nicht entweichen können. Auf diese Weise wird das ausgeatmete Kohlendioxid gleich wieder eingeatmet, was dessen Konzentrationsabfall im Blut abfängt. Das funktioniert auch ganz gut. Der Nachteil ist aber, dass nicht nur mehr Kohlendioxid, sondern auch weni-

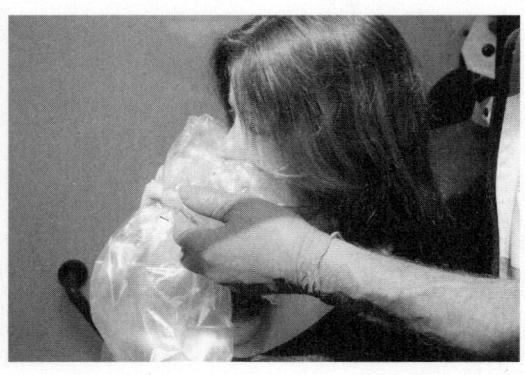

Tütenrückatmung

ger Sauerstoff eingeatmet wird, sodass nach und nach eine kaum kontrollierbare Sauerstoffunterversorgung entsteht. Aus diesem Grund muss man die Empfehlung zur Rückatmung als Maßnahme der ersten Hilfe wirklich sehr kritisch bewerten. Eine effektive Beruhigung des Patienten ist viel mehr wert und absolut ungefährlich!

WAS DIE ÄRZTE MACHEN ...

Für den Notarzt ist es eine Blickdiagnose. Hyperventilierende Patienten erkennt man sofort. Weil oft das subjektive Gefühl der Luftnot besteht (die Patienten begrüßen einen oft mit den Worten: »Oh mein Gott, ich bekomme keine Luft!«), muss erst einmal eine grundsätzliche Erhebung der Vitalparameter durchgeführt werden. Will heißen: Die Sauerstoffsättigung, also der Sättigungsgrad des Blutes (normalerweise 96 bis 100 %), und der Blutdruck werden gemessen. Während letzterer in der Regel etwas erhöht ist (schließlich ist der Patient in Panik), beträgt die Sauerstoffsättigung meist 100 %. Auch der Notarzt wird dann versuchen, den Patienten zu beruhigen, und ihm erklären, dass seine Beschwerden zwar subjektiv schlimm sind, aber auf keinen Fall tödlich. Gelingt das nicht, so greift der Mediziner zur Pille oder zur Spritze. Meist wird ein Beruhigungsmittel verabreicht, das wie gesagt entweder über die Vene (wobei man da den panischen Patienten mit einer Nadel malträtieren muss, was die meisten eher so mittel finden) oder direkt in den Mund gegeben werden kann. Der Clou bei Option Nummer 2: Findige Pharmakologen habe eine Pille entwickelt, die man nicht schlucken muss. Der Arzt legt dem Betroffenen das kleine, ganz leichte Blättchen auf die Zunge, wo es sich sofort auflöst und dann über die Zungenvenen in den Kreislauf gespült wird. Diese Art der Medikamentengabe ist, gerade im Notfall, fantastisch.

Auch wenn sich der Patient beruhigt hat, nehmen ihn die Mediziner trotzdem oft mit in die Klinik. Hier müssen dann die gefährlichen, jedoch eher unwahrscheinlichen Ursachen der Hyperventilation ausgeschlossen werden. Nach ein paar kleinen Tests und einer bestimmten Überwachungszeit kann der Betroffene, so er denn symptomfrei ist, meist wieder nach Hause gehen.

*

Beim nächsten Thema geht es nicht um Chemie. Keine Säuren oder Basen – nur ein winziger Riss. Der kann aber unter bestimmten Umständen binnen Minuten zum Tode führen.

SPANNUNGSPNEUMOTHORAX

Ein kleiner Riss mit tödlichem Ausgang

Um zu verstehen, was sich hinter diesem hochdramatischen und lebensbedrohlichen Notfall verbirgt, müssen wir gleich zu Anfang etwas tiefer in die physikalischen Vorgänge einsteigen, die der Atmung zugrunde liegen. Aber keine Angst – ganz so kompliziert wird es dann auch wieder nicht.

Jeder weiß ja, dass der Atemzyklus aus zwei Teilen besteht – der Ein- und der Ausatmung. Lediglich der Einatemvorgang ist ein aktiver. Wir haben das beim Thema Asthma schon kurz angesprochen. Ziehen sich verschiedene Muskelgruppen, allen voran das Zwerch-

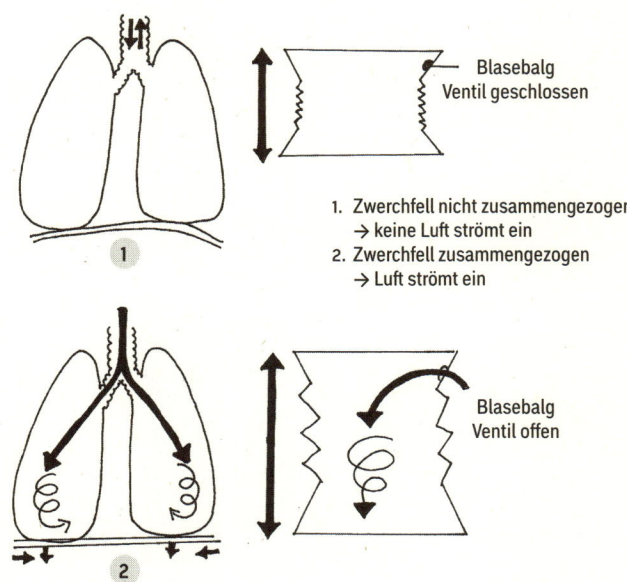

Blasebalg
Ventil geschlossen

1. Zwerchfell nicht zusammengezogen
→ keine Luft strömt ein
2. Zwerchfell zusammengezogen
→ Luft strömt ein

Blasebalg
Ventil offen

fell, zusammen, dann vergrößert sich der Raum, den die Lunge im Brustkorb einnimmt. Das führt zu einem Einströmen von Luft in Luftröhre, Bronchien und letzten Endes in die Lungenbläschen, wo der Gasaustausch stattfindet. Um auszuatmen, muss der Mensch dann lediglich die vorher angespannten Muskeln entspannen, was zum passiven Ausstrom der Luft über den umgekehrten Weg führt – also Lungenbläschen, Bronchien, Luftröhre.

Die alles entscheidende Frage ist nun aber, wieso sich die Lunge beim Einatmen überhaupt ausdehnt. Schließlich ist sie nicht am Brustkorb festgewachsen. Wie kommt es also, dass sich ihr Volumen vergrößert und somit Luft in die Atemwege strömt, wenn sich das Volumen des Brustkorbes vergrößert?

Hierfür hat sich die Natur etwas ziemlich Geniales ausgedacht: das Brustfell (Mediziner sagen Pleura). Diese dünne Membran ist zum einen an der Oberfläche der Lunge festgewachsen und kleidet zum anderen die der Brustwand aus. Zwischen den beiden Schichten der Pleura befindet sich eine winzige Menge Flüssigkeit. Und jetzt denken Sie mal an den Chemieunterricht in der achten Klasse zurück! Damals wurde mit Petrischalen gearbeitet. Der Trick, den eigentlich fast jeder Lehrer vorgeführt hat, ist die Demonstration der sogenannten Kapillarkraft. Diese Kraft wirkt zwischen zwei dünnen Schichten (im Falle der Petrischalen sind die aus Glas), wenn sich zwischen ihnen eine kleine Menge Flüssigkeit befindet.

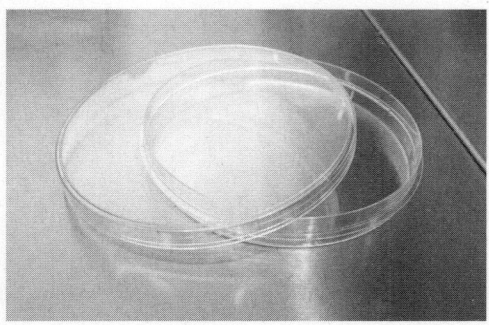

Petrischalen

Nun war es doch tatsächlich möglich, eine Petrischale mithilfe der anderen anzuheben, ohne die zweite zu berühren. Nur aufgrund der durch die Flüssigkeit übertragenen Kapillarkraft.

Genau demselben Prinzip folgt auch die Lunge. Beim Einatmen wird die äußere Rippenfellhaut, die am Brustkorb festgewachsen ist, nach außen gezogen. Zwischen den beiden Häuten befindet sich eine kleine Menge Flüssigkeit. Die Kapillarkraft zieht nun die innere Haut mit, die ihrerseits an der Lunge selbst festgewachsen ist. Das Lungenvolumen vergrößert sich, Luft strömt ein.

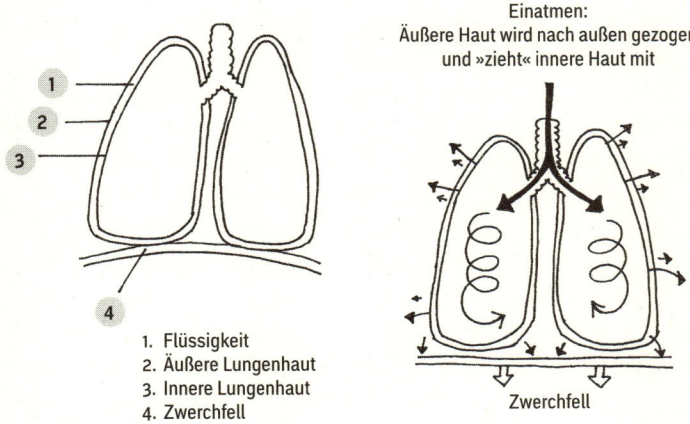

Einatmen:
Äußere Haut wird nach außen gezogen
und »zieht« innere Haut mit

1. Flüssigkeit
2. Äußere Lungenhaut
3. Innere Lungenhaut
4. Zwerchfell

Zwerchfell

Dieses geniale Prinzip kann allerdings auch zum Verhängnis werden. Nämlich dann, wenn aus irgendeinem Grund Luft zwischen die beiden Lungenfellhäutchen dringt. In diesem Fall wird die Kapillarkraft sofort aufgehoben, und der betroffene Lungenbereich kollabiert. Man nennt das Pneumothorax.* Gründe für ein solches

---

* Pneumothorax bedeutet im Grunde nichts anderes als: Luft im Brustraum. Die Bezeichnung mag auf den ersten Blick etwas verwirren, denn wo gehört die Luft denn hin, wenn nicht in den Brustraum. Hier sitzt schließlich die Lunge. Das Wort Pneumothorax beschreibt allerdings das Eindringen von Luft in den Brustraum außerhalb der Lunge. Und da gehört sie ganz und gar nicht hin.

Krankheitsbild gibt es viele. Sie lassen sich ganz grob in drei Gruppen einordnen: in solche, die durch äußere Einflüsse entstanden sind (z.B. ein Messer in der Brust), solche die durch innere Erkrankungen hervorgerufen wurden (z.B. Raucherasthma) und in solche, die durch medizinische Verfahren verursacht wurden (z.B. Operationen oder das Anlegen eines großen Blutkatheters). In meinem Buch *Was uns krank macht – 33 schwere Krankheiten, einfach erklärt* habe ich die Ursachen und die Therapie eines Pneumothorax genauer beschrieben. In diesem Buch wollen wir uns aber mit tödlichen Krankheiten auseinandersetzen – mit Notfällen. Und auch wenn der Pneumothorax unangenehm ist und Anzeichen für eine schwerere Erkrankung sein kann – tödlich ist er nicht. Außer, ja außer es kommen mehrere sehr unschöne Dinge zusammen. Das nennt man dann Spannungspneumothorax.

Stellen Sie sich ein Ventil vor, das Luft nur in eine Richtung durchlässt. Genau das kann auch beim Pneumothorax passieren. Das Lungenhäutchen reißt ein, und durch den Einriss entsteht eine Art Klappe. Beim Einatmen kann nun Luft in den Zwischenraum zwischen den beiden Brustfellschichten (Pleuraspalt) gelangen. Unter normalen Umständen würde die auch wieder entweichen.

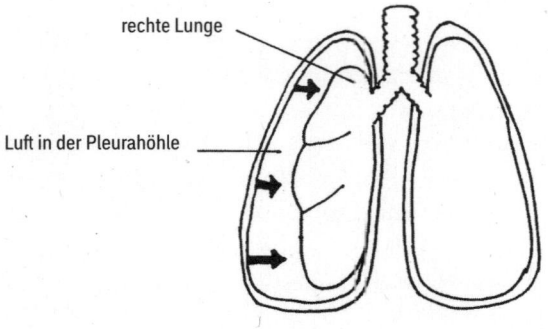

rechte Lunge

Luft in der Pleurahöhle

Die Lunge wäre dann zwar kollabiert, sie würde aber immer noch so weit funktionieren, dass der Gasaustausch möglich ist. Beim Spannungspneumothorax wird der Pleuraspalt mit jedem Atemzug aufgepumpt wie ein Luftballon.

Dadurch füllt sich die betroffene Brustraumseite immer mehr mit Luft. Und weil diese Luft nirgendwohin entweichen kann, baut sich ein enormer Druck auf. Das hat natürlich katastrophale Folgen, denn es wird nicht nur die Lunge komprimiert, sondern auch alle anderen Organe in der betroffenen Brusthälfte – und nach und nach auch in der nicht betroffenen.

Da wären zum einen die beiden großen Hohlvenen (die obere und die untere) und zum anderen natürlich das Herz. Irgendwann (und das passiert schneller, als Sie vielleicht denken mögen) kommt kein Blut mehr im Herzen an, das seinerseits aufgrund der Kompression von außen sowieso kaum noch schlagen kann. Das Ergebnis: Herzstillstand.

Oft wird ein stechender Schmerz als Zeichen des Einreißens des Brustfells wahrgenommen. Verlaufen die Rissränder aber so unglücklich, dass ein Spannungspneumothorax entsteht, so werden die Betroffenen binnen Minuten ohnmächtig und sterben, wenn ihnen nicht schnell geholfen wird.

WAS SIE ALS ERSTHELFER TUN KÖNNEN ...

Die Frage ist einfach zu beantworten: Gegen den Spannungspneumothorax können Sie als Ersthelfer überhaupt nichts tun. Sie können ihn weder feststellen noch therapieren. Man hat mittlerweile herausgefunden, dass ein nicht unwesentlicher Teil der Patienten, die im Zusammenhang mit einem Trauma, wie beispielsweise einem Autounfall, sterben, einen Spannungspneumothorax entwickeln und dem dann erliegen. Es sind also speziell diese Patienten, zu denen Sie als Ersthelfer kommen, bei denen ein solches

Krankheitsbild angenommen werden kann. Aber wie gesagt, der Laie kann die Erkrankung nicht diagnostizieren. Sie können aber trotzdem etwas tun.

Patienten mit Spannungspneumothorax sind in der Regel reanimationspflichtig. Das heißt, sie sind weder bei Bewusstsein, noch atmen sie. Eine Herz-Lungen-Wiederbelebung muss nun durchgeführt werden. Wie die genau funktioniert, dazu kommen wir später noch.

Doch im Gegensatz zu einem Laien können die Ärzte viel tun, um einen Spannungspneu (die Kurzform) zu behandeln. Und das ist oft eine ziemlich spektakuläre Angelegenheit.

WAS DIE ÄRZTE MACHEN ...

Ein Spannungspneumothorax muss umgehend erkannt und entschlossen behandelt werden. Sonst hat der Patient keine Chance. Dabei ist es etwas völlig anderes, ob sich ein normaler Pneumothorax (Luft im Pleuraspalt ohne Ventilmechanismus) vor den Augen des Rettungsteams in einen Spannungspneu verwandelt oder ob der Spannungspneumothorax die Ursache für den Notruf ist. Ist Letzteres der Fall, sieht sich das Team von Anfang an mit einer Reanimationssituation konfrontiert, auf die wir später noch detailliert zu sprechen kommen werden. Und auch in dieser Situation gibt es eine Besonderheit. Früher ging man davon aus, dass Patienten, die im Rahmen eines Traumas einen Herz-Kreislauf-Stillstand erleiden, kaum eine Chance haben, erfolgreich wiederbelebt zu werden, weil vermutlich Blutverlust der Grund für den Stillstand ist und es keinen Sinn macht, ein Herz zu massieren, das kein Blut mehr pumpt, weil keines mehr da ist. Neuerdings herrscht allerdings die Auffassung vor, dass zumindest ein Teil der Trauma-Patienten gar nicht ausblutet, sondern dass es der Spannungspneu ist, der das Herz abdrückt, was infolgedessen nicht mehr schlägt. Das bedeutet, dass der Behandlung eines möglichen Spannungspneus bei Trauma-Opfern eine hohe Priorität eingeräumt wird. Die Lunge muss entlastet werden. Dazu nimmt man zwei große Nadeln und sticht sie mitten zwischen zwei der oberen Rippenpaare. Jetzt kann die Luft nach außen ausweichen, und die Lunge kann sich wieder entfalten, Venen und Herz werden nicht mehr abgedrückt, und das Leben kann in den Patienten zurückkehren.

Allerdings ist das nur eine vorübergehende Maßnahme, eine Notfalldekomprimierung sozusagen. Denn die kleinen Nadeln (eigentlich handelt es sich um Plastikschienchen, wie sie auch beim Venenzugang genutzt werden) verstopfen leicht. Sobald der Patient wieder halbwegs stabil ist, braucht er einen »richtigen« Brustraumschlauch. Dabei wird eine Art Gummischlauch über einen kleinen Einschnitt in der seitlichen Brustwand eingeführt. Erst dann ist die Gefahr vorüber. Wurde der Herz-Kreislauf-Stillstand in der Tat von einem Spannungspneumothorax ausgelöst, so besteht eine reelle Chance, den Herzschlag auf diese Weise wieder zu starten. Sie sehen – es braucht keine umständliche Verschiebung in der menschlichen Biochemie, um einen Menschen von jetzt auf gleich umzubringen, ja der Betroffene muss nicht einmal vorerkrankt sein. Manchmal reicht ein schicksalhafter kleiner Einriss im Lungenfell, und die Katastrophe nimmt ihren Lauf.

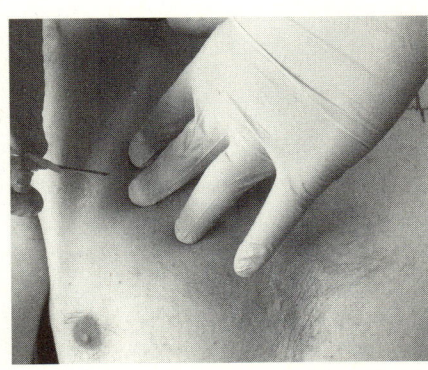

Notfallpunktion eines
Spannungspneumothorax

KOHLENMONOXID-VERGIFTUNG

Die etwas andere Art des Erstickens

Erinnern Sie sich noch an jenen tragischen Tag im Winter 2017? Die Meldung, eine Gruppe Jugendlicher sei in einer Gartenhütte tot aufgefunden worden, schockierte das ganze Land. Was war passiert? Wie konnte es sein, dass sechs Menschen einfach so aus dem Leben schieden. Hätte da nicht jemand etwas merken müssen? Waren vielleicht Drogen im Spiel, oder handelte es sich um einen Gruppensuizid? Solche und noch viele andere Spekulationen füllten die Medien am Tag danach. Doch sie sollten sich alle als falsch erweisen.

Schuld am Tod der Jugendlichen war ein extrem gefährliches und tödliches Gas – Kohlenmonoxid. Geruchlos, wie es ist, bahnt es sich den Weg in den menschlichen Körper und tötet dort still und leise. Die Opfer können nichts dagegen tun. Was also ist dieses Kohlenmonoxid, und wieso ist es so gefährlich?

Eigentlich handelt es sich nur um eine einfache Verbindung aus Kohlenstoff und Sauerstoff, der des Kohlendioxid nicht unähnlich. Und doch kann es so viel Leid anrichten – was an seinen Eigenschaften liegt. Bevor wir dazu kommen, folgen wir dem Gas doch einfach mal von seiner Entstehung bis in die Blutbahn des Menschen.

Kohlenmonoxid wird bei der unvollständigen Verbrennung verschiedener kohlenstoffhaltiger Stoffe gebildet. So laufen besonders die Menschen Gefahr, das Gas einzuatmen, die in Wohnungen mit alten Verbrennungsöfen wohnen. Aber auch Holzkohlegrills und Autoabgase enthalten Kohlenmonoxid. Oft wird das Gas für suizidale Zwecke genutzt. Der traurige Klassiker sind hier Situationen, in denen der lebensüberdrüssige Patient sich einen entzündeten Holzkohlegrill in die Dusche stellt, das Bad abdichtet und wartet.

Irgendwann schläft er ein – und wacht nie wieder auf. Was viele nicht bedenken, ist die enorme Gefahr für die Rettungskräfte, die den Toten irgendwann finden. Denn die sind natürlich nicht immun gegen das Kohlenmonoxid. Es kommt gar nicht so selten vor, dass Rettungsteams Opfer des Gases werden. Meist geht die Sache aber glimpflich aus, weil wir Warnmeldegeräte bei uns tragen, die selbst die kleinste Veränderung der Konzentration des Kohlenmonoxids registrieren und sofort anschlagen.

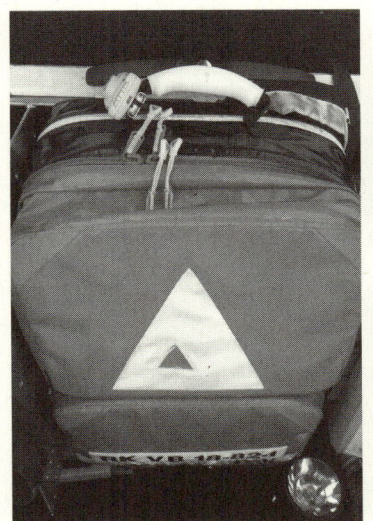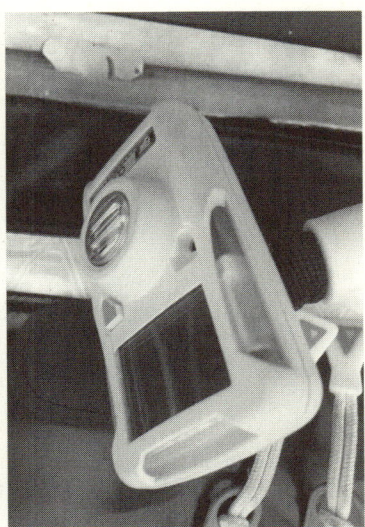

Kohlenmonoxid-Detektor

Ich erinnere mich noch gut an einen Einsatz, bei dem wir wegen eines ganz anderen Problems gerufen worden waren. Es handelte sich um einen Patienten mit Verdacht auf Herzinfarkt. Während wir die Versorgung durchführten, fing plötzlich der CO-Warnmelder an wie verrückt zu piepen. Sofort hielten wir alle die Luft an und öffneten sämtliche Fenster im Haus. Was war geschehen? Wir betraten den Einsatzort über eine Garage, die direkt mit dem

Flur verbunden war. Um unserem Rettungswagen Platz zu machen, fuhr der Ehemann der Patientin sein Auto aus besagter Garage. Wir waren sicher 20, wenn nicht 30 Meter entfernt, und trotzdem meldeten unsere Warnsysteme eine Gefahr. Zum Glück sind diese Geräte also extrem sensibel.

Kommen wir nun zurück zum Weg des Kohlenmonoxids. Nach seiner Entstehung steigt die Konzentration besonders in geschlossenen Räumen schnell an. Weil das Gas farb- und geruchlos ist, gibt es keinerlei Hinweise auf die enorme Gefahr. In der Lunge angekommen, wird Kohlenmonoxid genauso ins Blut aufgenommen wie Sauerstoff, wo es seine tödliche Wirkung entfaltet. Denn einmal im Blut, verbindet sich Kohlenmonoxid mit dem sauerstofftragenden Molekül Hämoglobin (genauer gesagt mit dessen zentralem Eisenatom). Eine der Hauptaufgaben des Blutes ist, wie Sie bereits wissen, der Sauerstofftransport. Und Sauerstoff, das wissen Sie auch, ist ein Gas. Nun lassen sich Gase nur sehr schwer in Flüssigkeiten lösen. Unter normalem Druck perlen sie aus. Dieser Effekt sollte Ihnen bekannt sein, so sie schon einmal eine Coladose kräftig geschüttelt und dann geöffnet haben. Die Menge an Sauerstoff, die gelöst im Blut transportiert werden kann, ist viel zu klein, um den riesigen Sauerstoffhunger aller Körperzellen zu stillen. Deshalb musste die Natur wieder einmal in die Trickkiste greifen. Die Lösung des Problems heißt Hämoglobin. Dabei handelt es sich um ein ziemlich großes Protein, das Sauerstoff sowie Kohlendioxid binden kann. So können die Gase problemlos im Blut transportiert werden. Das Hämoglobin selbst wird in den roten Blutkörperchen gespeichert, deren Aufgabe es ist, viele voll beladene Hämoglobinmoleküle von A nach B zu transportieren. Sie fungieren als eine Art Bus für Sauerstoff und Kohlendioxid. So weit alles in Ordnung. Wäre da nicht das Kohlenmonoxid. Denn das bindet sich ebenso ans Hämoglobin, allerdings ist die Affinität, also der Bindungswille, des CO viel größer als der des Sauerstoffs, der jetzt außen vor bleibt.

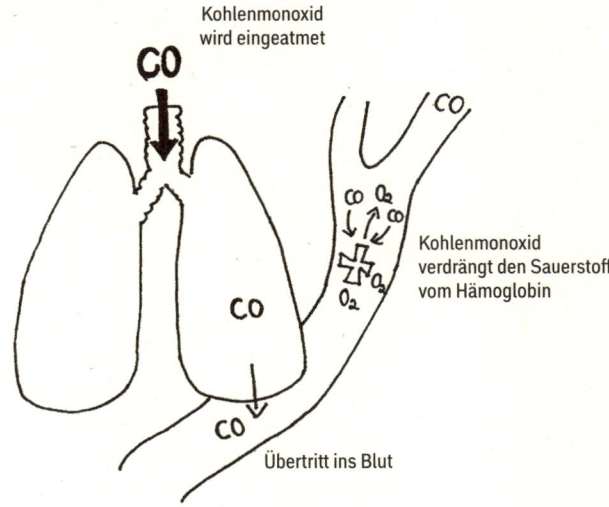

Kohlenmonoxid
wird eingeatmet

CO

Kohlenmonoxid
verdrängt den Sauerstoff
vom Hämoglobin

Übertritt ins Blut

Konkret bedeutet das: Obwohl Sauerstoff im Blut ankommt, kann er nicht transportiert werden. Der Patient erstickt von innen heraus. Obwohl das natürlich furchtbar klingt und ohne Frage auch furchtbar ist, gibt es einen kleinen Punkt, der Angehörigen von Vergiftungsopfern vielleicht ein wenig hilft, über ihre Trauer hinwegzukommen: Der Betroffene spürt gar nichts. Es ist nicht so, wie man sich Ersticken gemeinhin vorstellt. Patienten, die an einer Kohlenmonoxidvergiftung sterben, werden müde, schlafen ein und erleiden nach kurzer Zeit einen Herz-Kreislauf-Stillstand. Je nach Konzentration des Gases können auch nur leichte Symptome auftreten, die nicht unmittelbar zum Tode führen. In so einem Fall empfiehlt es sich allerdings, so schnell wie möglich das Weite zu suchen, um sich der Aussetzung zu entziehen. Schwindel, Übelkeit und Kopfschmerzen können auf eine Kohlenmonoxidvergiftung hindeuten. Ist die Konzentration des tödlichen Gases allerdings hoch genug, so tritt die Bewusstlosigkeit nach nur ein paar Atemzügen und der Tod nach ungefähr drei Minuten ein.

WAS SIE ALS ERSTHELFER TUN KÖNNEN ...

Für Ersthelfer gilt eine simple Regel: RAUS! Halten Sie den Atem an und verlassen Sie den Raum so schnell wie möglich. Sie retten niemanden, wenn Sie selbst bei dem Versuch ums Leben kommen. Aber dazu müssen Sie die Situation natürlich erst einmal richtig einschätzen. Prinzipiell besteht immer dann Gefahr, wenn man einen bewusstlosen Menschen in der Nähe eines Ofens oder Grills oder natürlich in einer Garage im Wagen mit laufendem Motor[*] findet. Meist können Sie in so einem Fall leider nichts mehr für den Verunglückten tun. Der Ersthelfer müsste schon genau den richtigen Moment erwischen, und das wäre schon ein ganz schöner Glücksfall. Wenn Sie sich selbst in Sicherheit gebracht und den Notruf gewählt haben, dann können Sie versuchen (immer unter der Prämisse: Eigensicherheit zuerst!), den abgeschlossenen Raum mit Frischluft zu fluten, sodass die Konzentration des Kohlenmonoxids abnimmt. Wählen Sie den Notruf und warten Sie in sicherer Entfernung ab. Natürlich können Sie nicht genau wissen, ob wirklich Kohlenmonoxid im Spiel ist oder war. Schließlich laufen die wenigsten von uns mit so einem schnittigen CO-Warnmelder herum. Die Auffindesituationen sind aber meist klassisch, sodass auch der Laie schnell eins und eins zusammenzählen kann.

WAS DIE ÄRZTE MACHEN ...

Auch für das Rettungsteam gilt: Eigenschutz ist das A und O. Und leider gilt auch, dass wir meist zu spät kommen. Weil nämlich unfallbedingte Kohlenmonoxidvergiftungen selten geworden sind (der technische Fortschritt macht's möglich), sind die meisten Ein-

---

[*] *Moderne Wagen produzieren fast überhaupt kein Kohlenmonoxid mehr und stoßen es folglich auch nicht aus. Früher war der Freitod in der Garage aber ein trauriger Klassiker.*

sätze, in denen das Gas eine Rolle spielt, suizidbedingt. Und diese Patienten wollen natürlich nicht gefunden werden. Vergegenwärtigt man sich nun, dass bei einer entsprechend hohen Konzentration schon ein paar Atemzüge ausreichen, um einen Menschen zu töten, ist klar, dass wir da meist nichts mehr tun können.

Oft wird eine CO-Vergiftung auch bei Patienten beobachtet, die aus einem brennenden Haus gerettet wurden. In diesem Fall ist die Konzentration nicht immer sofort tödlich, und die Ärzte können helfen. Oberster Grundsatz ist hier: Sauerstoff, Sauerstoff, Sauerstoff. Weil die Bindungstendenz des Kohlenmonoxidmoleküls gegenüber dem Hämoglobin so hoch ist, versucht man auf diese Art und Weise einfach, die Anzahl der zur Verfügung stehenden Sauerstoffmoleküle im Blut so drastisch zu erhöhen, dass sie doch am Hämoglobin andocken. Dafür ist es oft nötig, den Patienten in ein künstliches Koma zu versetzen und ihn zu intubieren. Außerdem müssen bei Brandopfern natürlich auch die Begleitverletzungen (so wie Brandwunden) ordentlich behandelt werden.

In der Klinik können die Ärzte dann den Teil des Hämoglobins, der mit Kohlenmonoxid beladen ist, genau quantifizieren. Übersteigt der einen Grenzwert, so muss der Patient in eine Druckkammer geflogen werden. Sie kennen die Dinger vielleicht vom Tauchen. In einer solchen Überdruckkammer wird nicht nur die Anzahl, sondern auch der Druck der Sauerstoffmoleküle so erhöht, dass sie am Ende das Kohlenmonoxid vom Hämoglobin verdrängen, sodass es abgeatmet werden kann.

Alles in allem ist so ein inneres Ersticken also hochgefährlich, und mit offenem Feuer in geschlossenen Räumen ist wirklich nicht zu spaßen. Denn was sonst passiert, das wurde der Öffentlichkeit in jenem Winter auf traurige Weise vor Augen geführt.

KAPITEL 3

SCHWERE VERLETZUNGEN

WO ROHE KRÄFTE SINNLOS WALTEN

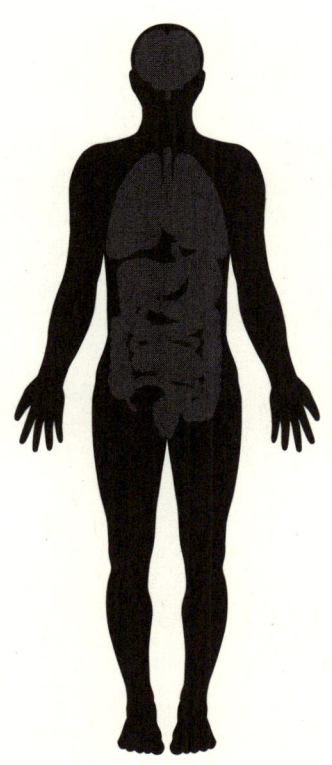

Ein Buch über medizinische Notfälle kommt natürlich keinesfalls ohne ein Kapitel über Verletzungen aus. Obwohl die Anzahl der Verkehrsunfälle und damit einhergehender schwerer Verletzungen in den letzten Jahren stetig abgenommen hat, machen Unfälle jedweder Art immer noch einen erheblichen Anteil der Notrufe aus. Allen gemein ist dabei der Umstand, dass die Mechanismen, die das sensible Gleichgewicht im Körper stören, allesamt von außen auf diesen einwirken. Während ein Herzinfarkt oder ein Schlaganfall, eine Herzrhythmusstörung oder aber ein Krampfanfall von einer Fehlfunktion im Körper selbst verursacht wird, liegt bei Verletzungen immer eine Einwirkung von außen vor. Das macht die Sache nicht unbedingt einfacher. Schließlich kann man sich am Notfallort selten ein Bild vom tatsächlichen Ausmaß des Schadens machen. Wir können ja nicht in den Körper hineinschauen.

Priorität bei der Versorgung (Schwer-)Verletzter hat daher die sichere Rettung aus dem Gefahrenbereich*, wobei darauf geachtet werden muss, den verursachten Schaden nicht noch zu verschlimmern (Beispiel: Halswirbelsäule), sowie die Stabilisierung und der zügige Transport des Opfers. Dabei muss das Rettungsteam genau den Mittelweg zwischen Vor-Ort-Behandlung und einem schnellen Abtransport finden. Denn wenn ein Bauchgefäß blutet, dann bringt eine ausgiebige Stabilisierung nur sehr wenig. Dann braucht der Patient den Mann mit dem Messer …

---

* *Oft wird in diesem Zusammenhang das Wort Bergung benutzt. Das ist im Sprachgebrauch der Feuerwehr und des Rettungsdienstes falsch. Denn wir bergen Leichen. Wir retten Menschen.*

DAS POLYTRAUMA

Alles geht kaputt

Zäumen wir das Pferd also von hinten auf und beginnen mit dem schwersten Verletzungsmuster, dem Polytrauma. Wie der Name schon sagt (»poly« bedeutet übersetzt »viel«), haben wir es hier mit einer ganz üblen Sache zu tun. Bei einem Polytrauma handelt es sich nämlich nicht um eine, sondern um viele Verletzungen am ganzen Körper, wobei eine Verletzung oder die Kombination mehrerer Verletzungen potenziell tödlich ist.

Schwer verständlich? Dann gebe ich Ihnen ein Beispiel: Sie gehen joggen und verstauchen sich den Fuß – Verletzung Nummer eins. Weil Sie im Zusammenhang mit dem für die Verstauchung verantwortlichen Umknicken dummerweise auch noch stolpern, muss auch noch die Kniescheibe dran glauben – Verletzung Nummer zwei. Was für ein Ärger! Das war's jetzt erst einmal mit der Lauferei. Vielleicht müssen Sie sogar ins Krankenhaus, das wird dann erst das Röntgen zeigen. Kein guter Tag für Sie – wegen eines dummen Schrittfehlers gleich zwei Verletzungen. Ärgerlich, aber kein Drama. Kein Polytrauma. Denn weder das Problem mit der Kniescheibe noch das mit dem Sprunggelenk ist wirklich dramatisch, geschweige denn tödlich. Und genau das ist der springende Punkt: Beim Polytrauma sind die Verletzungen so geartet, dass sie Sie unter die Erde bringen.

Wandeln wir die Geschichte doch mal etwas ab. Wieder machen Sie sich auf den Weg zum Joggen. Die Sonne scheint, die Vöglein zwitschern. Ein toller Tag. Sie lauschen Ihrer Lieblingsplaylist und sind so richtig wild auf ein gutes Work-out. Vielleicht ist gerade Frühling, und die Endorphine gehen mit Ihnen durch. Besser kann es eigentlich nicht mehr werden. Verhagelt wird Ihnen das Hochgefühl durch den Kombi, dessen Fahrer beim Links-Abbiegen zwar auf den Gegenverkehr, nicht aber auf die Fußgänger geachtet hat und Sie mit ungefähr 50 Sachen über den Haufen fährt. Das alles geht so schnell, dass Sie gar nicht richtig mitbekommen, was da eigentlich passiert ist. Gerade war noch alles gut, Sie ein Inbegriff von Gesundheit und Vitalität, und jetzt liegen Sie auf der Straße, können sich vor Schmerzen (oder vielleicht auch wegen einer Wirbelsäulenverletzung) kaum bewegen und haben das Gefühl, Ihr ganzes Leben zieht an Ihnen vorbei.

Das ist jetzt ein Polytrauma.

Wir werden später, wenn es um die Erste Hilfe geht, noch einmal zu Ihnen zurückkommen. Im Moment verlassen wir Sie aber und wenden uns einer Frage zu, die einfach zu sein scheint, die aber gar nicht so leicht zu beantworten ist. Wieso kommt es bei bestimmten mechanischen Einwirkungen eigentlich zu so schweren Verletzungen? Bei Knochenbrüchen ist das noch relativ leicht nachvollziehbar. Irgendetwas knallt mit voller Wucht gegen das Schienbein eines Fußballers (meist der Schuh eines anderen) und bricht es ihm. Das ist simple Mechanik, wie bei einem Holzfäller, erklärt aber noch nicht, wie es im Rahmen eines schwerwiegenden Unfallmechanismus zu tödlichen inneren Verletzungen kommt.

Stellen Sie sich vor, ein Mensch fährt mit 150 Kilometern pro Stunde gegen einen Baum. Was geschieht in dem Moment? Zunächst einmal wird das Auto verformt (der Baum interessanterweise oft so gut wie gar nicht), die Airbags gehen auf, die internen Sicherheitssysteme versuchen, Sie als Insassen so gut wie möglich vor dem Aufprall zu schützen. Vielleicht fahren Sie ein supermodernes Auto, das Sie wirklich optimal abfängt. Dann können Verletzungen, die durch die direkte Einwirkung von außen entstehen (also beispielsweise Kopfplatzwunden durch den Aufprall des Kopfes an der Frontscheibe), möglicherweise stark abgemildert werden.

Was aber kein Sicherheitssystem der Welt ganz verhindern kann, ist der folgende Effekt: Während Sie fahren, bewegt sich nicht nur Ihr Auto. Auch Sie düsen logischerweise mit besagten 150 km/h durch die Welt. Und wenn ich *Sie* sage, dann meine ich Ihr Hirn, Ihren Darm, Ihre Gefäße, Ihr Schienbein und alles, was sonst noch so an Ihnen dran ist. Alle Organe bewegen sich in perfekter Harmonie. Und da alle gleich schnell fahren, können wir Menschen uns auf Geschwindigkeiten beschleunigen lassen, die man früher für tödlich hielt (tatsächlich haben die Menschen lange geglaubt, die für den Körper maximal tolerable Geschwindigkeit läge bei um die 30 km/h, witzig, was?). Kommt es jetzt zum Aufprall, so bremst das Auto binnen Bruchteilen von Sekunden auf eine Geschwindigkeit von exakt 0 km/h ab. Das Gleiche tun auch Ihre Knochen, wenn Sie aufprallen, wo auch immer es sie hinschleudert (im Idealfall auf den Airbag).

Ihre Organe bewegen sich aber weiter. Die müssen erst noch gebremst werden. Diesen Job führen wiederum die Knochen aus. Und jetzt ist es vorbei mit der perfekten Harmonie. Denn auch das Hirn wird mit 150 km/h gegen den Schädel geballert, und der Darm und die Gefäße und das Rückenmark und so weiter und so fort. Obwohl auch der Körper über Schutzmechanismen verfügt, die Schläge abfangen können, kann es in diesem Zusammenhang eben passieren, dass irgendwo etwas kaputtgeht oder abreißt. Besonders häufig trifft es beispielsweise die sogenannten Präsakralvenen, ein dichtes Venengeflecht, das an unserem Kreuzbein anliegt. Blutungen aus diesen Gefäßen sind kaum zu stillen.

Durch das abrupte und völlig chaotische Abbremsen der verschiedenen Organe kann also so ziemlich alles kaputtgehen, was wir mit uns rumschleppen. Das macht das Polytrauma so gefährlich. Denn von außen sieht man nicht, wie es innen aussieht. Airbags und andere Abfederungssysteme mögen äußerlich sichtbare Verletzungen verhindert haben. Aber was ist mit den Organen? Wie haben die auf den Aufprall reagiert? Aus diesem Grund gehen Mediziner und Retter allein aufgrund bestimmter Unfallmechanismen auch bei augenscheinlich völlig gesunden Patienten von einem Polytrauma aus. Und derlei Mechanismen gibt es einige.

So werden Patienten, die aus größerer Höhe (da zählen schon um die 2 Meter, weil man ja die Körperhöhe noch mit dazurechnen muss) gestürzt sind, einen Verkehrsunfall bei höherer Geschwindigkeit erlitten haben, oder auch angefahrene Fußgänger oder Radfahrer prinzipiell als mögliche Polytraumapatienten behandelt. Lieber einmal zu viel nachgeschaut als einmal zu wenig, oder? Aber natürlich gibt es auch diejenigen, bei denen der Mechanismus eine untergeordnete Rolle spielt, weil das Verletzungsmuster einfach eindeutig auf ein Polytrauma schließen lässt. Solche Patienten können an jeder erdenklichen Körperstelle schwere und schwerste Verletzungen haben, die adäquat zu versorgen eine große Herausforderung darstellt.

WAS SIE ALS ERSTHELFER TUN KÖNNEN ...

Zurück zu Ihnen, wie Sie da auf der Straße liegen, just von einem unachtsamen Kfz-Führer über den Haufen gefahren, und hoffen, dass bald Hilfe kommt. Was sollte der Ersthelfer jetzt tun? Das ist gar nicht so leicht zu beantworten, denn besonders der Laie weiß ja nicht, was alles kaputtgegangen ist. Was, wenn die Halswirbelsäule angeknackst wurde und jede Bewegung zum Querschnitt führen könnte? Was, wenn Sie solche Schmerzen haben, dass der Ersthelfer erst recht Panik bekommt? Ich will versuchen, Ihnen einen kleinen Überblick über die angebrachte Verhaltensweise an einem solchen Unfallort zu geben.

Als Erstes gilt hier wieder besonders: Schützen Sie sich selbst. Seien Sie sich im Klaren darüber, dass es manchmal nicht nur einen Verunfallten gibt, sondern Sie auch zum Opfer werden könnten. Stürmen Sie also nicht einfach wie ein Wilder aus dem Auto, getrieben von dem unbedingten Wunsch zu helfen, um dann vom nächsten Lkw überfahren zu werden! Achten Sie auf den Eigenschutz, und sichern Sie mittels Ihres Warndreiecks den Unfallort ab.

Während Sie das tun, macht es durchaus Sinn, das Handy aus der Tasche zu holen und Hilfe zu rufen. Der Disponent am anderen Ende der Leitung wird jetzt von Ihnen wissen wollen, wo Sie sich befinden. Das ist nicht immer einfach. Gerade auf dem Weg in den Urlaub oder auf Geschäftsreise sagt einem heutzutage das Navi, wann man wo abbiegen muss. Eine differenzierte Orientierung auf der Reiseroute fehlt meist. Trotzdem muss es schnell gehen. Sie können nun zwei Dinge tun: Entweder Sie geben die aktuellen Standortkoordinaten durch, wie sie im Navi oder im Handy abzurufen sind. Hat sich der Unfall auf der Autobahn ereignet, dann können Sie die Kilometerangaben nutzen, die alle 500 Meter rechts am Fahrbahnrand angezeigt sind. Zuvor muss der Disponent noch wissen, auf welcher Autobahn Sie sich befinden und in welcher Richtung Sie fahren. Alternativ können Sie selbstredend auch Landmarken wie Raststätten und Ähnliches nutzen. Und dann gilt es natürlich so genau wie möglich zu beschreiben, was passiert ist und besonders wie viele Verletzte zu beklagen sind (oder zumindest ungefähr). Was Sie als Ersthelfer tun können, bis die Rettungskräfte eintreffen, hängt sehr von Ihrer persönlichen Schmerzgrenze ab. Denn oft gehen solche Unfälle mit viel Blut einher, und da brauchen wir uns nichts vorzumachen; die wenigsten Ersthelfer können das ohne Weiteres ertragen. Eines ist aber sehr wichtig:

Gaffen Sie nicht!

Denn zum einen ist das natürlich extrem respektlos den Opfern gegenüber, zum anderen behindert es potenzielle Helfer.

Sollte das Unfallopfer eingeklemmt sein, dann befreien Sie es nicht! Das kann viel mehr beschädigen, als es hilft. Selbst wir Profihelfer nehmen uns für eine Rettung eingeklemmter Personen viel Zeit, um möglichst schonend vorzugehen. Das gilt selbstverständlich nicht, wenn sich der Patient noch in Gefahr befindet, also etwa wenn das Auto brennt.

Ist der Verunfallte ansprechbar, dann beruhigen Sie ihn und halten Sie wenn möglich seinen Kopf fest. Denn der Schutz der

Halswirbelsäule ist von enormer Bedeutung. Hier kann sich das Schicksal des Patienten auf dramatische Weise entscheiden. Bei bewusstlosen Verunfallten gilt das Gleiche wie bei allen nicht ansprechbaren Patienten. Bei vorhandener Atmung: stabile Seitenlage, bei fehlender Atmung: Reanimation. Wir werden später noch darauf zurückkommen. Das ist tatsächlich alles ganz schön kompliziert und in dem Moment, in dem man reagieren muss, schwer abzurufen – besonders für Menschen, die den Anblick von Schwerverletzten nicht gewohnt sind. Merken Sie sich deshalb einfach folgende fünf Regeln:

- auf Eigenschutz achten
- den Patienten, wenn möglich, aus ernsthafter Gefahr (Feuer) retten, ansonsten nicht bewegen
- bei wachem Patienten beruhigen und Kopf stützen
- bei bewusstlosem Patienten mit Atmung stabile Seitenlage[*]
- bei bewusstlosem Patienten ohne Atmung Herz-Lungen-Wiederbelebung

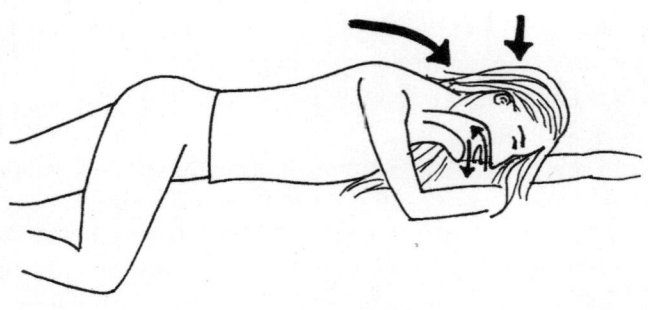

---

[*] *Die stabile Seitenlage soll verhindern, dass der Patient, der unter Umständen keine Schutzreflexe mehr hat, an seiner eigenen Zunge oder an Erbrochenem erstickt. Diese Gefahr rührt daher, dass die Mundöffnung tiefer liegt als der Schlund. Die Zunge und zum Beispiel der Mageninhalt folgen der Schwerkraft – aus dem Körper des Verunfallten heraus.*

WAS DIE ÄRZTE MACHEN ...

Und nun hören Sie nach endloser Warterei (die einem gerade als Ersthelfer in einer solch katastrophalen Ausnahmesituation wirklich vorkommt wie ein ewig andauerndes Martyrium) das erlösende Tatütata des Rettungswagens. Die Maßnahmen, die nun von den Profis ergriffen werden, sind komplex und zielen darauf, jede mögliche Gefahr vom Patienten abzuwenden. Dabei wird der Verunfallte, nach kurzer Sichtung des Notfallortes, bei der wir uns immer ein Bild von der Anzahl der Verletzten und von der Schwere der einzelnen Verletzungen machen[*], nach einem ganz bestimmten, vorher festgelegten Schema untersucht. Früher sprach man hier vom sogenannten ABCDE-Schema. Das wurde aber mittlerweile vom CABDE-Schema abgelöst.

Das Problem bei einem Schwerverletzten ist folgendes: Eigentlich müsste man alles gleichzeitig machen. Dort blutet eine Wunde stark, an einer anderen Stelle ist vielleicht ein Knochen gebrochen, der Schädel sieht auch nicht gerade gut aus, und zu allem Überfluss steht der Mund voll mit Erbrochenem. Wenn der Patient dann noch eingeklemmt ist und nicht auf Ansprache reagiert, dann ist die Katastrophe perfekt. Und trotzdem muss das Team strukturiert und vor allen Dingen ruhig vorgehen. Wie machen wir das also? Hier kommt ebenjenes CABDE-Schema ins Spiel. Dabei wird der Notfallpatient innerhalb kürzester Zeit nach folgenden Kriterien beurteilt:

C – Circulation (zu Deutsch Kreislauf): Das Rettungsteam sucht nach aktiven Blutungen, die, wenn sie nicht unterbunden werden, schnell zum Verbluten führen können, und stoppt sie konsequenterweise. Außerdem wird der Puls gefühlt und im Verlauf der Blut-

---

[*] *Im Zweifel werden sofort Rettungskräfte nachalarmiert. Ist die Feuerwehr noch nicht auf der Anfahrt, dann wird diese ebenso gerufen. Speziell bei eingeklemmten Personen ist die schnelle Hilfe der technischen Profis von essenzieller Bedeutung.*

druck gemessen, um eine grobe Einschätzung vom Zustand des Kreislaufs vornehmen zu können.

A – Airway (zu Deutsch Atemwege): Die Atmung gehört zu den wichtigsten Vitalfunktionen. So schnell wie möglich überprüft man, ob die Atemwege frei sind, also ob der Patient atmen kann. Sind sie blockiert, müssen die Retter umgehend handeln. Manchmal reicht es hier schon, den Kiefer etwas anzuheben (Esmarch-Handgriff), um die Zunge vom Schlund zu lösen. Steht der Rachen voll mit Blut oder Erbrochenem, so muss umgehend abgesaugt werden.

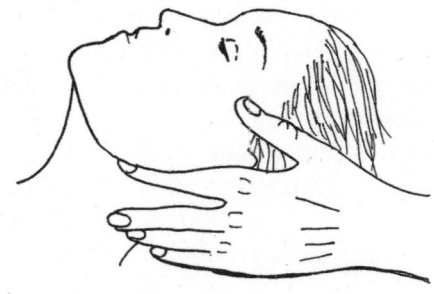

B – Breathing (zu Deutsch Atmung): Ein freier Atemweg reicht nicht. Der Patient muss auch atmen. Das wird schnellstens kontrolliert, indem man die Brust abhört. Gibt es keine Atemgeräusche, dann muss umgehend mittels eines Beatmungsbeutels Sauerstoff in die Lungen des Verunglückten gepumpt werden. Auch eine Intubation kommt natürlich in Betracht.

D – Disability (zu Deutsch neurologische Fehlfunktionen): Kann der Patient alle vier Extremitäten bewegen, liegt also ein Querschnitt vor oder nicht? Diese und andere Fragen werden mit diesem Punkt beantwortet. Auch der Bewusstseinszustand muss beurteilt werden, da er Hinweise auf eine Verletzung im Hirn geben kann.

E – Exposure (zu Deutsch weitergehende Untersuchung): Jetzt wird der ganze Körper nochmals nach weiteren (nicht lebensbedrohlichen) Verletzungen abgesucht. Man nennt diese schnelle orientierende Untersuchung Body Check. Dabei wird von Kopf bis Fuß nach offensichtlichen Problemen wie Rippen-, Becken-, oder Extremitätenbrüchen gesucht. Auch der Bauch wird abgetastet und nach Anzeichen für eine innere Blutung untersucht (die leider nicht immer gleich offensichtlich ist).

Sie sehen, wie viel in kürzester Zeit geklärt und auch sofort behandelt werden muss. Nur so können diese Patienten optimal versorgt werden. Das war übrigens nicht immer so. Dieses hochstrukturierte und professionelle Bewertungs- und Behandlungssystem ist relativ neu und wurde von einem Amerikaner begründet, den man nach einem Flugzeugabsturz (!), na ja, sagen wir mal suboptimal in einer Art Besenkammer (dem damaligen Schockraum) im Aufnahmebereich einer kleinen Klinik versorgte. Dieser Mann hatte dann die Idee, die Rettung Schwerverletzter zu professionalisieren, was sich im Nachhinein als ziemlich guter Einfall erweisen sollte.

Nachdem das Rettungsteam den Verunglückten stabilisiert und die gefährlichsten Verletzungen behandelt hat, gilt es nun eine geeignete Zielklinik zu finden. Abhängig vom Verletzungsmuster und der Dringlichkeit einer sofortigen Intervention wird sich der Notarzt entweder für ein großes Krankenhaus mit maximaler Versorgungsbreite (wohin der Patient manchmal mit einem Hubschrauber geflogen werden muss) oder für die nächste Klinik entscheiden, in der ein Chirurg verfügbar ist.

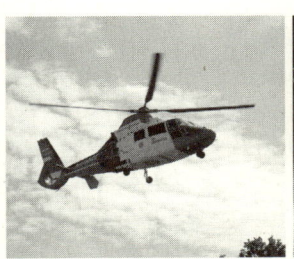 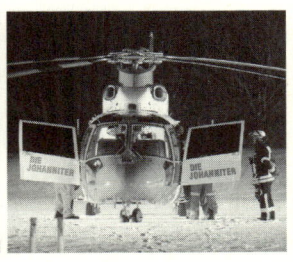

Rettungs-
hubschrauber
(Fotos: Phillip Weitzel)

Hirn- und Rückenverletzungen müssen schnell behandelt werden – sie führen aber meist nicht binnen Minuten zum Tod. Das wiederum ist aber bei großen Blutungen der Fall (insbesondere wenn die Patienten in den Bauchraum bluten). Hier kann nur noch ein Chirurg helfen – und das so schnell wie möglich. Selbst Hirn und Rücken sind in so einer Situation zweitrangig, denn, so schlimm es auch klingt, die Priorität hat nicht das Hirn, sondern das Leben. Also – so schnell wie möglich ab ins nächste Krankenhaus. Und dort geht's dann im Schockraum weiter – jenem sagenumwobenen Zimmer, das in bestimmten Arztserien mindestens einmal pro Folge mit Patienten belegt wird, die sicher nicht dorthin müssten.

Der Schockraum ist ein voll ausgestattetes Intensivzimmer. Dort kann eine Narkose eingeleitet oder eine bereits vom Notarzt eingeleitete Narkose fortgeführt werden, Beatmung, Gefäßzugang (ob Arterie oder Vene), ja sogar bestimmte chirurgische Eingriffe – alles kein Problem. Binnen Minuten wird dort diagnostiziert. Ultraschall und Röntgen stehen sofort zur Verfügung. Das CT, also das Gerät, mit dem man dreidimensionale Bilder des gesamten verunfallten Körpers anfertigen kann, befindet sich meist in einem Nebenraum.

Und dann?

Das kommt ganz darauf an, was bei den Untersuchungen rauskommt. Manche Patienten müssen sofort in den OP, andere können nach ein paar Stunden wieder entlassen werden. Und wieder andere sterben im Verlauf an ihren schweren Verletzungen. Denn das, was dem Körper zusetzt, beschränkt sich nicht ausschließlich auf die primären Verletzungen, also auf Brüche, Quetschungen, Prellungen und Blutungen, sondern geht viel, viel weiter. Durch den Blutverlust kommt es nicht selten zu einem Blutdruckabfall, der wiederum zu einer Minderdurchblutung im Hirn und in anderen Organen führen kann – ein Schock ist die Folge. Auch die Zusammensetzung des Blutes verändert sich, was zu einem Blutsalzungleichgewicht und zu einer Gerinnungsstörung führen kann. Die Temperaturregulation funktioniert nicht mehr richtig, und Verletzungen der Lunge können zu einem Sauerstoffengpass führen. Alle diese Dinge haben das Potenzial, tödlich zu enden. Hinzu kommt, dass die Gefahren eines Aufenthaltes auf der Intensivstation auf den Patienten lauern – Infektionen, Lungenschäden durch die künstliche Beatmung, Nervendegeneration und so weiter und so fort.

Von den Konsequenzen der einzelnen Verletzungen ganz zu schweigen. Da wären Hirnschäden, Querschnittslähmung und lange andauernde Bewegungseinschränkung durch Knochenbrüche, um nur einige zu nennen.

Das alles nur wegen eines kurzen Moments der Unaufmerksamkeit!

Vielleicht denken Sie beim nächsten Mal, wenn Sie während der Fahrt am Handy spielen oder mit unverhältnismäßig hoher Geschwindigkeit unterwegs sind, an dieses Kapitel. Denn es sind nur Bruchteile von Sekunden, die ein Leben für immer verändern oder gar beenden können.

EXPLOSIONS- UND SCHUSSVERLETZUNGEN

Leider keine abstrakte Gefahr mehr

Lange habe ich überlegt, ob ich mich dem Thema der schweren, durch (Kriegs-)Waffen hervorgerufenen Verletzungen überhaupt widmen soll, wurden diese Wunden in meiner Studienzeit (und die ist weiß Gott noch nicht so lange her) doch eher als abstrakt und für uns Ärzte der Ersten Welt als irrelevant erachtet. Aber wir leben in stürmischen Zeiten, in einer durch Klimawandel, Terror und Elend gezeichneten Welt, mit der wir nun irgendwie klarkommen müssen. Natürlich haben wir Europäer noch großes Glück, können wir uns doch seit Jahrzehnten über Frieden und Wohlstand freuen. Aber allein die jüngsten Terroranschläge auf unsere Demokratien haben dazu geführt, dass wir uns zunehmend unsicher fühlen und unsere Sicherheitsorgane (zu denen auch der Rettungsdienst gehört) sich der neuen, alten Gefahr stellen müssen. Und natürlich darf das Thema auch für den medizinischen Laien kein Tabu darstellen. Klar, niemand beschäftigt sich gern mit Krankheit und Tod – und erst recht nicht mit Terror und schlimmen Verletzungen. Aber zumindest in Ansätzen möchte ich Ihnen gern erklären, was bei Explosions- und Schusswunden mit unserem Körper passiert – und wie Sie im Fall der Fälle helfen können.

Beginnen wir also mit den Verletzungen durch Schusswaffen. Die müssen zwar nicht immer im Zusammenhang mit Terrorismus stehen, tun es aber leider ziemlich oft. Aber auch Amokläufe oder »simple« Bandenstreitigkeiten können viele Opfer fordern. Dabei finde ich es faszinierend und furchtbar zugleich, wie viel Unheil so eine kleine Kugel doch anrichten kann. Früher habe ich mich immer gefragt, wie das eigentlich geht. Wieso Menschen, die von einem Projektil getroffen wurden, so schwer verletzt werden und oft sterben. Der Grund ist recht einfach. Natürlich hängt das Verletzungsmuster zum einen von der Größe und Beschaffenheit (Kugel oder Schrot) der Munition ab. Außerdem spielen die Menge der abgefeuerten Kugeln und der Ort des Eintritts in den Körper eine große Rolle. Zusätzlich hängen die erlittenen Verletzungen von der Art der Waffe ab. So unterscheidet man in der Katastrophenmedizin zwischen *low-*, *medium-* und *high-energy-*Waffen (entsprechend Messer, Handfeuerwaffen, automatische Waffen). Es gibt Menschen, die eine Schussverletzung ohne nennenswerte Spätfolgen überleben, die aber sicher tot gewesen wären, hätte die Kugel sie nur ein paar Millimeter weiter links oder rechts getroffen.

Aber welche Wirkung hat ein Projektil nun, wenn es in den Körper eintritt? Vergegenwärtigen wir uns doch nochmals den zentralen Satz der Thermodynamik – Sie werden sich vielleicht aus dem Physikunterricht daran erinnern –, der da lautet: Energie kann nie verloren gehen, sondern nur umgewandelt werden. Genau das passiert nun mit der Kugel. Trifft sie auf der Körperoberfläche auf, so verfügt sie über ziemlich viel Energie. Die kontrollierte Explosion in der Waffe hat das Geschoss richtiggehend aus dem Lauf herausgefeuert und mit Bewegungsenergie aufgeladen. Die wird nun, aufgrund des Widerstandes des menschlichen Körpers, in Verformungs- und Wärmeenergie umgewandelt. Was so nüchtern klingt, bedeutet nichts anders, als dass die Kugel in den Körper eindringt und alles zerfetzt, was sich ihr in den Weg stellt.

Und das ist nicht alles: Durch die frei werdende Energie entstehen nicht nur Verletzungen im direkten Verlauf der Munition. Es bildet sich ein regelrechter Korridor entlang des Einschusskanals. Man nennt dieses Phänomen Kavitation. Die anatomischen Strukturen entlang dieses Korridors sind zwar nicht derselben zerstörerischen Energie ausgesetzt wie die, die direkt von der Kugel zerfetzt werden, können aber doch erhebliche Verletzungen erleiden. Trifft eine Pistolenkugel beispielsweise die Leber, so wird die nicht nur im Verlauf der Kugel zerstört, sondern im gesamten

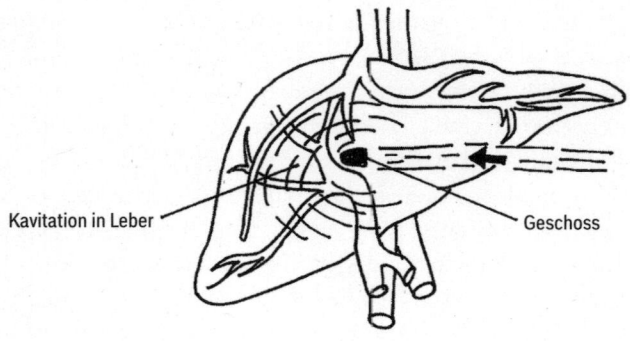

Kavitation in Leber

Geschoss

Kavitationsgebiet. Die Kugel sprengt das Organ und mit ihm die darin befindlichen Blutgefäße einfach weg.

Noch schlimmer trifft es das Gehirn. Ist dieses der Gewalteinwirkung durch eine Schusswaffe ausgesetzt, kommt meist jede Hilfe zu spät. Denn oft haben die Projektile zwar genug Energie, um in den Schädel einzudringen – durch den großen Widerstand des Knochens bleibt aber meist nicht mehr ausreichend Kraft, um die große Schädelhöhle wieder zu verlassen. Das führt dazu, dass die Kugel an der anderen Seite abprallt und so viele Male hin und her wandert, bis sie endlich zum Stillstand kommt. Die Verletzungen im Hirngewebe sind verheerend, und der Betroffene ist meist sofort tot. Aber auch wenn die Kugel den Schädel wieder verlässt, bedeutet das oft das Ende des Opfers. Denn im Hirn wird, anders als bei anderen Organen, wie beispielsweise der Leber oder der Milz, jeder Zentimeter für wichtige Funktionen gebraucht. Winzige Schäden in der Substanz des Organs können den Betroffenen schon umbringen oder für immer zum Invaliden machen.

Im Gegensatz dazu liegt die Gefahr bei Verletzungen der großen Bauchorgane eher im Blutverlust. Denn neben der Lebersubstanz zerreißt so eine Pistolenkugel eben auch Blutgefäße. Deren Unversehrtheit ist aber enorm wichtig, halten Sie unseren Lebenssaft doch dort, wo er hingehört. Schon ein kleines Leck kann zu lebensbedrohlichen Blutungen führen, und Sauerstoff und Nährstoffe werden nicht mehr zu den Organen transportiert. Sie können sich sicher vorstellen, was das dann bei einer Schusswunde bedeutet. Das Blut fließt nur so aus den Gefäßen, und der Betroffene verblutet binnen kurzer Zeit.

Neben Gefäßen können natürlich auch andere Strukturen durch Schusswaffen und die entsprechenden Projektile in Mitleidenschaft gezogen werden. Das ist meist nur relevant, wenn der Patient den Schusswechsel überlebt. Besonders Nerven und Knochen machen hier im Nachhinein große Probleme und können eine dauerhafte Behinderung nach sich ziehen. Viele Schussopfer werden zu Invaliden – ein Problem, das auch den Streitkräften von Kriegsparteien bestens bekannt ist. Verwundete Veteranen sitzen nicht selten ihr Leben lang im Rollstuhl und können keiner vernünftigen Arbeit mehr nachgehen. Von den seelischen Folgen ihrer Erfahrungen einmal ganz abgesehen.

*

Richten also schon Schusswaffen eine Menge Leid an, so kann es bei Opfern von Explosionen noch viel dramatischer werden. Denn die laufen nicht nur Gefahr, von herumfliegenden Trümmerteilen (die dann wie Pistolenkugeln wirken) durchlöchert oder von der Wucht der Explosion buchstäblich zerfetzt zu werden, sondern bekommen, falls ein Überleben überhaupt möglich ist, zusätzlich noch die von der Explosion ausgehende Schockwelle zu spüren. Prinzipiell kann man bei einer Detonation auf vier verschiedene Arten ums Leben kommen oder schwer verletzt werden. Auch wenn das alles noch so martialisch klingt, auch in solch eine Tragödie muss ein Schema gebracht werden, um überhaupt die Grundlage zu schaffen, helfen zu können.

Dabei gibt es primäre, sekundäre, tertiäre und quartäre Explosionsverletzungen. Je nachdem wie weit der Betroffene vom

Ort der Explosion entfernt oder aber durch irgendwelche Hindernisse geschützt ist, tötet die Schockwelle der Explosion sofort (primär), oder aber die Verletzungen werden durch Trümmer der Bombe verursacht (sekundär). Besonders heimtückisch sind hier Splitterbomben, wie sie immer wieder von Terroristen oder Kriegsparteien verwendet werden. Die werden extra mit Nägeln und allem möglichen Zeug gespickt, um so viel Schaden wie möglich anzurichten.

Je nachdem, wie groß die Schockwelle ist, werden die in der Nähe der Explosion befindlichen Opfer natürlich durch die Luft geschleudert. Treffen sie dann am Boden oder anderswo auf, kann es wieder zu (zum Teil sehr schweren) Verletzungen kommen. Die nennt man tertiäre Explosionsverletzungen.

Nicht selten kommt es vor, dass unbelebte Gegenstände (die mit der Bombe nichts zu tun haben, von dieser jedoch aus der Verankerung gerissen wurden) durch die Luft fliegen und die Opfer treffen – quartäre Verletzungen.

Sie sehen – so eine Bombenexplosion kann wirklich viel Unheil anrichten. Und hat man das Ganze dann überlebt, möchte man ja, rein aus Reflex, nur noch weg. Weg von der Bombe, weg aus dem Gefahrenbereich.

In dem Menschen liegen, die jetzt Hilfe brauchen …

WAS SIE ALS ERSTHELFER TUN KÖNNEN …

In aller-, aller-, allererster Linie sollten Sie sich selbst retten, zusehen, dass Sie Land gewinnen und aus der Gefahrenzone herauskommen. Gerade bei Terroranschlägen ist es keine gute Idee, den Helden zu spielen. Die Sicherheitskräfte gehen hier nach einem ganz klaren strategischen Konzept vor, in dem kein Platz ist für Laienhelfer. Insofern – bringen Sie sich in Sicherheit und helfen Sie anderen dabei, dem Grauen zu entkommen.

Anders ist das natürlich bei Katastrophen, die keinen terroristischen oder Amokhintergrund haben. Zwar sollten Sie sich auch hier in Sicherheit bringen; wenn die Situation aber vorbei ist und Sie sicher sein können, dass keine Gefahr mehr droht, dann sollten Sie, so Sie selbst dazu in der Lage sind, schon helfen. Aber seien sie vorsichtig! Auch Schutt und Geröll können später noch zum Problem werden. Stichwort: quartäre Verletzungen. Die können auch noch Minuten, ja sogar Stunden nach der eigentlichen Explosion eintreten, indem zum Beispiel irgendwo ein Brett von der Decke fällt oder sich ein Geröllhaufen lockert.

Generell ist es ganz wichtig, dass Sie den Anweisungen des Sicherheitspersonals Folge leisten. Auch das gehört nämlich zu einer adäquaten Ersten Hilfe dazu. Die Konzepte der vielen, an solchen Einsätzen beteiligten Organisationen können nur stimmig funktionieren, wenn die »Zivilisten« tun, was man ihnen sagt. So hart es auch klingt, aber Terroranschläge und Großschadenslagen sind Situationen, in denen wir zu einer militärisch-hierarchischen Organisationsstruktur übergehen. Das ist absolut notwendig, um die Situation so gut wie möglich abzuarbeiten und so viele Menschen wie möglich zu retten.

Auch einem Patienten mit einer Schusswunde sollten Sie nur zu Hilfe eilen, wenn Sie dabei nicht ebenso Gefahr laufen, verletzt zu werden. Das hilft am Ende nämlich niemandem.

Die medizinische Erste Hilfe ähnelt sich in beiden Situationen sehr. In allererster Linie gilt es natürlich, sich selbst zu überwinden und auf die Verletzten zuzugehen. Ängste und Ekel wirken hier hemmend, das ist nur allzu verständlich. Auf der anderen Seite ist der Patient, der da vor Ihnen liegt, auch der Partner, das Kind oder der Elternteil von irgendwem. Stellen Sie sich vor, Ihrem Liebsten würde man aus Ekel nicht helfen! Da gilt es einfach die Zähne zusammenzubeißen und zu tun, was man kann (immer vorausgesetzt, man verletzt sich nicht selbst oder begibt sich nicht selbst in Gefahr).

Als Erstes sollte natürlich so schnell wie möglich Hilfe geholt werden. Wählen Sie den Notruf, und erläutern Sie so genau wie möglich, was passiert ist, damit die Mitarbeiter der Leitstelle alle nötigen Kräfte so schnell wie möglich zum Unfallort schicken können.

Je nachdem, wo die Verletzung ist, sollten Sie dann versuchen, einen Blutverlust so gut wie möglich zu minimieren. Suchen Sie sich irgendetwas, was Sie auf die Wunde drücken können, um so das Blut im Körper zu halten.

VERSUCHEN SIE AUF KEINEN FALL, IRGENDWELCHE GE-GENSTÄNDE AUS DEM PATIENTEN ZU ZIEHEN. Damit können Sie ihn umbringen. Gerade das Leben der Opfer von Pfählungsverletzungen hängt am seidenen Faden, und es hängt damit oft genug von der tamponierenden Wirkung des durchspießenden Fremdkörpers ab. Aus diesem Grund werden die Pfähle erst im OP entfernt, wo der Schaden sofort behoben werden kann.

Ansonsten sollten Sie versuchen, die Opfer so wenig wie möglich zu bewegen. Gerade bei Explosionen können die Knochen der (Hals-)Wirbelsäule in Mitleidenschaft gezogen worden sein. Jede falsche Bewegung kann hier zu einem Querschnitt führen. Beruhigen Sie den Patienten, und warten Sie auf Hilfe.

Am Ende noch ein Hinweis für Sie selbst. Wahrscheinlich und hoffentlich wird nie einer von Ihnen Zeuge eines Terroranschlages oder eines Schusswechsels. Aber die Zeiten sind rau geworden, und die Wahrscheinlichkeit, sich selbst mit derartigen Verletzungen auseinandersetzen zu müssen, steigt leider für jeden Einzelnen von uns. Insofern mein Tipp: Auch wenn Sie das Gefühl haben, die Situation ganz gut in den Griff bekommen zu haben – suchen Sie sich danach Hilfe. Oft kommen die Erlebnisse nach Jahren wieder, werden vom Unterbewusstsein nie richtig aufgearbeitet. Eine adäquate Traumabewältigung, wie auch immer die für Sie aussehen mag (nicht jeder möchte zum Psychologen gehen), ist wichtig und bewahrt Sie vor den Spätfolgen des Erlebten.

WAS DIE ÄRZTE MACHEN ...

Im Falle eines Terroranschlages ist auch der Rettungsdienst nur ein Rad in der Kette des vorher ausgearbeiteten Katastrophenschutzplanes und hat sich minutiös an die Anweisungen des Einsatzleiters zu halten. Schließlich können wir ebenfalls ins Kreuzfeuer geraten, sind wir doch völlig ungeschützt. Man nennt so ein Vorgehen »second hit«. Dabei versuchen Terroristen bewusst, die herbeieilenden Hilfskräfte eines Anschlages (»first hit«) anzugreifen. Insofern gilt es für uns, besondere Vorsicht walten zu lassen und der eigenen Sicherheit absolute Priorität einzuräumen. Denn tote oder schwer verletzte Hilfskräfte nützen niemandem.

Je nach Einsatzsituation muss der vor Ort leitende Notarzt[*] dann jedem Patienten ein Hilfsteam zuordnen. Manchmal muss hier auch priorisiert werden. Findet man mehr Verletzte vor, als es Teams gibt, so werden diejenigen Patienten zuerst behandelt, bei denen Verletzungsmuster und Behandlungserfolg am besten harmonieren. Das klingt ziemlich vertrackt, bedeutet aber, dass die Ressourcen weder an die »verschwendet« werden dürfen, die wahrscheinlich keine Chance haben, jedoch auch nicht an verhältnismäßig leicht Verletzte.

A und O der Notfallversorgung von Schusswaffen- oder Bombenopfern ist die schnelle Blutstillung. Verlieren die Patienten Blut über die Extremitäten, dann ist das noch relativ leicht zu bewerkstelligen. Mittels eines sogenannten Tourniquets werden Arm oder Bein oberhalb der Blutungsstelle abgebunden und so von der Blutversorgung abgeschnitten. Ein schneller Transport in einen OP ist nun extrem wichtig, damit das Gewebe nicht abstirbt. Verzwickter ist die Sache bei Verletzungen des Bauch- oder Brustraumes. Hier lässt sich in der Regel nicht viel abbinden, was unweigerlich zur

---

[*] Der leitende Notarzt ist ein speziell ausgebildeter Notfallmediziner, dessen Aufgabe es ist, die Organisation der medizinischen Kräfte vor Ort zu koordinieren.

Folge hat, dass bei schweren Gefäßverletzungen in diesem Bereich eine wesentlich schlechtere Prognose zu erwarten ist. Neuerdings existiert ein im Kampfeinsatz erprobtes Medikament, von dem man hofft, es könne Blutungen im Körperinneren stoppen. Ich selbst habe noch keine Erfahrungen damit gemacht; dass das Mittel für den deutschen Markt zugelassen wurde, lässt aber hoffen.

Nachdem die Blutung wie auch immer gestoppt wurde, werden über einen oder mehrere Gefäßzugänge Infusionen verabreicht, um die Gefäße wieder mit Flüssigkeit zu füllen. Die hat zwar längst nicht dieselben Eigenschaften wie richtiges Blut (erst in der Klinik kommen dann Blutkonserven zum Einsatz), kann aber den Druck im Gefäßsystem aufrechterhalten und dem Verletzten so ein wenig Zeit erkaufen. Unter größtmöglicher Schonung der Wirbelsäulenknochen wird dann versucht, den Patienten vom Einsatzort in den Rettungswagen zu bringen. Dabei stehen dem Rettungsteam verschiedene Transporttragen zur Verfügung.

Gerade bei schweren Verletzungen mit hohem Blutverlust steht der Notarzt vor einer schweren Entscheidung, die da lautet: Soll er intubieren oder nicht?

Fakt ist, dass durch eine Intubation mit daraus resultierender künstlicher Beatmung so viel zusätzlicher Sauerstoff ins Blut gepumpt werden kann (wir beatmen ja mit 100 % Sauerstoff, während in der Umgebungsluft nur 21 % zur Verfügung stehen), dass der Sauerstoffboost wirkt wie zwei Blutkonserven. Damit kann man sich schon etwas Zeit erkaufen. Auf der anderen Seite besteht aber die Gefahr, dass der Patient zu lange am Einsatzort bleibt (eine Intubation dauert ihre Zeit) und auf diese Weise nicht schnell genug auf den OP-Tisch kommt. Die Frage wird noch immer kontrovers diskutiert. Auch ich habe mir hier keine abschließende Meinung gebildet, tendiere aber dazu, von Fall zu Fall unter Berücksichtigung individueller Umstände zu entscheiden.

Ist der Patient dann im Krankenhaus angekommen, steht natürlich sofort ein Schockraumteam bereit. Schuss- und Explosionsverletzungen werden genauso behandelt wie Polytraumapatienten. Kritischer wird es, wenn mehrere Opfer zu verzeichnen sind. Dann muss der leitende Notarzt in enger Kooperation mit der Leitstelle und den umgebenden Krankenhäusern entscheiden, welcher Patient wohin gefahren oder geflogen wird. Auch die Kliniken haben für derartige Fälle Alarmpläne, die bei Großschadensereignissen hochgefahren werden.

Das Thema Schuss- und Explosionsverletzungen ist wirklich kein besonders erbauliches, und ich wiederhole mich gerne, wenn ich jedem Leser wünsche, er möge nie in eine solche Situation geraten. Trotzdem müssen wir die Problematik in Zukunft einfach auf dem Schirm haben. Denn es gibt nichts Katastrophaleres, als wenn die Rettung der Patienten durch schlechte Vorbereitungen zusätzlich erschwert wird und dadurch noch mehr Opfer zu beklagen sind.

In Deutschland sind wir diesbezüglich gut aufgestellt. Jedes Krankenhaus verfügt über ausgearbeitete Katastrophenpläne und jeder Kreis über einen gut aufgestellten Katastrophenschutz. Dass diese Mechanismen funktionieren und im Fall der Fälle optimal ineinandergreifen, hat man beim Weihnachtsmarktattentat in Berlin gesehen. Obwohl trotzdem viele Opfer zu beklagen waren, ist es den gut organisierten und mutigen Einsatzkräften zu verdanken, dass an diesem Abend nicht noch viel mehr Menschen ihr Leben lassen mussten.

KAPITEL 4

GEFAHR AUS
DEN GEFÄSSEN

STAU AUF DEN AUTOBAHNEN DES LEBENS

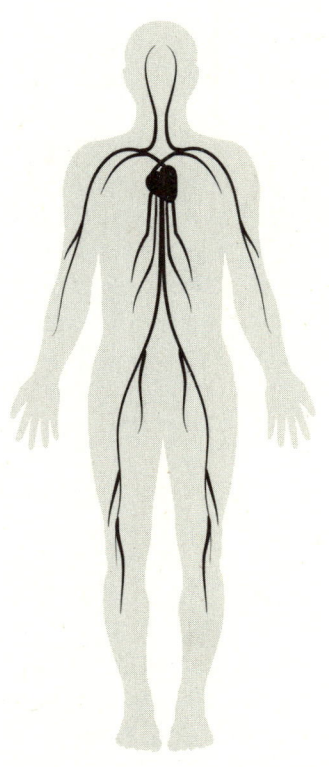

BLUTDRUCKENTGLEISUNG
(HYPERTENSIVER NOTFALL)

Überdruck im Kessel

Viele Menschen leiden an einem erhöhten Blutdruck. Das ist zwar langfristig sehr unschön und kann zu gefährlichen Komplikationen führen – ein Notfall ist es aber nicht. Denn dass der Blutdruck von Zeit zu Zeit in die Höhe schießt, ist nicht ungewöhnlich, ja sogar nützlich. Denn auf diese Weise bereitet sich der Körper auf eine drohende Gefahr vor. Die Systeme werden hochgefahren, der Blutdruck erhöht, die Durchblutung der Muskeln gesteigert und die Luftwege erweitert, wohingegen die inneren Organe erst einmal eine Pause einlegen. Die werden gerade nicht gebraucht, denn es gilt eine akute Stresssituation zu bewältigen. In der Frühzeit ging es um Angriff oder Flucht, heute um Gehaltserhöhung oder Arbeitslosigkeit – im Prinzip hat sich also nichts geändert. Der Körper ist also auf Blutdruckspitzen ausgelegt, ja er braucht sie sogar. Alles kein Problem.

Außer – ja, außer wenn der Druck zu hoch wird und vor allen Dingen gar nicht mehr runterkommt. Diese Situation kann dann doch gefährlich werden. Denn obwohl der Mensch viel aushält – für den westlichen Lebensstil ist er eigentlich nicht geschaffen, denn der führt nicht nur zu Blutdruckspitzen, sondern zu einem konstant hohen Druck. Der Körper ist also immer im Flucht- oder Angriffsmodus. Irgendwann entkoppelt sich die Regulation des Drucks von den üblichen hormonellen Mechanismen. Man kann sich das so vorstellen, als wenn ein Sollwert neu eingestellt wird. Dann liegt der Normaldruck plötzlich nicht mehr bei 120/80 mmHg, sondern vielleicht bei 160/100 mmHg. Und obwohl das wie gesagt langfristig schlimme Folgen hat (welche genau können Sie in *Was uns krank macht* nachlesen), ist das in der Notfallmedizin nicht unser

Problem. Kommt es aber nun zu einem Blutdruckanstieg, der beim gesunden Menschen vielleicht einen Druck von 190/110 mmHg auslösen würde, dann schießen die Werte beim nicht behandelten Blutdruckpatienten eben plötzlich in die Höhe und rangieren über der Zweihundertermarke.

Dabei sind die tatsächlichen Auslöser für derartige Entgleisungen oft unklar. Das können psychische und körperliche Ausnahmesituationen sein. Aber auch Schwankungen im Hormonspiegel, ja sogar eine Schwangerschaft kann den Blutdruck in gefährliche Höhen treiben. Ein Bluthochdruck (also erhöhter Druck in Ruhe) liegt zwar häufig bereits vor, jedoch nicht unbedingt. Ab und zu ist der plötzlich stark erhöhte Druck sogar ein Anzeichen für einen Herzinfarkt* oder einen anderen schwerwiegenden Notfall. Eine Hirnblutung und ein Schlaganfall führen ebenso zu einer Blutdruckkrise. Manchmal weiß man gar nicht, was zuerst da war – das typische Henne-und-Ei-Problem. Und das war noch lange nicht alles – auch Schmerzen und ein emotionaler Ausnahmezustand erhöhen den Druck.

Sie können sich vielleicht denken, dass die Behandlung der Patienten gar nicht so einfach ist, weil man als Arzt erst einmal herausbekommen muss, wo genau das Problem liegt.

In der Notfallsituation gilt es allerdings erst einmal zu handeln, denn zu hohe Blutdruckwerte können verheerende Folgen haben und im schlimmsten Fall sogar zum Tode führen.

Warum ist das so?

Sie können sich das fast vorstellen wie bei der Elektrik in einem Haus. Jedes Endgerät braucht eine ganz bestimmte Spannung und eine ganz bestimmte Stromstärke, damit es arbeiten kann. Werden diese Werte unterschritten, dann funktioniert alles nicht, wie es soll. Bei zu viel Spannung knallt die Birne durch, und es ist ebenfalls

---

* *Meist aber nicht das Einzige. Brustschmerzen und Luftnot sind viel häufiger, das wissen Sie ja bereits. Beim Herzinfarkt entgleist der Druck aber oft.*

dunkel. Es kommt also auf das richtige Maß an. So wie immer im Leben. Nach diesem Grundsatz arbeitet auch unser Körper. Jedes Organ funktioniert nur innerhalb einer bestimmten Blutdruckgrenze optimal. Obwohl die natürlich jeweils leicht abweicht, ist sie doch recht breit gefasst. Sie können mit einem Blutdruck von 100/60 mmHg genauso gut leben wie mit einem von 150/80 mmHg. Wahrscheinlich merken Sie den Unterschied gar nicht.

Aber ab einem bestimmten Punkt, der übrigens bei jedem Menschen etwas anders liegt (hier spielt die Gewöhnung wieder eine Rolle), kommt das System ins Wanken. Das kann sich auf ganz unterschiedliche Weise äußern. Manchen Menschen wird plötzlich schwindelig, anderen wird übel. Sehstörungen, innere Unruhe und Kopfschmerzen, aber auch das Gefühl, das eigene Herz zu spüren[*], sind Anzeichen für einen außer Kontrolle geratenen Blutdruck. Und den gilt es dann zeitnah unter Kontrolle zu kriegen, denn sonst drohen schwerwiegende Folgen. Im schlimmsten Fall kommt es irgendwann zu Organschäden. Weil so gut wie jedes Organ (einige Teile des Auges machen da eine Ausnahme) mit Blutgefäßen durchzogen ist, kann auch jedes Organ geschädigt werden. Je nachdem wie hoch der Blutdruck ist, kann es zu Einblutungen in die Nieren, das Gehirn und sogar das Auge kommen. Ich erinnere mich gut an eine Patientin, zu der ich einmal gerufen wurde. Ihr Blutdruck war so aus den Fugen geraten, dass dort, wo normalerweise der weiße Augapfel hätte sein müssen, ein roter war. Sie können sich vorstellen, wie gruselig das aussah. Ein überhöhter Blutdruck kann außerdem sogar herzinfarkt- oder schlaganfallähnliche Symptome auslösen. Es gibt Fälle, da ist die Frage, ob die Brustschmerzen oder die Luftnot vom hohen Blutdruck oder vom Herzinfarkt kommen, erst durch eine endgültige Laboruntersuchung zu klären.

---

[*] *In der Fachsprache nennt man das Palpitation. Normalerweise spüren Sie Ihr Herz gar nicht oder nur ganz wenig, wenn Sie genau in sich hineinhören. Einem Patienten mit Palpitationen schlägt das Herz buchstäblich bis zum Hals.*

Bei manchen Patienten kann – je nach Vorerkrankung – eine Blutdruckentgleisung sogar noch gefährlicher sein, etwa bei Aneurysmapatienten.* Da deren Gefäßwand an einigen Stellen sehr dünn ist, können die Arterien schneller platzen. Und wenn das passiert, ist der Super-GAU eingetreten. Dann kommt es zu schwerwiegenden Einblutungen, die, je nachdem an welcher Stelle im Gefäßsystem sie auftreten, tödlich enden können.

WAS SIE ALS ERSTHELFER TUN KÖNNEN ...

Viele Patienten kennen die Anzeichen einer Blutdruckkrise bereits. Einige, und das gehört leider auch zur Wahrheit dazu, messen sich ihre eigene Krise sogar herbei. Wie das geht? Ganz einfach: Da misst man den Blutdruck, weil der Arzt gesagt hat, dass man das von Zeit zu Zeit tun und den Wert dann aufschreiben soll. Und dann sagt das nette digitale Heimgerät, der Druck liegt bei 140/90 mmHg. Okay, lieber noch mal messen. Schließlich hat der Doktor gesagt, dass ein hoher Blutdruck schlecht ist. Natürlich ist man etwas aufgeregt, Angst schleicht sich ein, der Druck tut das, was er in psychischen Ausnahmesituationen nun einmal tut – er steigt. Und das Messgerät registriert den Anstieg selbstverständlich. Ein Teufelskreis, an dessen Ende die Patienten manchmal total panisch daheim sitzen, den Rettungsdienst rufen und eigentlich nur etwas gutes Zureden brauchen, um das Problem in den Griff zu bekommen.

Aber das ist natürlich nicht bei allen so. Viele Patienten sind mit den ersten Symptomen vertraut und leben mit der Diagnose

---

* Bei einem Aneurysma (wir kommen gleich in aller Ausführlichkeit darauf zurück) handelt es sich um eine Aussackung in den Schlagadern, die mit einer Schwäche der entsprechenden Gefäße einhergeht. Finden kann man die Dinger überall; besonders gefährlich sind sie allerdings im Gehirn.

Bluthochdruck seit Jahren. Den meisten hat der Arzt dann auch schon Medikamente verschrieben, mit denen sie der drohenden Blutdruckspitze vorbeugen können oder die sie einnehmen sollen, wenn der Druck zu hoch ist. Früh gegengesteuert lässt sich das Problem oft ganz gut in den Griff bekommen. Früher nutzte man spezielle Sprays, um den Druck zu reduzieren. Die sind aber ziemlich aus der Mode gekommen, da die Nebenwirkungen im häuslichen Umfeld kaum beherrschbar sind und die Wirkung auf das Gefäßsystem an einer für eine reine Blutdruckentgleisung eher ungünstigen Stelle ansetzt.

Heutzutage gibt es Notfallpillen oder kleine Phiolen, in denen sich ein Gel befindet, dass ganz leicht einzunehmen ist und das den Blutdruck schnell und effektiv senkt. Insofern beschränkt sich die Erste Hilfe bei diesen Patienten oft darauf, sie einfach machen zu lassen und den Druck dann ein paar Minuten später noch mal zu messen. Wichtig ist auch hier wieder: Bringen Sie Ruhe in die Situation. Das allein kann den Blutdruck schon ordentlich nach unten drücken. Sollte der Patient die Situation allerdings nicht einschätzen können, keine Medikamente zu Hause haben oder sich unwohl fühlen, ohne dass man klar sagen kann wieso, dann ist es immer besser, einmal zu viel Hilfe zu holen als einmal zu wenig.

Welche Hilfe das dann genau ist, kommt auf die Symptome an. Liegt ein echter Notfall vor, muss die 112 angerufen werden. Hier kann man schwer einen Richtwert nennen, aber ein systolischer (also der erste) Druck über 200 mmHg klingt schon schwer nach Notfall. Wichtiger als der nominelle Wert ist aber das Beschwerdebild des Patienten. Geht es dem schlecht und zeigt er Symptome, also Kopfschmerzen, Brustschmerzen und so weiter, dann sollten Sie den Rettungsdienst rufen. Ist der Blutdruck einfach nur gemessen hoch (aber bitte unter 200!) und der Betroffene merkt gar nichts, dann reicht oft der ärztliche Bereitschaftsdienst. Den erreichen Sie deutschlandweit unter der 116117.

WAS DIE ÄRZTE MACHEN ...

Auch das kommt sehr auf die Schwere der Symptome an. Als Erstes werden Arzt oder Rettungsteam den Blutdruck selbst noch einmal nachmessen, um die Diagnose zu bestätigen. Sollten Brustschmerzen oder Luftnot der Auslöser für den Ruf um Hilfe sein, so muss natürlich ein Herzinfarkt als eine mögliche Ursache in Betracht gezogen werden. Das wird über ein EKG und eine darauffolgende Blutuntersuchung geklärt. Stellt sich heraus, dass wirklich nur ein isoliertes Problem mit dem Druck vorliegt, dann greifen die Mediziner in der Regel zum Medikament. Dabei gibt es eine große Bandbreite an zum Einsatz kommenden Substanzen. Sie alle wirken gleichermaßen auf das Gefäßsystem, denn der Blutdruck wird hauptsächlich über die Muskelkraft in den kleinsten Arterien gesteuert. Vereinfacht gesagt steigt der Druck umso stärker an, je fester sich die kleinen Gefäßmuskeln zusammenziehen und somit den Widerstand erhöhen, den das Herz bei jedem Schlag zu überwinden hat. Diese Muskeln werden ihrerseits wieder über Hormone gesteuert[*] – und die können wir beeinflussen. Denn Hormone wirken häufig über das sogenannte Schlüssel-Schloss-Prinzip. Das bedeutet, dass sie winzige Rezeptoren aktivieren, die sich an den Muskeln in den Gefäßen befinden. Werden diese Rezeptoren angeregt, so ziehen sich die Muskeln zusammen, der Blutdruck steigt.[**] Einige der Medikamente blocken nun diese Rezeptoren. Um beim Schlüssel-Schloss-Beispiel zu bleiben: Kleben Sie das Schlüsselloch mit Kaugummi zu – das Hormon kann nicht mehr wirken, der Blutdruck sinkt.

---

[*]   *Es gibt sehr viele Hormone, die den menschlichen Blutdruck steuern. Sie heißen zum Beispiel Adrenalin, Noradrenalin, Aldosteron, Kortison und Angiotensin. Einige dürften Ihnen als Stresshormone bekannt sein.*

[**]   *Auch die Herzkraft und andere Faktoren spielen beim Blutdruck eine Rolle. Der Gefäßwiderstand ist aber gut steuerbar und daher für uns Ärzte sehr wichtig.*

Es ist aber Vorsicht geboten. Denn der Druck darf niemals zu schnell gesenkt werden! Fällt er nämlich zu stark ab, dann haben die Organe, insbesondere das Gehirn, kaum Zeit, sich an die neue Situation zu gewöhnen, und es kann zu Schäden kommen – bis hin zum Schlaganfall. Insofern ist das Senken des Blutdruckes immer eine Gratwanderung, bei der der Arzt auch noch einen ganz anderen Aspekt im Hinterkopf behalten muss – nämlich die Frage, ob der erhöhte Blutdruck selbst das Problem ist oder ob der eher als Folge eines anderen medizinischen Notfalls zu beobachten ist. So haben beispielsweise Patienten, die gerade einen Schlaganfall erleiden, oft einen sehr hohen Blutdruck. Das dient aber der Hirndurchblutung und wird somit hingenommen und nur in den seltensten Fällen behandelt (wenn der Druck alle Grenzen des Tolerablen sprengt). Auch beim Herzinfarkt beobachtet man häufig einen erhöhten Druck. Den wiederum versucht man recht zügig zu senken, um das Herz auf diese Weise zu entlasten. Die Blutdruckentgleisung als primäres Problem hingegen sollte wie gesagt nicht so schnell gesenkt werden. Sie sehen schon – es geht nur um den Blutdruck, und trotzdem ist dabei so unglaublich viel zu bedenken.

Übrigens, nicht jede Blutdruckentgleisung muss sofort im Krankenhaus überwacht werden. Hält sich das Ganze in Grenzen, dann reicht ein Mittelchen auf der Zunge, das den Druck langsam senkt, und der Patient kann oft zu Hause bleiben.

AORTENDISSEKTION

Einbahnstraße im Gefäßsystem

Treue Leser meiner Bücher erinnern sich vielleicht noch an die Geschichte der jungen Mutter, die mein Team und ich eines schönen Sommertages auf offener Straße wiederbeleben mussten. Die Frau hatte gerade ein Kind zur Welt gebracht und beschlossen, den Tag mit ihren Eltern und dem Nachwuchs im Freien zu verbringen, als ein akut einsetzender Schmerz im Rücken- und Brustbereich alle Aussichten auf einen harmonischen Tagesausklang zunichtemachte. Als ich zum Notfallort kam, war die junge Frau kaum noch ansprechbar, ein paar Minuten später mussten wir mit der Herz-Lungen-Wiederbelebung beginnen. Das Ganze war ein Drama. Denn unsere ganzen Maßnahmen brachten nicht den gewünschten Erfolg. Wir fuhren die Patientin sogar unter laufender Reanimation in die Klinik, eine Maßnahme, von der wir in der Regel absehen, birgt sie doch große Gefahren für die gesamte Rettungscrew, da wir uns ja im Rettungswagen nirgendwo sichern können, wenn wir eine derartige Maßnahme ergreifen. Trotzdem – die Frau war zu jung, die Situation zu unklar und zu dramatisch, sodass wir übereinstimmend beschlossen, das Risiko auf uns zu nehmen. Im Schockraum der Notaufnahme stellte sich dann heraus, dass eine Aortendissektion die Ursache für den plötzlichen Herz-Kreislauf-Stillstand war – ein Zustand, der das Leben der frischgebackenen Mutter trotz aller unserer Bemühungen dann doch beendete.

Aortendissektionen sind gefährliche Killer. Und wenn man sie entdeckt, ist es meist schon zu spät. Die Sterberate bei akuter Aortendissektion ist, zumindest wenn sie den aufsteigenden Teil der Ader mit einbezieht, extrem hoch. Aber von vorne! Was bedeutet es genau? Und was ist der aufsteigende Teil der Aorta?

Vielleicht wissen Sie, dass es sich bei der Aorta um die menschliche Hauptschlagader handelt. Das Gefäß ist direkt ans Herz angeschlossen und transportiert sauerstoffreiches Blut in den Körper, wo es von den Organen dringend benötigt wird. Dabei muss die Ader logischerweise eine Menge Druck aushalten. Das Herz schleudert Selbiges ja mit richtig Bums ins Gefäßsystem – und das muss ein Leben lang damit klarkommen. Tut es normalerweise auch – aber leider nicht immer.

So gibt es Menschen, deren Bindegewebe, aus welchen Gründen auch immer, nicht ganz so stark ist wie bei anderen. Und bei diesen Patienten reicht ein winziger Riss im Gefäß, und die Katastrophe ist da. Denn die Schlagader besteht aus mehreren Schichten. Genauer gesagt aus drei. Ganz innen, da wo das Blut fließt, wird das Gefäß von der sogenannten Intima ausgekleidet. Dieses winzige Häutchen ist ganz dünn und filigran und sorgt dafür, dass große und kleine Bestandteile des Blutes ungehindert durch das Gefäß »rutschen« können. In der Mitte gibt die dicke und feste Media optimalen Halt. Die besteht aus feinen Muskelzellen, den glatten Muskeln, und gibt dem Blut zum einen nochmals etwas Schwung, zum anderen hält sie aber auch den enormen Kräften stand, die das Herz entwickelt. Sie müssen sich so eine Arterie als dynamisches System und nicht als festen Schlauch vorstellen. Für die nötige Flexibilität der Aorta sorgt also die Media-Schicht. Ganz außen befindet sich dann noch die Externa. Die ist dafür verantwortlich, das Gefäß an den umgebenden Strukturen zu fixieren. Intima, Media, Externa – das sind also die drei Schichten der Aorta.

Und jetzt passiert Folgendes: Die Intima, also die dünne Schicht ganz innen, reißt plötzlich ein – nur ein kleines bisschen, unwesentlich, unspektakulär. Trotzdem kommt es zur Katastrophe. Denn das unter Druck stehende Blut strömt sofort in den neu entstandenen Riss und trennt die beiden inneren Schichten Intima und Media voneinander, sodass die Intima nun frei im Gefäß »flattert« und dem Blut im eigentlichen Gefäß den Weg versperrt.

Vielleicht wird Ihnen langsam klar, wieso dieser Vorgang so dramatisch, ja fatal ist. Die Intima-Schicht verschließt nämlich die gesamte Aorta, was dazu führt, dass, je nachdem wo genau es zur Dissektion kommt, kaum mehr ein Organ mit Blut versorgt werden kann.

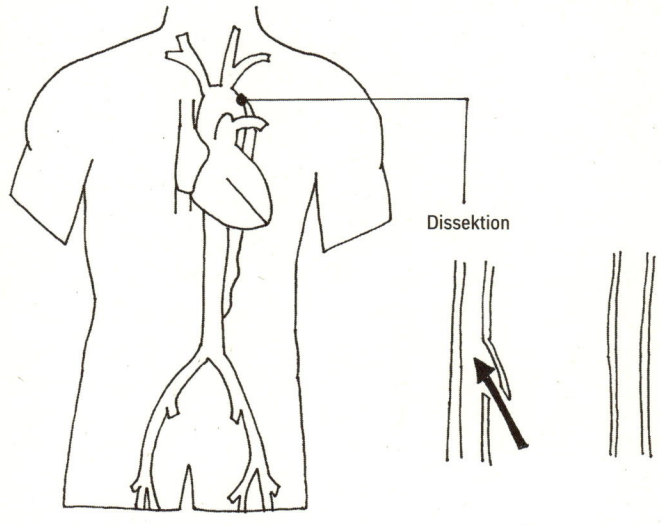

Dissektion

Das hat natürlich extreme Folgen, die sich auch relativ schnell als Symptome ausdrücken. Und die wiederum hängen vom Ort des ersten kleinen Risses ab. Denn dort beginnt die Dissektion. Ärzte unterscheiden hier zwischen Dissektionen in der aufsteigenden Aorta und jenen, die lediglich die absteigende Aorta betreffen. Um das genauer zu verstehen, schauen Sie bitte auf Abbildung. Hier sehen Sie, dass ein kleiner Teil der Schlagader vom Herzen in Richtung Kopf »aufsteigt«. Danach macht das Gefäß einen Bogen und zieht dann nach unten. Wir sprechen von der absteigenden Aorta. Ist die betroffen, dann ist die Lage nicht ganz so schlimm, denn die lebenswichtigen Organe (das Herz selbst und das Gehirn) sind schon mal außen vor. Außerdem ist dort unten der Druck schon wesentlich niedriger als direkt an der Wurzel des Gefäßes.

Richtig gefährlich wird es also, wenn sich die aufsteigende Aorta aufspaltet. Denn so gut wie alle Organe können betroffen sein. Symptome des Herzinfarktes treten ebenso auf wie Zeichen eines Schlaganfalls. Furchtbare Beschwerden macht aber auch der Vorgang des Aufspaltens selbst. Denn weil sich auch in Gefäßen Nervenenden befinden, die Informationen zum Gehirn schicken, nehmen die Patienten die Aortendissektion als messerscharfen Brustschmerz wahr. Das Gefühl ist so heftig, dass Mediziner auch vom sogenannten Vernichtungsschmerz sprechen. Im Gegensatz zum Herzinfarkt, bei dem eher ein Druckgefühl (nicht immer, aber eben typischerweise) vorherrscht, haben Menschen mit Aortendissektion (besonders des aufsteigenden Teils) das Empfinden, als würde ihnen ein Messer in den Rücken gerammt. Hinzu kommen wie gesagt die Symptome derjenigen Organausfälle, die von der Aufspaltung unmittelbar betroffen sind. Das kann bis hin zum Herz-Kreislauf-Stillstand gehen, wie uns die junge Mutter damals auf dramatische Art und Weise vor Augen geführt hat.

WAS SIE ALS ERSTHELFER TUN KÖNNEN ...

Wenn Sie als Ersthelfer auf einen Patienten mit Aortendissektion treffen, so können Sie die natürlich nicht sofort erkennen. Deutliche Hinweise sind aber plötzlich einsetzende schlimmste Rücken- und Brustschmerzen. Die Betroffenen werden manchmal fast ohnmächtig vor Schmerzen. Auch schlaganfallähnliche Beschwerden (also beispielsweise der Komplettausfall einer Körperhälfte) können auf eine Aortendissektion hindeuten. Wichtig ist es in jedem Fall, so früh wie möglich den Notruf abzusetzen und die Betroffenen dann so gut es geht zu beruhigen. Gerade bei der Aortendissektion ist es von entscheidender Bedeutung, den Blutdruck niedrig zu halten, um eine weitere Aufspaltung der Schlagader zu verhindern. Das Einzige, was Sie dafür tun können ist, Ruhe in die Situation zu bringen. Für den Fall, dass die Erkrankung schon so weit fortgeschritten ist, dass der Patient in Ohnmacht fällt, prüfen Sie die Atmung! Ist keine vorhanden, dann heißt es, so schnell wie möglich mit der Wiederbelebung zu beginnen. Genauer werden wir im entsprechenden Kapitel darauf eingehen.

WAS DIE ÄRZTE MACHEN ...

Auch uns springt die Diagnose meist nicht sofort ins Auge. Schließlich kann man schlecht in den Patienten reinschauen. Und auch die routinemäßig durchgeführten Untersuchungen können allenfalls Hinweise auf eine Aortendissektion geben. Oft entwickelt sich das Krankheitsbild auf so dramatische Weise, dass wir mit dem Patienten so schnell wie möglich in den Schockraum müssen. Die Betroffenen können kreislaufinstabil werden oder Probleme mit der Atmung bekommen – und das alles, ohne ganz klar zu wissen wieso. Die Aortendissektion ist wirklich eine ziemlich üble Angelegenheit. Einige Untersuchungsergebnisse sprechen oft für einen Herzinfarkt, weil der Einriss manchmal so weit unten beginnt, dass auch die Herzkranzgefäße betroffen sind. Im Rettungswagen können wir also lediglich die Symptome behandeln und versuchen, den Patienten am Leben zu halten. Erst im Schockraum werden Vermutungen zu Gewissheit. Im Herzultraschall erkennt man oft erste Hinweise auf eine Aufspaltung der Aorta.

Die endgültige Diagnose wird dann aber erst nach der computertomografischen Untersuchung (CT) gestellt. Hier sieht man genau, was los ist – und wo es seinen Ursprung hat. Denn das beeinflusst die Therapieoptionen ungemein. Während man eine Dissektion der absteigenden Aorta oft ohne Operation behandeln kann*, ist die einzige Möglichkeit, einem Patienten mit einer Dissektion der aufsteigenden Aorta das Leben zu retten, die sofortige OP. Und auch die ist sehr risikoreich. Bevor der Patient auf dem Tisch landet, muss aber bereits in der Notaufnahme dafür gesorgt werden, dass der Blutdruck so niedrig wie nur irgend möglich gehalten wird, um den Riss nicht zu vergrößern. Außerdem werden Schmerzmittel verabreicht (Schmerzen sind nicht nur unangenehm, sie heben auch den Blutdruck an). Für die OP-Vorbereitung müssen ganz viele Blutkonserven zur Verfügung gestellt werden, da der Verlust der roten Kostbarkeit oft enorm ist und leicht mehrere Liter erreichen kann.

Bei der OP selbst muss dann der gesamte geschädigte Schlagaderteil erneuert werden. Sie können sich sicher vorstellen, welch ungeheure Belastung das für den Patienten bedeutet. Alle lebenswichtigen Gefäßabgänge (wie beispielsweise die zum Gehirn oder zu den oberen Extremitäten) müssen rekonstruiert werden. Meist funktioniert eine solche OP ohne Herz-Lungen-Maschine überhaupt nicht. Nach der stundenlangen Operation müssen die Betroffenen Tage bis Wochen auf der Intensivstation liegen und sich dann einer anstrengenden Reha unterziehen. Alles in allem ist die Aortendissektion sicher einer der schlimmsten Gefäßnotfälle. Das spiegelt sich auch in der Überlebensrate wider, die, insbesondere für die Aufspaltung des aufsteigenden Schlagaderteils, ziemlich schlecht ist.

Eine dramatische Angelegenheit. Vor der Entwicklung moderner diagnostischer und chirurgischer Verfahren (wie beispielsweise des CT oder der Herz-Lungen-Maschine) hatten solche Patienten eigentlich keine Chance zu überleben. Die Aortendissektion ist

---

* Hier zweigen viel weniger Gefäßabgänge ab, sodass es nicht so wahrscheinlich ist, dass die Dissektion einen dieser Äste verschließt. Tut sie es doch, muss ebenfalls operiert werden.

wirklich ein gutes Beispiel dafür, was Medizin im 21. Jahrhundert alles zu leisten vermag. Grandios!

Und auch beim nächsten Notfall, dem rupturierten Aorten-aneurysma, wären die Betroffenen ohne einen fähigen Chirurgen meist ziemlich aufgeschmissen ...

RUPTURIERTES BAUCHAORTENANEURYSMA

Geplatzt wie ein Ballon …

Wenn wir schon einmal bei der Aorta, also Hauptschlagader, sind, dann bleiben wir doch gleich beim Thema. Denn die kann uns noch auf eine ganz andere Art Probleme machen. Vielleicht haben Sie schon einmal etwas von einem Aneurysma gehört. Eigentlich kommt kaum eine größere Fernsehserie ohne einen Patienten aus, der irgendwann mit einer solchen Gefäßanomalie zur Tür herein- spaziert kommt. Meist sitzen die Dinger im Hirn, es gibt aber auch Aneurysmen der menschlichen Hauptschlagader. Aber fangen wir mal ganz von vorne an: Was ist denn eigentlich ein Aneurysma?

Im Prinzip ist es ganz einfach: Durch eine Bindegewebs- schwäche, einen sehr exzessiven und dadurch gefäßschädigenden Lebensstil oder durch beides kommt es zur Schwächung eines Teils der Aorta. Nach und nach entsteht so eine Aussackung, vergleich- bar mit einem Luftballon. Wo die normale Schlagaderwand fest und stabil ist, um dem hohen Druck im Blutkreislauf standhalten zu können, ist sie im Aneurysma dünner und droht ihre eigent- liche Aufgabe nicht mehr ausreichend zu erfüllen. Das kann natür- lich ganz furchtbare Folgen haben. Wieso genau es an einer be- stimmten Stelle zu einem Aneurysma kommt, während andere Be- reiche außen vor bleiben, ist nicht ganz klar. Glasklar ist allerdings, dass Aneurysmen zu einer großen Gefahr werden können. Das hat hauptsächlich zwei Gründe.

Zum einen besteht die Gefahr, dass das Aneurysma irgendwann platzt. Das ist ein hochdramatischer Vorgang, weil sich plötzlich das gesamte Blut frei im Bauch- oder im Bauchrückraum[*] verteilt

---

[*] *Das ist der Raum hinter dem Bauchfell. Hier befinden sich beispielsweise die Nieren oder ein Teil vom Darm.*

und nicht mehr dort ankommt, wo es gebraucht wird. Die Folge ist eine katastrophale Minderdurchblutung, aber auch ein plötzlicher Blutdruckabfall, der meist so dramatisch ist, dass es binnen Minuten zum Tode kommt. Die einzige Rettung ist hier eine gedeckte Perforation, wie Sie gleich sehen werden.

Das Bauchaortenaneurysma ist gar nicht so selten. In den meisten Fällen entwickelt es sich etwas unter den Abgängen der Nierenarterien. Dort ist alles ziemlich eng. Die Hauptschlagader wird von allen Seiten zusammengedrückt. Hinten ist das Rückgrat, vorne der Darm und das Bauchfell, an der Seite die Nieren. Viel Platz ist da eigentlich nicht. Wenn der Ballon nun platzt, dann kann es sein, dass der auf diese Weise entstandene Riss durch das Umgebungsgewebe abgedichtet wird – eine gedeckte Perforation. In diesem Fall haben die Chirurgen manchmal noch genug Zeit, dem Patienten das Leben zu retten. Wie genau das funktioniert, werden wir später noch sehen.

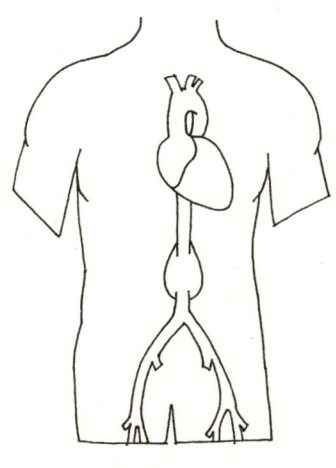

Aortenaneurysma

Die zweite, aber wesentlich weniger tödliche Gefahr des Aneurysmas ist seine Tendenz, an den Rändern einen Grind zu bilden. Man nennt das Koagulation. Ein Grind kann nämlich nicht nur auf der Haut entstehen (Sie kennen das sicher: Wenn Sie sich geschnitten haben, wird die Wunde mit einem Grind verschlossen), sondern bilden sich auch im Gefäßsystem – Verletzungen müssen schließlich auch von innen her abgedichtet werden können. Dummerweise bilden sich derartige Blutkoagel nicht nur im Fall von Verletzungen. Auch wenn Blut langsamer fließt als normal, kommt es zu Verklumpungen. Und die sind ziemlich gefährlich.

Sie können sich nämlich mir nichts, dir nichts lösen und weitergeschwemmt werden. Wohin – das ist dem Zufall überlassen. Eines ist aber klar: Dort, wo sie sich festsetzen, kommt nichts anderes mehr durch, und das nachgeschaltete Gewebe stirbt aufgrund des Sauerstoffmangels ab. Das ist genau das Gleiche wie bei einem Herzinfarkt – nur eben nicht am Herzen, sondern beispielsweise im Bein oder in irgendeinem Organ, das von der Bauchschlagader versorgt wird und das »unter« dem Aneurysma sitzt. Fazit: Die Dinger sind in doppelter Hinsicht gefährlich. Zum einen kann ein Grind ausgeschwemmt werden, der dann Gefäße verschließt und so zu einer Sauerstoffunterversorgung und in letzter Konsequenz zum Absterben des Organs führt, zum anderen können diese Gefäßaussackungen aufbrechen. Letzteres ist die mit Abstand gefährlichere Komplikation eines Bauchaortenaneurysmas.

Patienten mit rupturiertem Bauchaortenaneurysma klagen meist über plötzlich einsetzende Bauchschmerzen – schlimme Bauchschmerzen. Oft lassen sich außerdem relativ schnell Anzeichen von Kreislaufproblemen erkennen. Die Betroffenen werden blass, kaltschweißig, ihnen wird schwindelig, manchmal sind sie gar nicht mehr richtig ansprechbar – alles Anzeichen eines Schocks.* Ich habe bereits mehrere Patienten mit diesem Krankheitsbild gesehen, das oft nicht so leicht zu diagnostizieren ist – und alle haben geschrien vor Schmerz. Die Qualen müssen furchtbar sein – logisch, schließlich sitzen in der Hauptschlagader Nervenenden. Reißt das Gefäß ein, dann senden die Nerven ein starkes Schmerzsignal zum Gehirn. Perforiert das Aneurysma offen, wird es also nicht durch um-

---

* *Unter einem Schock versteht man in der Medizin nicht das Gleiche wie in der Psychologie. Ein Schock ist eine generalisierte Minderdurchblutung vieler verschiedener Organe. Das kann ganz unterschiedliche Gründe haben, mit jedoch immer den gleichen Folgen.*

gebendes Gewebe abgedichtet, dann hat der Patient meist keine Chance. Er blutet binnen Minuten vollständig aus, wird weiß und verstirbt. Patienten mit gedeckter Perforation haben vielleicht eine Chance, wenn …

WAS SIE ALS ERSTHELFER TUN KÖNNEN …

… der Ersthelfer so schnell wie möglich reagiert und den Notruf wählt. Plötzlich einsetzende heftigste Bauchschmerzen sind immer, immer ein guter Grund, sofort die 112 zu rufen. Denn hier geht es unter Umständen wirklich um Minuten. Vor ein paar Monaten wurden wir zu einem Patienten gerufen, der genau diese Zeit nicht mehr hatte. Nachdem die Diagnose des gedeckt perforierten Aortenaneurysmas (zur Erinnerung: Der Riss wird durch den Druck in der Umgebung abgedichtet) gesichert war, galt es, den Mann so schnell wie möglich von einem Krankenhaus der Grund- und Regelversorgung, in das seine Verwandten ihn gebracht hatten, in ein Haus der Maximalversorgung zu bringen. Nur dort gab es Chirurgen, die in der Lage waren, die verletzte Ader zu reparieren. Während des Transportes verstarb der Mann in unserem Rettungswagen.

Insofern gibt es bei akuten Bauchschmerzen, die als ganz furchtbar empfunden werden und plötzlich einsetzen, nichts zu überlegen. Sie selbst können nicht viel für den Betroffenen tun. Sorgen Sie dafür, dass er sich hinlegt und sich entspannt! Es ist absolut notwendig, den Blutdruck so niedrig wie möglich zu halten, damit das Leck nicht aufreißt. Da Schmerzen und Anstrengung sich auf den Druck auswirken, sollte genau dieses vermieden werden. Was die Schmerzen angeht, wird das im ersten Moment kaum funktionieren. Die Anstrengung lässt sich aber durch eine liegende Position minimieren. Und dann bleibt Ihnen nur zu hoffen, dass bald …

WAS DIE ÄRZTE MACHEN ...

... der Rettungsdienst kommt. Auch für den Notarzt ist die Diagnose vor Ort nicht sicher zu bestätigen. Dafür braucht man die Notaufnahme mit ihren vielen Möglichkeiten. Trotzdem wird der Notfallmediziner einen Verdacht haben und entsprechend handeln. Er wird versuchen, den Blutdruck auf ein normales Niveau zu senken und so schnell wie möglich etwas gegen die Schmerzen zu tun. Viele Ärzte verabreichen zusätzlich ein Mittel zur psychologischen Abschottung, ein sogenanntes Benzodiazepin*. Auf diese Weise bekommt der Patient nicht allzu viel von den Dingen mit, die gleich um ihn herum passieren werden.

Mit der Verdachtsdiagnose eines rupturierten Aortenaneurysmas steuert der Notarzt so schnell wie möglich den Schockraum an. Wie Sie nun schon wissen, treffen sich dort die Spezialisten aller für die Behandlung eines Notfallpatienten wichtigen Fachgebiete, um gemeinsam Leben zu retten. Und die müssen die Diagnose erst einmal bestätigen. Das geht am allerbesten mittels einer CT-Untersuchung. Das (etwas schneller verfügbare) Ultraschallgerät zeigt zwar auch schon ein paar Hinweise auf Blut außerhalb der Gefäße (wir nennen das »freie Flüssigkeit«), den letztendlichen Beweis muss aber das Notfall-CT liefern. Fällt das positiv (also für den Patienten eher negativ) aus, geht's so schnell wie möglich ab in den OP.

Dort muss der Chirurg versuchen, den Ort zu finden, an dem das Aneurysma eingerissen ist, um den defekten Bauchschlagaderteil abzuklemmen. Dafür werden oberhalb und unterhalb des Aneurysmas zwei Klemmen gesetzt. Erst dann kann mit der Rekonstruktion der Gefäßwand begonnen werden. Meist wird das gesamte Aneu-

---

* *Viele von Ihnen werden Medikamente dieser Gruppe kennen. Es handelt sich um die landläufig als »LMAA-Pille« bezeichnete Medizin. Zu den wohl bekanntesten Vertretern gehört hier das Lorazepam, das in Deutschland unter anderem unter dem Handelsnamen Tavor® vertrieben wird.*

rysma herausgeschnitten (also die gesamte Aussackung) und durch ein Kunststoffinterponat ersetzt.

Die ganze Prozedur ist leider schwieriger, als man annehmen mag, denn in dem Moment, in dem man in den Bauch schneidet und so die Spannung von der Bauchdecke nimmt, platzt der Riss meist ganz auf, was zu einer enormen Ansammlung von Blut in der Bauchhöhle führt. Da das aber nicht durchsichtig ist, ist es für den Operateur nun extrem schwer, die beiden Gefäßenden zu finden, die es abzuklemmen gilt. Er muss praktisch blind, nur geleitet durch seinen Tastsinn und die perfekte Kenntnis der menschlichen Anatomie, navigieren. Findet er die Schlagader nicht innerhalb von Sekunden, stirbt der Patient meist. Denn die Menge an Blut, die durch einen Riss in der Aorta nach außen tritt und dem Körper dann nicht mehr zur Verfügung steht, ist gewaltig. Da der Mensch nur zwischen fünf und acht Liter hat (ja nach Größe und Geschlecht), reichen, selbst bei bester Verfügbarkeit von Spenderblut und Infusionen, ein paar Sekunden, bis der Tod des Patienten eintritt.

Und auch beim rupturierten Aortenaneurysma stehen den Patienten wieder schwierige Monate der Erholung bevor. Denn man kann nun einmal nicht nach wenigen Tagen einfach wieder arbeiten gehen. Manchmal werden bestimmte Körperareale (im schlimmsten Fall das Gehirn) durch den zeitweiligen Sauerstoffmangel dauerhaft geschädigt, sodass sogar eine Behinderung zurückbleiben kann.

NASENBLUTEN

Wirklich ein medizinischer Notfall?

Widmen wir uns nun einem augenscheinlich eher seichten Thema, dem Nasenbluten, oder auch der Epistaxis, wie es im Medizinerdeutsch genannt wird.

Warum um alles in der Welt hat es ein Problem, an dem doch jeder von Zeit zu Zeit einmal leidet, in ein Buch über Notfälle geschafft? Sie denken vielleicht: Sind dem Stirkat jetzt etwa die Themen ausgegangen?

Natürlich nicht. Dass wir uns kurz mit dem Nasenbluten beschäftigen müssen, hat ganz andere, praktische Gründe. Denn obwohl es sich natürlich um ein eher häufiges Phänomen handelt, das in der Regel kaum Anzeichen für eine Krankheit ist, kann es doch manchmal einen schweren Verlauf nehmen. Außerdem lässt sich durch den Ersthelfer einiges tun – und da die Frage, was Sie als Ersthelfer tun können, ein elementarer Bestandteil des Buches ist, will ich die Gelegenheit nutzen, auch hier ein paar gute Tipps zu geben.

Also – warum blutet jemand aus der Nase? Das kann mehrere Gründe haben. Meist sind die Ursachen ganz banal. So gibt es im Septum zwischen den beiden Nasenlöchern (das ist die Knorpel-

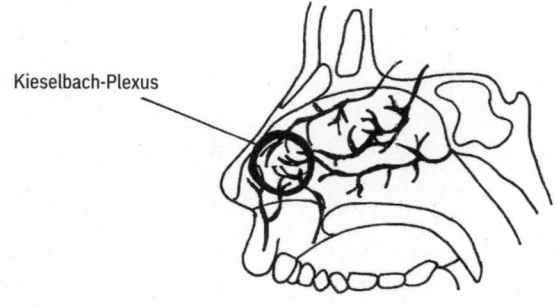

Kieselbach-Plexus

wand) einen Bereich, in dem sehr viele, sehr dünne Blutgefäße aufeinandertreffen und ein Geflecht, den sogenannten Kieselbach-Plexus, bilden. Schon kleinste Verletzungen können hier zu einer Blutung führen, die wir als sehr dramatisch wahrnehmen würden.

Verschlimmert werden kann die Situation, wenn es Probleme mit der Blutgerinnung gibt, da es dem Körper in so einem Fall relativ schwerfällt, das Leck wieder zu verschließen. Und solche Probleme mit der Gerinnung können nicht nur als Krankheit auftreten, sondern hauptsächlich als Nebenwirkung von gerinnungshemmenden Substanzen. Nasenbluten ist sogar eine der häufigsten Komplikationen bei der Einnahme von Medikamenten, wie Marcumar®, Falithrom®, Xarelto® oder Eliquis®. In so einem Fall ist die Lage dann manchmal doch etwas gefährlicher als bei Patienten, die einfach so aus der Nase bluten.

Ganz generell kann man die Gründe für ein plötzliches Nasenbluten in solche unterteilen, die Symptom einer anderen Erkrankung (oder Nebenwirkung der Einnahme bestimmter Medikamente) sind, und solche, die in der Nase selbst begründet liegen. Beispiele hier sind Polypen, Schnupfen oder zu häufiges In-der-Nase-Bohren (kein Witz!). Treten Blutungen öfter und ohne erkennbaren Grund auf, dann sollte man doch irgendwann den Arzt aufsuchen, um systemische Ursachen (also solche, die nicht in der Nase selbst stecken) zu suchen. Die können vom Vitamin-C-Mangel bis hin zu Erkrankungen des Blutes reichen. Das alles wird Ihnen Ihr Hausarzt sicher gern genau erklären.

Wir wollen uns jetzt aber auf die Notfälle, das starke und nicht mehr zu stillende Nasenbluten, konzentrieren. Wir haben bereits darüber gesprochen, dass ein Grund hierfür die Einnahme von Gerinnungshemmern sein kann. Möglich ist aber auch, dass nicht der Kieselbach-Plexus (also der dünne Gefäßbereich im vorderen Teil der Nasenscheidewand) betroffen ist, sondern dass die Blutung aus einer der größeren, die Nase durchziehenden Arterien kommt.

WAS SIE ALS ERSTHELFER TUN KÖNNEN ...

Bei banalem Nasenbluten muss nicht der Rettungsdienst gerufen werden. Es reicht, beim Hausarzt vorbeizuschauen, wenn das Problem öfter auftritt. Der wird dann erst einmal eine Überweisung zum HNO-Spezialisten empfehlen. Als Ersthelfer können Sie ziemlich viel vor Ort tun – meist alles, was nötig ist. Fordern Sie den Erkrankten als Allererstes auf, das Blut nicht zu schlucken. Zu viel geronnenes Blut kann nur sehr schlecht weitertransportiert werden, und es kann zu einem schwallartigen Erbrechen kommen, das dann natürlich die Blutung verstärken oder eine bereits beendete Epistaxis wieder auslösen kann. Also: Kopf nach vorn (nicht in den Nacken, wie ich es früher noch gelernt habe) und einen Eimer unter die Nase! Zusätzlich macht es Sinn, den Nacken etwas zu kühlen, um die Blutgerinnung zu unterstützen. Aber übertreiben Sie es nicht damit. Coolpacks müssen grundsätzlich in ein Handtuch gepackt werden, um den direkten Kälteschaden auf die Haut zu minimieren. Mit diesen Maßnahmen kann man die Sache oft schon in den Griff bekommen.

Weil Nasenbluten durch einen erhöhten Blutdruck verständlicherweise verstärkt werden kann, ist es auch hier wieder sehr wichtig, den Betroffenen zu beruhigen. Angst und Unsicherheit lassen den Druck im Gefäßsystem steigen, was das Nasenbluten verschlimmern kann und seinerseits wieder zu mehr Angst führt – ein Teufelskreis.

Manche Menschen stopfen sich ein Taschentuch in die Nase, um die offenen Gefäße abzudrücken. Ich bin mir nicht ganz sicher, was ich davon halten soll. Kommt die Blutung nämlich nicht aus dem vorderen Teil der Nase, sondern aus dem wesentlich gefährlicheren hinteren, so kann das Blut nicht mehr ablaufen und fließt unkontrolliert in den Rachen. Das birgt einige Gefahren. Zum einen kann sich ein Rinnsal in Richtung Lunge bilden. Blut in der Lunge ist nie gut und kann zu schweren Entzündungen führen. Weil die

Nase verstopft ist, kommt der Großteil des Blutes im Magen an, was, wie wir ja wissen, nicht so toll ist. Außerdem kann man die Stärke der Blutung kaum mehr einschätzen, was dazu führen kann, dass mehrere Liter verloren gehen, ohne dass der Patient etwas merkt.

Besser ist es da, den vorderen Teil der Nase manuell (mit den Fingern) zusammenzudrücken. Auf diese Weise kann eine Blutung aus diesem Teil (dem Kieselbach-Plexus) behandelt werden, und das Blut aus dem hinteren Nasenabschnitt kann trotzdem noch abfließen.

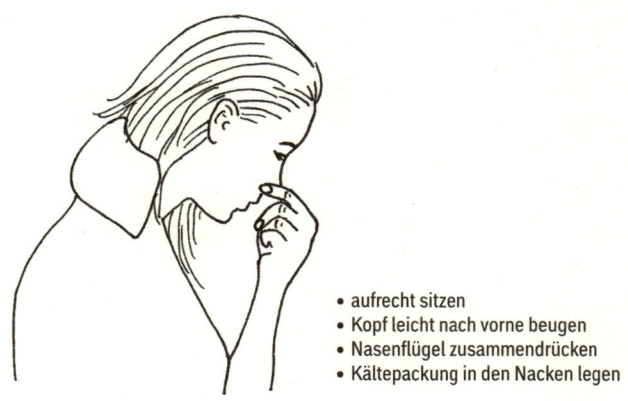

- aufrecht sitzen
- Kopf leicht nach vorne beugen
- Nasenflügel zusammendrücken
- Kältepackung in den Nacken legen

Lässt sich das Problem also nicht durch die konventionellen Maßnahmen (Kopf nach vorn, Kühlung) beheben, dann empfehle ich, einen Arzt aufzusuchen. Bei schwachem, aber unstillbarem Nasenbluten können Sie gern auch selbst in die HNO fahren. Dafür benötigt man keinen Rettungsdienst. Sind Sie sich aber unsicher oder ist die Blutung wirklich stark, dann rufen Sie besser die 112. Die Kollegen können bereits im Rettungswagen versuchen, das Ganze in den Griff zu bekommen und den Blutverlust zu minimieren oder sogar ganz zu stoppen.

177

WAS DIE ÄRZTE MACHEN ...

Je nach Stärke der Blutung haben der Notarzt oder die Sanitäter mehrere Möglichkeiten. Ist das Problem wirklich schwerwiegend und der Blutverlust besorgniserregend, muss erst einmal eine Infusion gelegt werden, um einen drohenden Blutungsschock zu verhindern. Außerdem zeigt sich natürlich auch bei den gemessenen Vitalwerten, insbesondere beim Blutdruck, ob das Problem lebensbedrohlich ist. Auch die Herzfrequenz zeigt an, ob sich der Blutverlust schon auf das gesamte System Mensch ausgebreitet hat. Wenn dem so ist, dann wird das Herz nach und nach schneller schlagen. Allerdings ist hier Vorsicht geboten. Der Blutdruck fällt bei gesunden Erwachsenen erst extrem spät. Man sollte sich als Retter auf keinen Fall allein auf diesen Wert verlassen!

Der Blutung selbst kann man aber auch zu Leibe rücken. Denn Rettungswagen sind mit dem nötigen Material ausgestattet, um eine professionelle Nasentamponade anzubringen. Die kann dann sogar noch mit bestimmten Medikamenten getränkt werden, die die Gefäße dazu bringen sollen, sich zusammenzuziehen, was den Blutverlust zusätzlich reduziert. Die Kombination aus Druck und Medikament kann so ziemlich gute Ergebnisse erzielen.

Ist das erste Ziel, also die Blutstillung, erreicht, dann geht's zügig ab in die Klinik. Dort ist es Aufgabe der HNO-Ärzte, die Blutungsquelle zu identifizieren und die Gefäße mittels eines Elektrokoagulationsgerätes zu versiegeln.

Außerdem sollte beim Verlust größerer Blutmengen eine Blutuntersuchung durchgeführt werden, um auszuschließen, dass eine Transfusion nötig ist, was in der Tat nur sehr selten vorkommt. Besteht der Verdacht, die Epistaxis sei ein Symptom einer anderen, potenziell gefährlichen Krankheit, so muss auch das abgeklärt werden.

KAPITEL 5

NEUROLOGISCHE NOTFÄLLE

ATTACKEN AUF DIE SCHALTZENTRALE DES MENSCHEN

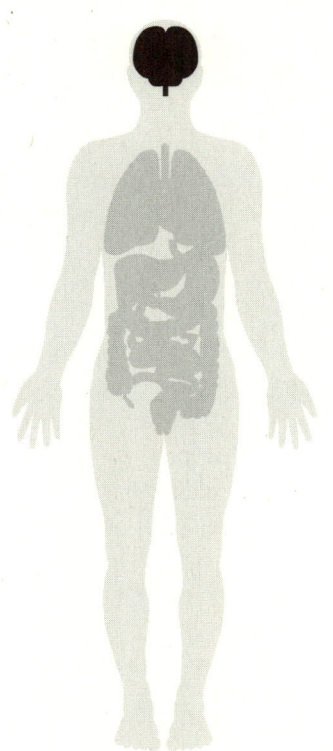

HIRNBLUTUNGEN

Wo kleinste Mengen großen Schaden anrichten

Sich dem Thema der Hirnblutungen zu widmen ist gar nicht so einfach, denn es gibt ziemlich viele Typen, Arten und Unterarten. Insofern will ich versuchen, Sie mit den ganzen Details zu verschonen und mich auf die wirklich relevanten Fakten dieses sehr dramatischen Themengebietes zu konzentrieren.

Wie in allen Organen kann es natürlich auch im Hirn zu Blutungen, also zum Austritt von Blut aus den Gefäßen, kommen. Wo bei anderen Organen die Gefahr aber meist darin liegt, dass irgendwann nicht mehr genug Blut für den restlichen Körper zur Verfügung steht, sind im Gehirn schon Mengen, die wir im Falle eines plötzlichen Nasenblutens als vollkommen irrelevant betrachten würden, eine Bedrohung für den Menschen. Das liegt an der besonderen Beschaffenheit des Schädels, einem wirklich faszinierenden Knochengebilde.

Woran denken Sie, wenn Sie an einen Knochen denken? Wahrscheinlich an eine längliche Struktur, die unserem Skelettsystem Halt gibt. So weit, so gut. Das gilt allerdings nur bedingt. Der Schädel nämlich ist ein runder Knochen* mit einer riesigen Höhle. Und in dieser Höhle befindet sich das Gehirn. Die Aufgabe der umgebenden Knochenmasse ist hier also weniger die Strukturgebung, als vielmehr der Schutz unseres wichtigsten Organs, des Koordinationszentrums, des Gehirns. Das liegt nämlich, eingebettet in eine Flüssigkeit, die zerebrospinale Flüssigkeit (ZSF), im Schädel und geht seinen allumfassenden Aufgaben nach. Die Kombination aus Schädel und ZSF bildet einen genialen Schutzpanzer für das

---

* *Eigentlich besteht der Schädel aus mehreren Knochen. Die wachsen im Laufe der Entwicklung aber so fest zusammen, dass es uns vorkommt wie eine große Struktur.*

Organ. Denn zum einen verhindert die harte Knochenschicht Angriffe von außen. Innen sorgt die Flüssigkeit aber dafür, dass dem Hirn selbst bei (mäßiger) Gewalteinwirkung kaum etwas passiert, da es von der ZSF abgefedert wird.

Dieses Schutzsystem kann aber auch zur tödlichen Gefahr werden. Kommt der Druck nämlich nicht von außen, sondern von innen, dann kann das Gehirn nicht ausweichen. Ein Beispiel: Nehmen wir an, Sie nehmen, freiwillig oder nicht, an einer Prügelei teil und bekommen im Verlauf ordentlich eins auf die Mütze. Die stärksten Schläge landen im Bauchbereich, aber auch die Nase wird nicht geschont. Die Schläge sind so hart, dass einige Blutgefäße aus ihrer Verankerung gerissen werden und nun mitten in die Organsubstanz bluten – und zwar im Gehirn und in der Leber. Allerdings hat Letztere mehr abbekommen. Bevor die körpereigenen Gerinnungsmechanismen das Leck verschließen können, fließt eine ordentliche Menge Blut in das Organ. Im Gehirn sieht die Sache wesentlich weniger schlimm aus – quantitativ. Denn die Wahrheit ist leider: Die Leberblutung wird in diesem Fall weniger Probleme machen – an der Hirnblutung können Sie sterben. Warum?

Genau wegen der eben noch als so segensreich beschriebenen schützenden Wirkung des Schädels. Denn wo die Leber fast so weich und dehnbar ist wie ein Schwamm und damit einer ganzen Menge Flüssigkeit Raum bietet, ohne ihren Dienst einzustellen, funktioniert das im Gehirn nicht. Dort führt bereits eine winzige Menge, quasi ein paar Tropfen Blut, dazu, dass sich der Druck auf die gesamte Umgebung kritisch erhöht.

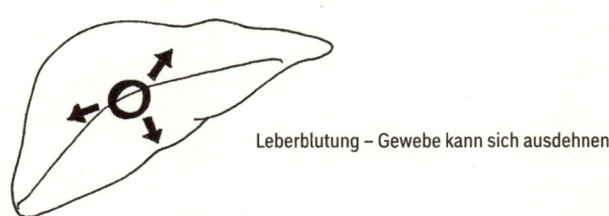

Leberblutung – Gewebe kann sich ausdehnen

181

Dieser hohe Druck führt wiederum dazu, dass winzige Gefäße, die gar nichts mit der eigentlichen Blutung zu tun haben, zusammengedrückt werden. Die daraus folgende Kombination aus direktem Druck, Schwellung und Sauerstoffmangel ist extrem kritisch und führt bereits nach wenigen Minuten zum Absterben von Hirngewebe. Während also in der Leber kaum nennenswerte Auswirkungen auf das Organ zu verzeichnen sind (solange nicht Blut in die freie Bauchhöhle läuft), weil es leicht verdrängt werden kann, kann eine wesentlich geringere Menge Blut im Gehirn schwerste Folgen nach sich ziehen.

Welche genau das sind und wie sie sich entwickeln, das hängt zum einen vom Ort der Blutung ab, zum anderen von deren Ursprung. Sie können sich das Gehirn als eine Art Spiegel des Körpers vorstellen. Hier werden Informationen aus den unterschiedlichsten Bereichen gesammelt, eingeordnet und verarbeitet, um dann in Aktionen umgewandelt zu werden. Vereinfacht dargestellt sieht das so aus:

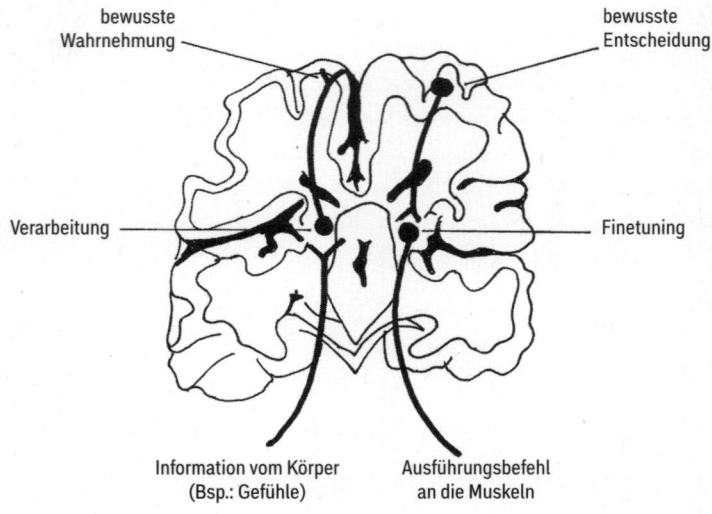

bewusste Wahrnehmung

bewusste Entscheidung

Verarbeitung

Finetuning

Information vom Körper (Bsp.: Gefühle)

Ausführungsbefehl an die Muskeln

Sie können sich vielleicht vorstellen, dass jeder Quadratmillimeter für eine andere Aufgabe verantwortlich ist und dementsprechend jede Blutung individuelle Symptome hervorruft. Es ist schon eine komplizierte Angelegenheit, unser Gehirn.

Wegen dieser großen Komplexität teilt man Blutungen anhand ihrer Beziehung zum Hirn und zu den umgebenden Hirnhäuten[*] in vier verschiedene Kategorien ein, die jeweils etwas andere Symptome hervorrufen und entsprechend auch unterschiedlich behandelt werden müssen: Man unterscheidet einen Blutaustritt direkt unter dem harten Schädel, zwischen den Hirnhäuten oder unmittelbar im Gehirn selbst. Ärzte sprechen von Subdural-, Epidural-, Subarachnoidal- und Intrazerebralblutungen. Klingt kompliziert, ist aber wichtig, weil, wie gesagt, Symptome und Verlauf unterschiedlich sind.

Ganz allgemein kann man aber feststellen, dass eine Hirnblutung oft starke Kopfschmerzen verursacht. Das liegt nicht etwa an der Schmerzwahrnehmung im Gehirn selbst (das kann Schmerzen zwar verarbeiten, selbst aber keine empfinden), sondern an der der Hirnhäute. Auch Bewusstseinsveränderungen, Krampfanfälle, Übelkeit, Schwindel, Erbrechen und sogar der Ausfall der Steuerung oder Wahrnehmung ganzer Körperregionen – was sich dann beispielsweise darin äußert, dass der Betroffene eine Hälfte des Körpers nicht mehr bewegen kann oder sie nicht mehr spürt – können Anzeichen für eine Hirnblutung sein. Ob sich die Symptome plötzlich oder erst nach und nach entwickeln, hängt von der Lokalisation der Blutung ab, die wiederum bedingt, ob aus einer Arterie oder aus einer Vene Blut austritt. Die ganze Sache ist so kompliziert, dass die Ärzte ohne computertomografische Untersuchung nicht unterscheiden können,

---

[*] *Das sind die Strukturen, die dafür sorgen, dass die zerebrospinale Flüssigkeit nicht einfach aus dem Schädel hinausläuft. Sie umschließen das gesamte zentrale Nervensystem, zu dem neben dem Gehirn auch noch das Rückenmark gehört.*

ob eine Hirnblutung oder ein Schlaganfall vorliegt, weil die Symptome sich so stark ähneln.

Was aber führt nun zu einem derart katastrophalen Ereignis? Pauschal kann man die Frage nicht beantworten. Es gibt Patienten, die nach einem Autounfall, bei dem sie sich mehrmals überschlagen und schwerste innere Verletzungen erlitten haben, überhaupt keine Schäden am Hirn davontragen, während auf der anderen Seite augenscheinlich völlig gesunde Menschen draußen herumlaufen und mir nichts dir nichts umfallen und nie wieder aufwachen, bei denen sich im Nachhinein herausstellt, dass eine Hirnblutung verantwortlich für das ganze Leid war. In diesem Fall liegt die Ursache oft in dem sogenannten Berry-Aneurysma. Dabei handelt es sich um eine angeborene Gefäßfehlbildung, die irgendwann platzen kann.

Neben diesem speziellen Typ Aneurysma gibt es aber auch, wir kennen das alle aus den diversen Ärzteserien, andere Typen von Gefäßaussackungen, die überall im Gehirn zu finden sein können und die unvermittelt einfach so aufreißen können – eine tickende Zeitbombe im Kopf. Jeder kann betroffen sein – Sie, ich, Ihr Kind, Ihr Partner –, ohne Bilder aus dem Inneren des Schädels kann man so etwas unmöglich ausschließen. Zum Glück aber ist so etwas extrem selten. Ein generelles Screening, also das Absuchen der gesamten Bevölkerung nach etwaigen Fehlbildungen, würde nicht viel bewirken, setzen wir uns bei jeder Untersuchung doch gleichzeitig auch einem gewissen Risiko aus, wie zum Beispiel einer erheblichen Strahlenbelastung. Insofern sollte man bei der Frage, ob man betroffen ist oder nicht, tatsächlich einfach ein bisschen Zuversicht haben – im Leben lässt sich eben nicht alles ausschließen und kontrollieren.

Aber nicht nur Gefäßprobleme und Unfälle können zu einer akuten Blutung führen. Auch andere, seltenere Krankheiten wie Entzündungen, Stoffwechselprobleme oder Blutkrankheiten kommen als Auslöser infrage – und natürlich die akute Blutdruckkrise. Wir haben dieses Thema bereits in aller Ausführlichkeit besprochen. Wie gesagt, ein erhöhter Blutdruck ist, solange er bestimmte Werte nicht übersteigt, zwar langfristig ein großes Problem, kurzfristig aber ganz gut beherrschbar. Werden nun diese für jeden Menschen individuellen Grenzwerte überschritten, so kann im schlimmsten Fall eins der ganz kleinen und filigranen Hirngefäße platzen und damit einen gefährlichen Kreislauf in Gang setzen.

Also – lassen Sie den Druck regelmäßig kontrollieren und versuchen Sie etwas gegen sein kontinuierliches Ansteigen zu tun! Neben Medikamenten eignet sich hier übrigens auch eine einfache Umstellung in der Lebensführung: weniger Stress, mehr Sport, besseres Essen – so einfach, oder?

WAS SIE ALS ERSTHELFER TUN KÖNNEN ...

In den seltensten Fällen weiß der Ersthelfer, was los ist. Sogar die Ärzte können das erst genau diagnostizieren, wenn der Befund vom Notfall-CT vorliegt. Also muss sich der Laie darauf konzentrieren, dem Patienten so schnell wie möglich professionelle Hilfe zukommen zu lassen und, falls nötig, lebenserhaltende Maßnahmen durchzuführen. Aber keine Angst! Das ist nicht so dramatisch, wie es klingt. Wichtig ist nur, die Beschwerden des Betroffenen richtig zu deuten. In den meisten Fällen, wenn wir gerufen werden, denken Angehörige, ihre Lieben hätten einen Schlaganfall. Und in 90 % der Fälle ist dem auch so. Nur bei 10 % der Patienten mit neurologischen Symptomen wie halbseitiger Lähmung, Bewusstseinsstörung, Sprachproblemen oder anderen, ähnlichen Auffälligkeiten lässt sich eine Blutung als Ursache finden.

Setzen also solche Symptome plötzlich ein, dann beruhigen Sie zuallererst einmal sich selbst, denn natürlich ist es überaus beängstigend, wenn ein geliebter Mensch plötzlich nur noch sabbert, nichts Vernünftiges mehr von sich gibt oder vielleicht sogar ohnmächtig auf dem Boden liegt. Aber nicht nur bei diesen Beschwerden sollten Sie wachsam sein. Auch plötzlich einschießende heftigste Kopfschmerzen, oft begleitet von Schwindel und Übelkeit, können ein Zeichen für eine akute Blutung sein. In einem solchen Fall also sofort ans Telefon und die 112 wählen. Dann beruhigen Sie den Betroffenen. Denn wenn es für Sie schon gruselig und befremdlich ist, dann können Sie sich vorstellen, wie sich der Patient wohl fühlen muss, wenn die normalsten und grundlegendsten Dinge wie Bewegung oder Kommunikation von einem Moment zum anderen nicht mehr funktionieren!

Noch dramatischer wird es, wenn der Patient kaum oder gar nicht mehr ansprechbar ist. Denn dann schnellt nicht nur der Puls des Ersthelfers rasant in die Höhe, sondern es besteht auch eine ganz reale Gefahr für den Betroffenen. Denn wenn das Bewusstseinszentrum im Hirn von der Blutung betroffen ist, dann regeln sich damit auch die Schutzreflexe herunter, die der menschlichen Selbsterhaltung dienen. Dinge, die wir ganz unbewusst machen, wie im richtigen Moment schlucken, um uns nicht zu verschlucken, oder das Obenhalten der Zunge, um nicht zu ersticken (das machen wir sogar im Schlaf), können dann nicht mehr ausgeführt werden, was im schlimmsten Fall zum Tod führt.

Kommt es nämlich zum Erbrechen (und das ist bei Menschen mit Hirnblutung gar nicht so selten), dann schützen sich die Strukturen unseres Rachens nicht mehr automatisch selbst. Erbrochenes läuft in die Lunge und der Patient erstickt. Dem gilt es vorzubeugen. Ärzte haben da, wie Sie gleich sehen werden, ganz gute Methoden. Aber auch dem Laienhelfer steht ein einfaches, jedoch effektives Mittel zur Verfügung – die stabile Seitenlage. Wir haben weiter vorne schon darüber gesprochen. Durch die spezielle Drehung des Patienten auf den Bauch, unter Überstreckung des Kopfes, können Sekrete herauslaufen und nicht in die Lunge – eine wahrlich und wahrhaftig lebensrettende Maßnahme. Wenn Sie nicht mehr genau wissen, wie das ganze in der Praxis funktioniert, dann wäre jetzt der Zeitpunkt, sich bei einem Erste-Hilfe-Kurs anzumelden. Die kosten nicht viel, und Sie können mit dem dort erlangten Wissen tatsächlich Leben retten.

Fassen wir also noch einmal zusammen: Sobald Sie merken, dass mit den Hirnfunktionen eines Menschen irgendetwas nicht stimmt, rufen Sie so schnell wie möglich die 112 an! Ist der Betroffene wach, dann wirken Sie beruhigend auf ihn ein, nachdem Sie sich selbst so gut wie möglich entspannt haben. Im Falle einer Ohnmacht versuchen Sie, den Betroffenen in die stabile Seitenlage zu bringen.

WAS DIE ÄRZTE MACHEN ...

Auch für uns Ärzte ist es nicht immer leicht, eine Hirnblutung sofort zu erkennen. Es gibt aber oft deutliche Hinweise – das Problem ist nur, dass neurologische Symptome, also Beschwerden, die auf eine Fehlfunktion des zentralen Nervensystems hindeuten, viele Gründe haben können. Die beiden häufigsten sind wohl der Schlaganfall und die Hirnblutung. Aber auch eine Blutvergiftung und eine Infektion des Nervensystems, wie eine Hirnhautentzündung, sind manchmal schwer von der Hirnblutung zu unterscheiden.

Insofern gilt es als Allererstes, Ordnung in das Chaos der verschiedenen Symptome zu bringen. Außerdem müssen natürlich sofort die Vitalfunktionen kontrolliert und gesichert werden. Erst wenn Atmung, Blutdruck und Puls im grünen Bereich sind, kann man überhaupt weitere Schritte einleiten. Ich habe vorhin schon angesprochen, dass das Rettungsteam eine ganz andere Möglichkeit hat, die Atemwege zu sichern und damit die Aspiration (also das Einatmen) von Erbrochenem zu verhindern – die Intubation. Auf dem Bild weiter unten sehen Sie die Utensilien, die man gemeinhin für eine Intubation benötigt. Das Ding ganz links ist der Tubus, also das, was am Ende in der Luftröhre landet. Sie sehen einige aufgedruckte Markierungen, die ganz oben mit einem dicken schwarzen Streifen abschließen. Danach kommt der aufblasbare Ballon, der die Luftröhre schützen soll.

Nach dem Einführen des Schlauches in die Luftröhre wird nämlich dieser kleine Ballon aufgeblasen, um jede Art von Sekret daran zu hindern, die Lunge anzugreifen.

Es gibt bestimmte Bewertungssysteme, von denen das bekannteste wohl die Glasgow Coma Scale ist. Das Bewusstsein wird dort auf einer Scala von 3 bis 15 bewertet. Sind lediglich 7 oder 8 Punkte erreicht (also im Grunde die Hälfte zwischen Ohnmacht und normalem Bewusstseinszustand), sollte dringend über eine Intubation nachgedacht werden, um die Atemwege zu sichern. Es geht also nicht immer nur um ein Versagen der Lunge, wenn im Mund eines Patienten ein Schlauch steckt. Oft soll damit der Schutz des Organs gewährleistet werden. Ärzte sprechen deshalb von einer Schutzintubation. Die ist natürlich nicht bei allen Patienten mit einer

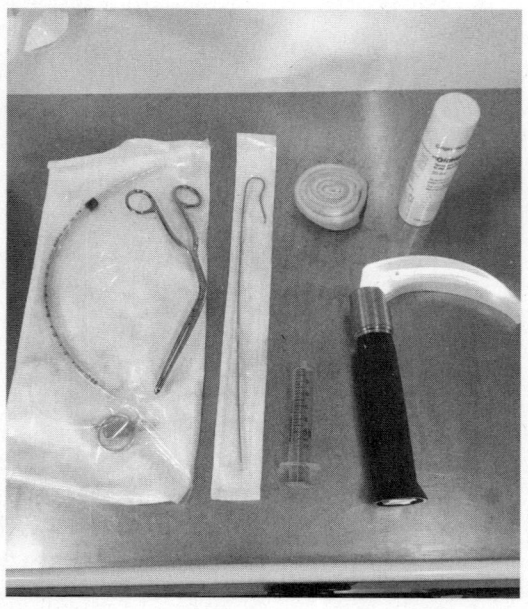

Intubationsbesteck

Hirnblutung sofort nötig. Oft verschlimmert sich die Situation aber mit der Zeit (weil immer mehr Blut nachkommt und der Druck auf das umliegende Gewebe immer stärker wird), sodass letzten Endes doch noch beatmet werden muss.

Sobald die Atemwege und damit auch die Beatmung gesichert sind, gilt es darüber nachzudenken, wo der Patient am besten behandelt werden kann. Dafür eignen sich nicht alle Krankenhäuser. Ganz wichtig, schon beim leisesten Verdacht auf eine Hirnblutung, ist, dass die Klinik über eine Abteilung für Hirnchirurgie verfügt. Weil Verzögerungen im wahrsten Sinne des Wortes tödlich sein können, muss manchmal sogar der Rettungshubschrauber verständigt werden. Der kann auch längere Strecken relativ schnell zurücklegen und den Patienten zügig einer adäquaten Versorgung zuführen.

Die wiederum wird erst in die Wege geleitet, wenn die Diagnose gesichert ist, weshalb sofort beim Eintreffen in der Klinik ein Notfall-CT durchgeführt werden muss. Blutungen erkennt man hier problemlos, stellen die sich doch als weiße Flächen innerhalb der grauen Masse des Gehirns dar.

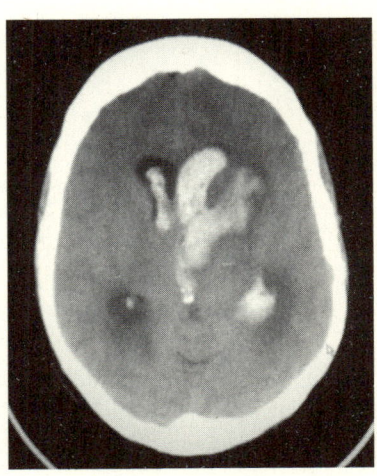

Intrakranielle Blutung

Auch bei Patienten mit Verdacht auf Hirnblutung wird in aller Regel das Schockraumteam alarmiert, zu dem selbstredend auch ein Neurochirurg gehört. Der entscheidet dann, ob und, wenn ja, wie genau operiert werden muss.

Dabei kommen verschiedene Techniken in Betracht, von denen die wohl radikalste die komplette Öffnung der Schädeldecke ist. Das kann nötig sein, um zum einen den Druck aus dem Gehirn zu nehmen und so den Tod weiterer Areale zu vermeiden und zum anderen die Blutungsquelle zu identifizieren und den desaströsen Vorgang zu stoppen.

Wie es am Ende ausgeht, kann man aber leider nicht voraussagen. Sind bereits geschädigte Areale wiederherzustellen? Wird der Angehörige vielleicht ein Wachkoma-Patient werden? Diese Fragen kann Ihnen niemand beantworten. Und deshalb heißt es für die Angehörigen warten, warten, warten. So lange, bis die Ärzte die Narkosemittel absetzen und der alles entscheidende Moment naht – der Moment, wenn der Patient aus seinem langen Schlaf erwacht. Oder eben nicht.

KRAMPFANFALL

Kurzschluss im Hirn

Kommen wir nun zu einem Krankheitsbild, das in der Regel eher Symptom ist als eigenständige Erkrankung, das in diesem Buch aber trotzdem einen wichtigen Platz einnehmen soll. Gerade in Bezug auf die Außenwirkung und die Möglichkeiten der Ersten Hilfe ist der plötzliche Krampfanfall doch ein relativ erschreckendes Ereignis.

Wobei das, was wir landläufig unter Krampfanfall verstehen, nämlich der sogenannte Grand-Mal-Anfall, nur ein Aspekt einer ziemlich komplexen Hirnproblematik ist. Tatsächlich ist nämlich bei Weitem nicht jedes Ganzkörperzucken auch ein Krampfanfall, und nicht jeder Krampfanfall geht mit Körperzuckungen einher. Ziemlich schwierig – aber genau um hier zu unterscheiden, ist ärztliches Können gefragt.

Wie stellen Sie sich einen Krampfanfall vor? Vermutlich genauso wie gerade beschrieben, oder? Ein Patient krümmt sich plötzlich, fällt um, wird ohnmächtig und zuckt am ganzen Körper. Die Augen verdrehen sich, Schaum bildet sich vor dem Mund des Kranken, und alles sieht ziemlich furchtbar aus. Man nennt diese Form des Krampfanfalls den Grand-Mal-Anfall. Der ist gekennzeichnet durch plötzliche Bewusstlosigkeit, einhergehend mit symmetrischen (also in beiden Körperhälften gleich auftretend) Kontraktionen der Rumpf- und Extremitätenmuskulatur. Das ist sozusagen der Krampfanfall-Klassiker. Mediziner sprechen hier von generalisierten Anfällen.

Bei anderen Formen kann es auch vorkommen, dass sich lediglich einzelne Extremitäten oder sogar nur einzelne Muskelgruppen bewegen. Der Patient sitzt dann mehr oder weniger entspannt da und schaut seinem Arm zu, wie der sich unwillkürlich auf und ab bewegt. Diese fokale Form des Krampfanfalls kann übrigens mit oder ohne Bewusstlosigkeit auftreten. Und dann wären da noch die sogenannten Absence-Anfälle, eine ziemlich gruselige Angelegenheit für alle Beobachter. Diese Art des epileptischen Anfalls trifft sehr häufig Kinder und hat mit dem klassischen Krampfleiden, wie wir es kennen, nichts zu tun, weshalb ich es nur kurz erwähne. Absencen sind kurze Episoden von bloß einigen Sekunden, in denen das Kind plötzlich teilweise oder ganz das Bewusstsein verliert. Manchmal werden diese Phasen des Weggetretenseins begleitet von komischen Bewegungen oder Geräuschen. Solche Episoden können Dutzende Male am Tag auftreten und den Helfer vor eine große Herausforderung stellen. Verkompliziert wird das Ganze dadurch, dass sich das Kind nicht an den Anfall erinnern kann. Eine ziemlich gruselige Geschichte, wie gesagt.

Die überwiegende Zahl von Krampfanfällen, zu denen wir als Retter gerufen werden und die Sie folglich als Ersthelfer erleben können, sind aber Grand-Mal-Anfälle, also die, bei denen die Patienten ganz klassisch zuckend und mit Schaum vor dem Mund auf dem Boden liegen. Das Schwierige: Nicht jeder Patient, der nach außen hin das Bild eines Krampfanfalls vermittelt, hat auch einen. Es gibt nämlich zwei andere Erkrankungen, die genauso aussehen können, die aber gar nichts mit einem Anfall im klassischen Sinne zu tun haben.

Zum einen wäre da die konvulsive Synkope. Das ist eigentlich nichts anderes als eine kurzzeitige Bewusstlosigkeit, verursacht durch ganz verschiedene, meist harmlose Auslöser, die mit krampfartigen Bewegungen einhergeht. Der große Unterschied zwischen beiden ist, dass Patienten mit konvulsiver Synkope meist sehr schnell wieder aufwachen, während jemand, der gerade einen Krampfanfall hatte, oft in eine Nachschlafphase übergeht und nur sehr verzögert wieder wach wird. Das dauert oft zwanzig Minuten bis eine halbe Stunde. Außerdem nässen sich Patienten, die einen echten Krampfanfall erleiden, typischerweise ein und beißen sich auf die Zunge, was bei der konvulsiven Synkope meist nicht der Fall ist.

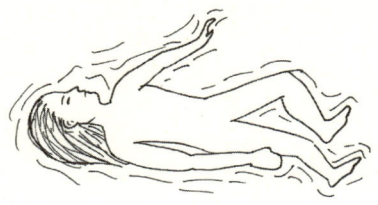

Und dann wäre da noch der psychogene Krampfanfall. Entgegen der landläufigen Meinung ist der nicht leicht vom richtigen Krampfleiden zu unterscheiden, treten dabei doch genau die gleichen Symptome auf. So ist es sogar für den Notarzt mit einigen Schwierigkeiten verbunden, einen richtigen Krampfanfall von einem psychogenen Krampfanfall zu unterscheiden.

Für Sie als Laienhelfer spielt das freilich keine große Rolle. Aber darauf kommen wir gleich noch zu sprechen.

Wenden wir uns erst einmal der Frage zu, was im Gehirn eines Patienten mit Epilepsie eigentlich vor sich geht. Wie das bei solchen Erkrankungen leider häufig der Fall ist, können wir den Entstehungsmechanismus leider nicht vollständig verstehen. Im Prinzip sind zwei Fehlfunktionen der Nervenzellen dafür verantwortlich.[*] Zum einen sind die Nervenzellen, also jene winzigen Gewebsstränge, die alle neurologischen Funktionen – vom Denken bis hin zur Initiierung komplexer Bewegungen – steuern, übererregbar. Das führt zum Zweiten dazu, dass verschiedene Gruppen jener Zellen gleichzeitig feuern und auf diese Weise eine Reaktion im Körper hervorrufen, die vom Bewusstsein nicht mehr zu kontrollieren ist. Vereinfacht gesagt handelt es sich also um einen Kurzschluss im Kopf.

---

[*] *Die folgende Beschreibung bezieht sich auf die klassische Epilepsie. Krampfanfälle werden allerdings nicht nur durch Epilepsie hervorgerufen, wie Sie gleich noch sehen werden.*

Allerdings ist die Epilepsie nur einer von ganz unterschiedlichen Verursachern eines Krampfanfalls. Für uns als Retter (selbstverständlich gilt das auch für Sie als Laienhelfer) sind diese auf den ersten (und oft auch auf den zweiten) Blick nicht unterscheidbar. So können Störungen in der Zusammensetzung der Blutsalze genauso zu Anfällen führen wie Tumoren oder Infektionen des Nervensystems. Auch können die Ursachen genetisch oder gänzlich unbekannt sein. Wichtig für uns ist nur eines: Der Patient krampft.

Übrigens, vorhin hatte ich Ihnen ja bereits gesagt, dass es bei einer echten Epilepsie nach dem Krampfanfall noch ein bisschen dauert, bis der Betroffene wieder zu sich kommt. Und manchmal können sogar Lähmungserscheinungen auftreten, die fast ein bisschen an einen Schlaganfall erinnern. Man nennt das Todd-Parese.

WAS SIE ALS ERSTHELFER TUN KÖNNEN ...

Die ganze Angelegenheit sieht, wie schon erwähnt, ziemlich gruselig aus. Da liegt also ein Mensch, den Sie womöglich sogar kennen, auf dem Fußboden, zuckt, es bildet sich Schaum vor dem Mund, und vielleicht wird er sogar blau im Gesicht. Alles fast wie aus einem Horrorfilm!

Und dann müssen Sie noch bedacht und ruhig handeln!

Keine Angst. Sie schaffen das! Aktivieren Sie als Allererstes den Notruf, also die 112. Nachdem die Kollegen von der Leitstelle Hilfe auf den Weg geschickt haben, versuchen Sie sich selbst zu beruhigen. Das ist, wie eigentlich immer in Notfallsituationen, das A und O. Dann entfernen Sie alle Gegenstände aus dem Umfeld des Patienten, an denen er sich verletzen könnte. Versuchen Sie auf gar keinen Fall, den Betroffenen festzuhalten oder ihn gar daran zu hindern, sich auf die Zunge zu beißen. Das kann zu fatalen Verletzungen bis hin zu Knochenbrüchen führen – beim Patienten und bei Ihnen. Denn die während eines Krampfanfalls aufgebrachte Muskelkraft darf auf gar keinen Fall unterschätzt werden. Da ist richtig viel Bums dahinter. Warten Sie, bis der Anfall vorbei ist. Wenn der Rettungsdienst bis dahin nicht eingetroffen ist (so ein Krampfanfall dauert meist nicht länger als ein paar Minuten, dem Ersthelfer kommt das natürlich ultralang vor), prüfen Sie, ob der Betroffene atmet*, dann bringen Sie ihn in die stabile Seitenlage. Mehr müssen Sie nicht tun. Beruhigend, oder? Viele Menschen denken, ein Patient mit Krampfanfall erfordere massive Maßnahmen durch den Ersthelfer – zum Glück ein Trugschluss. Wenn Sie ruhig bleiben und besonnen reagieren haben Sie dem Patienten schon sehr ... sehr geholfen.

WAS DIE ÄRZTE MACHEN ...

In dem Moment, in dem der Rettungsdienst eintrifft, sind Sie endlich befreit und können sich darauf verlassen, dass die kompetenten Helfer ihr Bestes tun. Aber was ist eigentlich das Beste? Das kommt sehr auf den Zustand des Patienten an und bewegt sich in einem Spannungsfeld von *gar nichts* bis hin zur Intubation mit künstlichem Koma. Im Falle eines unkomplizierten Krampfanfalls, der nach ein paar Minuten wieder vorbei ist, werden die professionellen Retter die Vitalparameter erheben und den Patienten, so er denn stabil ist, ins Krankenhaus fahren.

Dort sollte eine sorgfältige Aufarbeitung des Geschehenen erfolgen, will heißen: Falls noch keine Epilepsie bekannt ist, müssen die Ärzte dafür sorgen, dass der Grund für den Krampfanfall aufgedeckt wird. Man darf schließlich nie vergessen, dass auch

---

* *Das sollten Sie bei einem bewusstlosen Patienten immer machen. Es ist von absoluter Wichtigkeit, eine Situation, in der Sie die Herz-Lungen-Wiederbelebung (keine Atmung, kein Bewusstsein) durchführen müssen, nicht zu verpassen. Auch ein Krampfanfall kann nämlich in seltenen Fällen auf einen Herz-Kreislauf-Stillstand hindeuten.*

Tumoren mit einem Krampfanfall als erstes Anzeichen auf sich aufmerksam machen können. Insofern gilt, bis auf Ausnahmefälle, dass der Patient in ein Krankenhaus gehört. Manchmal hören die Betroffenen aber auch gar nicht mehr auf mit dem Krampfen – oder fallen nach kurzer Zeit wieder in einen Anfall zurück, ohne vollkommen wach zu werden. Diesen Zustand nennt man Status epilepticus, und er bedarf einer schnellstmöglichen Behandlung, da ansonsten Hirnzellen dauerhaft zerstört werden können und im schlimmsten Fall schwerste neurologische Schäden, bis hin zum Wachkoma, drohen. Zum Glück steht uns zur Behandlung eine Vielzahl von Medikamenten zur Verfügung.

Leider stellt uns die Situation oft vor ein riesiges Problem. Versuchen Sie einmal, einem Menschen, der wie verrückt um sich schlägt, eine spitze Nadel in den Arm einzuführen (und dann auch noch eine Vene zu treffen). Aus diesem Grund haben findige Experten eine ziemlich geniale Möglichkeit gefunden, das benötigte Medikament zu verabreichen, ohne sich selbst zu gefährden – den MAD, zu Deutsch, oder besser, zu Englisch: Mucosal Atomization

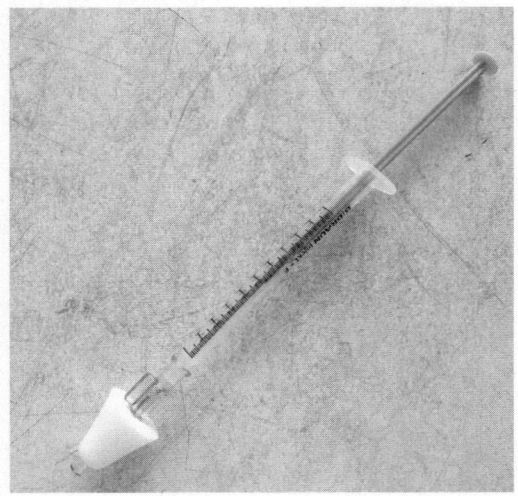

Mucosal Atomization Device

196

Device. Diese unscheinbare Plastikpyramide steckt man auf eine dünne (1 ml) Spritze und steckt sie dann fest in ein Nasenloch des Krampfenden. Während man das zweite zuhält, wird mit ordentlich Bums auf den Konus der Spritze gedrückt. Das Medikament wird dann durch die Plastikpyramide geleitet, wo es zerstäubt wird und dabei über die Schleimhaut fast so schnell in die Blutbahn gelangt, als wäre es direkt in die Vene gegeben worden.

Hat die Medizin dann gewirkt und den Patienten ruhiggestellt, kann sich das Rettungsteam ganz entspannt um einen echten Venenzugang kümmern, über den dann weitere Medikamente zugeführt werden können.

Manchmal reicht ein einzelnes Medikament aber nicht aus, um den Krampf zu unterbrechen. Um in so einem Fall das Gehirn vor dauerhaften Schäden zu bewahren, muss der Notarzt eine Narkose einleiten und den Patienten künstlich beatmen. Denn die Narkosemedikamente beenden zwar den Krampfanfall, führen aber auch dazu, dass die Eigenatmung aussetzt. Diese aufrechtzuerhalten ist dann die Kernaufgabe des Notfallarztes. Außerdem, und das versteht sich von selbst, muss auch der Kreislauf stabil gehalten werden.

Im Krankenhaus wird, je nach Ursache, entweder die Epilepsie medikamentös eingestellt oder die Gründe für den Krampfanfall (die, wie wir wissen, extrem unterschiedlich sein und von Stoffwechselentgleisungen bis hin zum Hirntumor alles umfassen können) behandelt, um ein erneutes Auftreten zu verhindern.

TGA

Wer waren Sie noch mal?

Bei all den furchtbaren Notfällen, die es gibt und die in diesem Buch besprochen werden, ist es doch erfreulich, dass es auch Krankheiten gibt, die zwar auf den ersten Blick (und besonders für die Angehörigen) beängstigend, ja geradezu katastrophal wirken, bei genauerer Betrachtung aber völlig harmlos sind und wieder verschwinden, ohne Spuren zu hinterlassen. Die TGA ist ein Beispiel dafür.

Stellen Sie sich folgendes Szenario vor: Sie sitzen gemütlich am Frühstückstisch. Es ist Samstag. Um Ihrem Partner eine Freude zu machen, sind Sie früher aufgestanden, haben Brötchen geholt und sogar Eier gebraten. Alles ist perfekt!

Nun schlemmen Sie also, freuen sich des Lebens, da werden Sie plötzlich von Ihrem Partner gefragt, was denn gerade passiert sei – und das immer wieder aufs Neue. Anfangs sind sie noch etwas verwirrt, dann aber, als Ihr Partner immer wieder dieselben Fragen stellt, verwandelt sich die Verwirrung in Panik. Was um alles in der Welt ist denn jetzt los? Alle Alarmglocken beginnen gleichzeitig zu schrillen, und Sie rufen umgehend den Rettungsdienst. Es ist bestimmt ein Schlaganfall, denken Sie. Gestern war noch alles normal, Sie sind beide noch relativ jung und überhaupt nicht medizinisch vorbelastet. Sie und Ihr Partner rauchen nicht, noch spielt Alkohol eine besondere Rolle.

Und trotzdem scheint auf einmal das Kurzzeitgedächtnis Ihres Partners wie weggeblasen. Trotz der beängstigenden Entwicklung scheint Ihr Lebensgefährte völlig entspannt; Angst und Unsicherheit sind nicht zu spüren. Er wiederholt eben nur immer die gleichen Fragen. In Ihrer Angst beginnen Sie nach ganz verschiedenen Dingen zu fragen, die Ihr Partner wissen müsste: Name, Geburtsdatum und wer gerade Bundeskanzler ist. All das scheint kein Problem zu sein. Wieso Sie jetzt aber hier zusammen am Frühstückstisch sitzen und wie um alles in der Welt Sie beide dahin gekommen sind, das ist ihm ein Rätsel. Na, wenigstens erkennt er Sie noch!

TGA ist die Abkürzung für *Transiente Globale Amnesie*. Dabei handelt es sich um ein Krankheitsbild, dessen Ursprung noch nicht genau ergründet ist und das die Patienten ganz plötzlich, jedoch nur vorübergehend, des Kurzzeitgedächtnisses beraubt. Oft folgen diese Episoden auf vorausgegangenen Stress und, gar nicht so selten, auf sexuelle Aktivität. Für den Partner ist das natürlich schon eine unangenehme Situation, wenn sich der andere nach dem Sex an nichts mehr erinnern kann.

Interessanterweise bleiben Langzeitgedächtnis und Orientierung aber erhalten. Außerdem sind die Betroffenen relativ entspannt, was ja in Anbetracht der Situation auch nicht selbstverständlich ist. Letzten Endes ist die TGA aber ungefährlich. Die Symptome bilden sich normalerweise innerhalb von 24 Stunden zurück, Komplikationen gibt es keine.

Endlich mal ein Notfall, bei dem sich eigentlich immer alles zum Guten wendet.

WAS SIE ALS ERSTHELFER TUN KÖNNEN …

Für den Laienhelfer stellt sich die Situation oft als viel dramatischer dar, als sie eigentlich ist. Das sollte uns schon unser Beispiel am Anfang des Kapitels verdeutlicht haben. Wenn ein bekannter oder, noch schlimmer, geliebter Mensch ganz plötzlich alles vergisst, dann denken die meisten sofort an eine schlimme Krankheit, wie einen Hirntumor, einen Schlaganfall oder an Demenz. Das ist ja auch klar, weil kaum jemand weiß, dass es eine Erkrankung mit dem Namen TGA überhaupt gibt.

Daher kann und muss man als Ersthelfermaßnahme eines ganz besonders raten: Bleiben Sie ruhig. Informieren Sie auf jeden Fall den Rettungsdienst. Schließlich können Sie selbst nicht genau feststellen, ob wirklich eine TGA hinter den Symptomen steckt. Es gibt nämlich, wie Sie gleich sehen werden, durchaus auch alternative Diagnosen. Ansonsten können Sie nicht viel tun. Selbst das Beruhigen des Betroffenen ist im Falle der Transienten Globalen Amnesie oft nicht nötig, da Patienten oft überhaupt nicht aufgeregt sind.

WAS DIE ÄRZTE MACHEN ...

Der Notarzt wird als Erstes eine ausführliche Anamnese, also ein Gespräch mit Ihnen und dem Patienten, durchführen. Währenddessen erheben die Sanitäter alle wichtigen Vitalwerte. In der Regel sind die bei TGA-Patienten in Ordnung, sodass Zeit für eine etwas ausführlichere Befragung bleibt. Denn der Arzt muss ein paar gefährlichere Alternativen (Mediziner sagen Differenzialdiagnose dazu) ausschließen. So können beispielsweise ein Hirntumor, eine Infektion oder eine Erkrankung der Hirngefäße, aber auch eine immunologisch vermittelte (also durch das körpereigene Abwehrsystem ausgelöste) Erkrankung hinter den Symptomen stecken. Hinweise auf diese schwerer wiegenden Krankheiten gibt aber schon die Beschreibung des Patienten oder der Angehörigen. In der Regel weichen die Differenzialdiagnosen in ihrem Erscheinungsbild nämlich von der klassischen TGA ab. Sie entwickeln sich entweder nicht so plötzlich, oder sie gehen mit anderen Symptomen einher, wie Gefühlsverlust oder einem vorausgegangenen Krampfanfall. Auch Störungen im Bewusstsein deuten darauf hin, dass keine TGA vorliegt.

Insofern kann die Diagnose der Transienten Globalen Amnesie bereits durch den Notarzt vermutet und später im Krankenhaus durch den Neurologen bestätigt werden. Weitere Schritte sind dann nicht nötig.

KAPITEL 6

MULTISYSTEM-NOTFÄLLE

WENN ALLES ZUSAMMENBRICHT

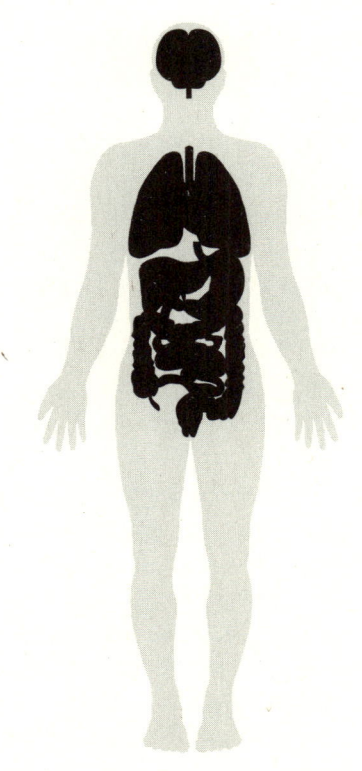

Ein paar einleitende
Worte zu diesem Kapitel

Ein medizinischer Notfall bestimmt sich dadurch, dass eine Störung in einem Körpersystem (zum Beispiel Herzinfarkt) oder in mehreren Körpersystemen (zum Beispiel komplizierte und multiple Verletzungen) eine so große Auswirkung auf die restlichen Organe und deren Zusammenspiel untereinander hat, dass akute Lebensgefahr besteht. Insofern ist eigentlich jeder medizinische Notfall ein *Multisystemnotfall*.

Trotzdem gibt es ein paar Krankheitsbilder, die nicht klassisch einem speziellen Organ zuzuordnen sind, sondern, wie beispielsweise der Unterzucker, aus der Krankheit eines speziellen Organs (in diesem Fall der Bauchspeicheldrüse) entstehen und sich auf ein anderes (das Gehirn) auswirken. Ein weiteres Beispiel ist die allergische Reaktion. Die kann lokal, also auf eine Körperregion begrenzt, auftreten oder aber in einem wahren Vernichtungssturm über alles Leben in uns hinwegfegen. Ein anderes »Krankheitsbild«, das in ein Kapitel über multisystematische Notfälle gehört, ist natürlich der Herz-Kreislauf-Stillstand, der zwangsläufig die schnelle und konsequente Herz-Lungen-Wiederbelebung zur Folge haben muss, damit der Patient noch den Hauch einer Chance hat.

Insofern habe ich mir für dieses Kapitel Notfälle herausgesucht, bei denen auch in der Therapie ein ganzheitlicher Ansatz verfolgt werden muss. Dabei dürften zwei spezielle Situationen eigentlich keinesfalls fehlen: die Sepsis und der Schock.

Bei der Sepsis handelt es sich um das, was wir landläufig als Blutvergiftung bezeichnen. Ausgelöst durch einen Keim in einem bestimmten Organ oder Körpersystem kommt es zu einer Invasion des Mikroorganismus ins Blut und daraus resultierend zu einer katastrophalen Kaskade von Reaktionen, die unbehandelt meist zum Tod des Betroffenen führt. Gleiches gilt für den Schock. Ein Krank-

heitsbild, das, anders als oft angenommen, nichts mit dem Seelen-
zustand des Patienten zu tun hat, sondern ein Stadium bestimmter
schwerer Krankheiten beschreibt, das unbehandelt unmittelbar
zum Tod führt.

Vielleicht wundern Sie sich, weshalb gerade diese beiden, sehr
häufigen und unglaublich dramatischen Notfallbilder, die Sepsis
und der Schock, nicht in vorliegendem Buch zu finden sind. Der
Grund hierfür ist einfach. Ich habe mich in *Was uns krank macht*
ausführlich mit beiden Zuständen beschäftigt. Das Ganze erneut
aufzurühren würde denjenigen Lesern nicht gerecht werden, die
beide Bücher erworben haben und dann in beiden mehr oder weniger das Gleiche zu lesen bekommen. Insofern habe ich mich nach
langem Überlegen dafür entschieden, die Sepsis und den Schock
in diesem Buch auszuklammern, sie aber im Vorwort zu diesem
Kapitel zu erwähnen.

UNTERZUCKERUNG

Wo eine kleine Spritze Unglaubliches vermag

Die Unterzuckerung ist einer der absoluten Klassiker unter den medizinischen Notfällen – und sie ist ein für Retter extrem dankbares Krankheitsbild. Warum das so ist, werden Sie gleich noch sehen. Fangen wir erst einmal mit der Frage an, weshalb ein niedriger Blutzuckerspiegel überhaupt schlecht für den Menschen ist. Heißt es nicht eigentlich immer, es wäre fatal, wenn die Werte in die Höhe schießen, weil dann Diabetes droht?

Das stimmt, aber das ist nur ein Teil der Wahrheit. Denn der Zuckerspiegel sollte sich idealerweise in sehr engen Grenzen bewegen. Ein bisschen kann man das mit dem Blutdruck vergleichen. Ist er zu hoch, dann schädigt das den Körper, allerdings nur langsam[*], ist er jedoch zu niedrig, dann führt das umgehend zu schwerwiegenden Problemen, die tödlich sein können.

Zucker ist der Grundstoff unseres Stoffwechsels, ungefähr so wichtig wie Benzin für das Auto. Darum ist unser Körper in der Lage, auch aus anderen Stoffen Zucker zu produzieren. Diesen Vorgang nennt die Medizin Glukoneogenese, und die ist in Phasen von Kohlenhydratmangel[**] extrem wichtig, um den Körper am Leben zu erhalten. Das Endprodukt dieses Vorgangs ist die Glukose, ein Einfachzucker[***], der von den Zellen der verschiedenen Organe am

---

[*] Auch hier gelten natürlich wieder Grenzen. Der Körper toleriert weder beim Blutdruck noch beim Blutzucker extrem hohe Werte. Eine solche Situation kommt allerdings eher selten vor.

[**] Als Kohlenhydrate bezeichnet man die Stoffgruppe, in die auch die klassischen Zuckerformen Glukose, Fruktose und Saccharose (eine Kombination aus Glukose und Fruktose) eingeordnet werden.

[***] Es gibt Einfach-, Zweifach- und Mehrfachzucker, je nachdem wie viele Zuckermoleküle aneinandergekoppelt sind.

allerliebsten aufgenommen und verstoffwechselt wird. Ich sage bewusst *am allerliebsten*, weil neben der Glukose auch noch andere Moleküle verwendet werden können, um Energie zu gewinnen. Das ist aber kompliziert, kostet Energie und bedarf einer einigermaßen funktionierenden Leber. Am liebsten entscheiden sich die Zellen für den einfachen Weg und nehmen die leicht bekömmliche Glukose.

Allerdings gibt es auch Funktionseinheiten im menschlichen Körper, für die die Verfügbarkeit des Zuckers keine Option, sondern ein Zwang ist. Nervenzellen sind nicht in der Lage, andere Stoffe für ihren Energiehaushalt zu nutzen. Ihre Funktion ist daher von der Glukose abhängig. Fällt der Blutzuckerwert zu stark ab, dann sterben die Zellen unseres Hirns nach einer Weile unwiderruflich. Um diesen Zeitpunkt so lange wie möglich nach hinten zu schieben, fallen die Neuronen (so heißen die Nervenzellen) bei Zuckermangel sofort in eine Art Winterschlaf, der dazu dient, alle unnötigen Funktionen herunterzufahren und sich ausschließlich aufs Überleben zu konzentrieren. In der Fachsprache sagt man, die Nervenzellen schalten vom Funktions- in den Substratstoffwechsel um. Und was passiert, wenn sich die Hirnzelle einmummt und nicht mehr ordentlich funktioniert?

Der Betroffene fällt in Ohnmacht!

Ein sehr dramatischer Anblick. Ab einem Blutzuckerwert von unter 80 mg/dl spüren die meisten Menschen milde Symptome. Die Hirnzellen beginnen jetzt ihre Arbeit zu verlangsamen. Fällt der Zucker weiter, werden die Beschwerden schlimmer. Unwohlsein, Übelkeit, Zittern, innere Unruhe – die Palette ist riesig. Viele Diabetiker kennen ihre »persönlichen Vorboten« schon ganz genau und wissen dementsprechend, wann sie sich schleunigst etwas Zucker zuführen müssen. Blöd nur, wenn die Unterzuckerung, Mediziner sagen Hypoglykämie dazu, zu spät erkannt wird oder sogar im Schlaf zuschlägt. Es gibt Patienten, die wachen dann einfach nicht mehr auf, was deren Angehörige natürlich veranlasst, uns leicht panisch anzurufen und um Hilfe zu bitten. Hier drängt sich natürlich

die Frage auf, wie um alles in der Welt es denn zu einer so gefährlichen Unterzuckerung – und das auch noch im Schlaf – kommen
kann.

Grundsätzlich verfügt der Körper über Back-up-Mechanismen,
die dazu gedacht sind, eine Hypoglykämie zu vermeiden. Und
tatsächlich – ein gesunder Mensch kann eigentlich keine Unterzuckerung bekommen, denn dessen Leber würde sofort Gegenmaßnahmen in die Wege leiten und neuen Zucker aus anderen
Stoffen produzieren. Das bedeutet, dass eine Unterzuckerung
grundsätzlich etwas Krankhaftes ist. Die Frage ist jetzt nur, welche
Krankheit dahintersteckt. Das herauszubekommen ist in aller Regel
nicht besonders schwierig, obwohl es Ausnahmen gibt, bei denen
die Sachlage nicht ganz so klar ist. Grundsätzlich kann man jedoch
sagen, dass einer Unterzuckerung entweder ein Zuwenig an Zucker,
ein Zuviel am Hormon Insulin oder eine Kombination aus beidem
zugrunde liegt. Um das besser zu verstehen, lassen Sie uns noch
kurz über Insulin sprechen. Dieses Hormon wird von der Bauchspeicheldrüse gebildet und hat die Aufgabe, Zucker in die Körperzellen zu schleusen. Sie können sich den Vorgang wie bei einer Tür

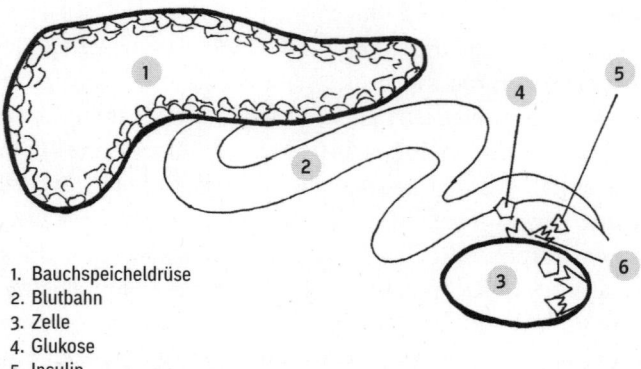

1. Bauchspeicheldrüse
2. Blutbahn
3. Zelle
4. Glukose
5. Insulin
6. Transportermolekül

vorstellen. Das Insulin ist der Schlüssel. Das Schloss ist ein Rezeptor, der auf der Oberfläche aller Körperzellen zu finden ist. Allerdings kann und darf Glukose die Zelle nicht einfach so »betreten«.

Obwohl keine Zelle ohne Zucker leben kann, ist ein Übermaß auch tödlich, sodass der Zustrom strikt reglementiert werden muss. Diese Aufgabe übernimmt nun das Insulin. Als Reaktion auf eine Mahlzeit, also auf das Ansteigen des Blutzuckerspiegels, wird aus der Bauchspeicheldrüse, auch Pankreas genannt, Insulin ausgeschüttet. Das landet im Blut, dockt an den Rezeptoren der Zellen an und kontrolliert den Zustrom des Zuckers in die Zelle.

Bei der Zuckerkrankheit Diabetes ist dieser Mechanismus gestört. Es wird immer mehr Insulin benötigt, um die Schlösser zu aktivieren und den Zucker in die Zellen gelangen zu lassen. Man nennt diesen Zustand Insulinresistenz. Irgendwann schafft es das Hormon nicht mehr, die »Tore« ausreichend zu öffnen, und der Blutzuckerspiegel steigt an. Ein Arzt hat nun verschiedene Möglichkeiten, dem entgegenzuwirken. Eine wenn auch schon sehr radikale Methode, den Blutzuckerspiegel zu senken, ist, das Insulin von außen zuzuführen. Dafür werden meist Bauchspritzen verwendet, die sich Diabetiker nach dem Messen des Zuckerspiegels selbst injizieren. Das geht meistens, jedoch nicht immer gut. In seltenen Fällen kommt es nämlich zu einer Fehldosierung, weil der Patient entweder zu viel Insulin spritzt oder nach dem Spritzen zu wenig isst. Um solche gefährlichen Irrtümer zu verhindern, bieten viele diabetologische Praxen nicht nur Aufklärungsgespräche, sondern sogar richtige Schulungen für die Patienten an. Neben Dosierungsfehlern gibt es auch seltene Gründe für Unterzuckerungen.

Daneben gibt es auch Ausnahmen, oder, wie wir Mediziner sagen, Kolibris; die sind aber wirklich selten. So gibt es hormonproduzierende Tumoren, von denen einige auch unkontrolliert Insulin ausschütten und so natürlich auch bei Nicht-Diabetikern zu einer Unterzuckerung führen können.

WAS SIE ALS ERSTHELFER TUN KÖNNEN ...

Viele Patienten kennen die Warnsymptome und wissen frühzeitig, was los ist. Oft führen diese Menschen ihr eigenes Erste-Hilfe-Paket mit sich, das aus ein paar Stück Traubenzucker besteht. Neben der ess- und trinkbaren Form der Glukose gibt es aber auch den sogenannten Glukagon-Pen. Das ist eine kleine Spritze, die genauso einfach anzuwenden ist wie die Insulininjektion. Gefüllt ist der Pen mit dem Hormon Glukagon, das die Leber anregt, die ihrerseits wiederum mit einer Erhöhung der Glukoseproduktion auf Glukagon reagiert – ein indirekter Effekt sozusagen. Sollten Sie also an einen routinierten Diabetiker geraten, dann unterstützen Sie ihn so gut es geht bei seinen individuellen Maßnahmen. Sie selbst sind erst dann wirklich gefragt, wenn der Patient das Bewusstsein verliert.

Sobald Sie nämlich feststellen, dass der Betroffene nicht mehr Herr der Lage ist, sollten Sie zügig den Rettungsdienst rufen. Flößen Sie dem Bewusstlosen niemals (zuckerhaltige) Flüssigkeiten ein! Damit könnten Sie die Situation weit schlimmer machen, als sie ohnehin schon ist. Es besteht nämlich die Gefahr, dass sich der Patient daran verschluckt und im schlimmsten Fall sogar ernsthafte Probleme mit der Sauerstoffversorgung bekommt. Auch Traubenzucker oder andere gut gemeinte Hilfsangebote sollten nur bewusstseinsklaren Patienten gemacht werden. Ist die Unterzuckerung so weit fortgeschritten, dass der Betroffene nur noch sehr eingeschränkt oder überhaupt nicht mehr ansprechbar ist, dann prüfen Sie, ob er noch atmet, und bringen Sie ihn dann in die stabile Seitenlage, um ein Ersticken durch die in den Rachen fallende Zunge oder durch nach oben laufenden Mageninhalt zu vermeiden. Dann warten Sie, bis Hilfe eintrifft.

WAS DIE ÄRZTE MACHEN ...

Eine der ersten Maßnahmen bei einem bewusstlosen Patienten ist für jedes Rettungsteam das Messen des Blutzuckers. Dafür stehen uns kleine Geräte zur Verfügung, die lediglich einen Tropfen Blut für die korrekte Bestimmung dieses Wertes benötigen. Nach weniger als 10 Sekunden können wir die Diagnose dann stellen (oder verwerfen). Oft helfen uns auch die Informationen der Angehörigen, die derartige Situationen manchmal schon kennen oder uns zumindest darüber informieren können, ob ein Diabetes vorliegt. Nehmen die Betroffenen keine Diabetesmedikamente ein, so schließt das eine Unterzuckerung als Ursache der Ohnmacht zwar nicht aus, macht sie aber extrem unwahrscheinlich. Aber, wie gesagt, wir müssen uns in diesem Fall gar nicht auf die Statistik verlassen – wir haben ja das Minilabor, das uns in kürzester Zeit eine Zahl präsentiert. Ist die niedrig, ist eine Unterzuckerung bewiesen.

Nun muss umgehend eine Therapie in die Wege geleitet werden. Der Patient braucht Zucker. Jede Minute ohne kann das Gehirn unumkehrbar schädigen. Das Problem bei der Sache: Zucker darf nur direkt in die Vene verabreicht werden. Laufen glukosehaltige Lösungen ins Binde- oder Muskelgewebe, dann kommt es zu schwersten Schädigungen, die im schlimmsten Fall eine chirurgische Behandlung erfordern. Das bedeutet für die zuständigen Sanitäter und Ärzte, dass der Venenzugang ganz sicher dort sein muss, wo er hingehört – nämlich in der Vene. Jetzt fragen Sie sich vielleicht, wo um alles in der Welt ein derartiger Zugang sonst noch sein könnte. Ganz einfach – es kann durchaus vorkommen, dass der kleine Schlauch die Vene durchbohrt und die verabreichten Medikamente dann *daneben*laufen. Das ist normalerweise nicht weiter tragisch.

Im Falle der Glukose aber, die meist in hoher Konzentration, bis zu 40 %, verabreicht wird, ist es eine Katastrophe. Deshalb prüfen wir mit der sogenannten Rücklaufprobe ganz genau, ob das Schläuchlein auch dort ist, wo es hingehört. Dabei lassen wir, bevor wir die Medikamente verabreichen, Blut in den Infusionsschlauch laufen, indem wir die Infusion unter das Niveau des Armes halten und so die Schwerkraft wirken lassen. Funktioniert die Probe, dann liegt der Venenzugang richtig, und die Infusion kann eingeleitet werden. In rascher Folge werden dann zwischen 10 und 30 Gramm Glukose gespritzt und … ja, der Patient öffnet die Augen und erwacht wie von den Toten zurückgekehrt wieder zum Leben, ohne so recht zu wissen, wie ihm geschieht.

Wegen der phänomenalen Wirkung auf den Patienten, aber auch auf dessen Angehörige und sonstige Umstehende, ist die Unterzuckerung ein sehr dankbarer Notfall. Hier kann wunderbar demonstriert werden, wozu die moderne Notfallmedizin in der Lage ist. Eine kleine Spritze reicht, und der Bewusstlose kehrt zurück.

Dumm nur, wenn der Patient nicht so will wie wir. Das kommt zugegebenermaßen sehr selten, aber dennoch ab und zu vor. Wobei das selbstverständlich nicht die Schuld des Patienten ist. Trotzdem gibt es Fälle, da wacht der Unterzuckerte einfach nicht mehr auf. Das kann verschiedene Ursachen haben. Zum einen besteht natürlich immer die gar nicht so theoretische Möglichkeit, dass ein anderes Ereignis die Unterzuckerung zwar nicht ausgelöst, aber bedingt hat. Wurde beispielsweise die Nahrungsaufnahme nach der Insulingabe durch einen Schlaganfall behindert, so können wir zwar die Hypoglykämie behandeln, den Schlaganfall haben wir aber möglicherweise gar nicht auf dem Schirm.

Ähnliches gilt für Alkoholiker. Alkohol ist ein starker Hemmer der Glukoneogenese, also der Fähigkeit des Körpers, selbst Zucker aus anderen Stoffen zu bilden. Alkoholiker neigen deshalb stark zum Unterzucker. Dessen Behandlung behebt aber nicht das Problem der Trunkenheit. Und letzten Endes ist es im Falle eines nicht aufwachenden Patienten auch möglich, dass die Unterzuckerung einfach zu lange angedauert hat und wichtige Gehirnareale unwiederbringlich geschädigt worden sind.

In jedem Fall müssen solche Patienten natürlich mit in die Klinik, damit man herausfinden kann, was genau die Ohnmacht verursacht hat.

Ganz allgemein ist eine Überwachung im Krankenhaus ohnehin sinnvoll, denn die Hypoglykämie kann, auch nach ausreichender Glukosegabe, jederzeit wiederkehren. Niemand weiß, wie viel Insulin (zu viel) genommen wurde, weshalb die Wirkung des falsch eingenommenen Medikaments (das ja in der Regel das Abfallen des Blutzuckerwertes verursacht) nicht richtig einzuschätzen und eine Überwachung sinnvoll ist. Und dann kommt natürlich noch hinzu, dass eine bessere Aufklärung über die Krankheit unbedingt erfolgen sollte, um Wiederholungen dieser Art zu vermeiden. Denn jede Unterzuckerung ist Gift für das Nervensystem, das durch den Diabetes ohnehin schon einiges mitmachen muss.

HERZ-KREISLAUF-STILLSTAND
UND REANIMATION

Auf den Ersthelfer kommt es an

Lassen Sie uns jetzt über ein zentrales Thema der Ersten Hilfe sprechen. Die meisten Notfallkurse für Laien widmen sich diesem sogar nahezu ausschließlich – und das mit Recht. Denn bei keinem anderen Notfall hängt der Ausgang für den Patienten so stark von der Leistung des Ersthelfers ab wie beim Herz-Kreislauf-Stillstand. Im folgenden Kapitel möchte ich versuchen, Ihnen die Gründe dafür darzulegen, und Sie dazu ermutigen, im Fall der Fälle unerschrocken und ohne zu zögern zu handeln.

Denn es kann jeden treffen. Wirklich jeden.

Auch junge Patienten müssen von meinem Team und mir manchmal wiederbelebt werden, und selbst Neugeborene und Babys können, wenn auch selten, einen Herz-Kreislauf-Stillstand erleiden. Dabei ist es nicht nur eine gute Geste, zu helfen, sondern unsere Bürgerpflicht. Ganz am Ende dieses Buches erzähle ich von einem Einsatz, der für den Notfallpatienten schlimm ausgegangen ist – weil eben keiner geholfen hat. Und das, obwohl es durchaus möglich gewesen wäre, die Frau ins Leben zurückzuholen.

Langer Rede kurzer (aber umso wichtigerer) Sinn: Die Herz-Lungen-Wiederbelebung muss zu den Basiskenntnissen eines jeden Menschen gehören. Von mir aus könnte man die Technik schon in der Grundschule lehren und dann jährlich wiederholen, sodass wirklich jeder darin geschult ist.

Und deshalb werde ich jetzt versuchen, Ihnen den Ablauf so einfach und plastisch wie möglich nahezubringen.

Fangen wir also mit dem Grundlegenden an – mit der Frage, wann ein Mensch überhaupt einer Reanimation unterzogen werden muss.

Für einige ist nämlich schon das nicht klar zu beantworten. Ich habe schon häufiger Fälle erlebt, bei denen die Grundvoraussetzungen für eine Herz-Lungen-Wiederbelebung überhaupt nicht gegeben waren, wo die Ersthelfer aber trotzdem zur Tat schritten. Hier hatte es bei den »Überreanimierten« nichts als ein paar kaputte Rippen gegeben. Aber es kann fatale Folgen haben, wenn wenn ein Herz-Kreislauf-Stillstand nicht erkannt wird. Also, ein Mensch ist klinisch tot, wenn er

nicht mehr atmet und

nicht mehr bei Bewusstsein ist.

Vergessen Sie die Sache mit dem Puls. Den zu ertasten fällt sogar professionellen Rettern oft sehr schwer. Dem Laien wird es mit ziemlicher Sicherheit nicht gelingen. Und es ist ja auch egal – wer nicht atmet, hat irgendwann auch keinen Puls mehr. Das hängt untrennbar miteinander zusammen.

Sollten Sie also einen Menschen in dieser Situation vorfinden, dann geht's los. Und dabei ist es egal, ob der Betroffene vor Ihren Augen umgekippt ist oder ob Sie ihn irgendwo leblos vorfinden. Leider kommt es nicht selten vor, dass wir zu Notfällen gerufen werden, bei denen wir von den »Ersthelfern« gesagt bekommen: »Der ist ja schon tot. Da war nichts mehr zu machen.«

Der Ersthelfer kann und darf das nicht beurteilen. In Deutschland ist es nur dem Arzt gestattet, den Tod zu diagnostizieren. Insofern gilt: Wer leblos aufgefunden wird, muss reanimiert werden.

Bevor wir uns nun mit dem beschäftigen, was Sie als Ersthelfer tun sollen, noch kurz ein paar Worte zu den Ursachen des Herz-Kreislauf-Stillstands. Denn ein gesunder Mensch kippt ja nicht einfach so um.

Zwischen den unzähligen, zum Teil sehr seltenen Ursachen ist der plötzliche Herztod wohl das häufigste Ereignis. Hier bleibt das Herz, aus welchen Gründen auch immer, einfach stehen, und der gesamte Kreislauf versagt. Es kann kein Blut mehr an die Organe geliefert werden, die ihrerseits dann den Dienst einstellen. Weil die

Zellen des Gehirns am sensibelsten auf akuten Sauerstoffmangel reagieren, sterben die schon nach ein paar Minuten ab. Das Bewusstsein verliert der Patient aber sofort. Da das Atemzentrum im Gehirn sitzt, wird auch dieses unmittelbar gelähmt. Der Patient stellt die Atmung ein. Oft kann man beobachten, dass die Betroffenen nach Luft schnappen wie ein Fisch auf dem Trockenen. Man nennt dieses Phänomen deswegen auch Schnappatmung. Verursacht wird es durch den absterbenden Hirnstamm, der in seinen letzten Zuckungen noch einmal alles gibt.

Neben dem plötzlichen Herztod kann noch eine Vielzahl anderer Ursachen infrage kommen. Beispiele sind die Lungenembolie, Gift, der Spannungspneumothorax (siehe ebenjenes Kapitel), die Herzbeuteltamponade (siehe ebenjenes Kapitel), bestimmte Stoffwechselentgleisungen und vieles mehr. Bei Kindern bleibt das Herz eigentlich fast nie von selbst stehen. Hier liegt die Ursache für einen Herz-Kreislauf-Stillstand oft in akutem Sauerstoffmangel begründet, wie er bei schweren (Pseudo-)Kruppanfällen oder beim Verschlucken von Spielsachen vorkommt.

Aber nun genug der grauen Theorie! Wie geht sie nun, diese Herz-Lungen-Wiederbelebung?

WAS SIE ALS ERSTHELFER TUN KÖNNEN ...

Haben Sie den Herz-Kreislauf-Stillstand festgestellt, dann zählt jede Sekunde. Wählen Sie so schnell wie möglich den Notruf und versuchen Sie außerdem, sich Hilfe von Umstehenden zu holen. Verlieren Sie aber ansonsten keine Zeit!

Sollten Sie den Führerschein schon vor einigen Jährchen gemacht haben, dann erinnern Sie sich bestimmt noch an Anleitungen wie: *Suchen Sie den Ort, wo sich Brustbein und die Linie zwischen beiden Brustwarzen schneiden, und gehen Sie von dort 2 Querfinger nach unten. Wenn Sie den Punkt gefunden haben, dann ...*

Irgendwann sind Sie dann entweder ungefähr auf Höhe der Blase angekommen oder so verzweifelt, dass Sie das Unterfangen aufgeben, bevor Sie überhaupt richtig angefangen haben. Aus diesem Grund hat man die Anleitung für Ersthelfer stark vereinfacht. Heutzutage ist es Ihre Aufgabe, den Handballen der linken Hand ungefähr auf Mitte des Brustbeines aufzusetzen, um ihn dann mit der Rechten* zu unterstützen.

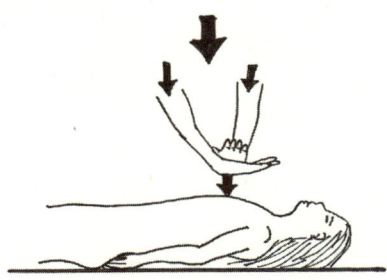

Haben Sie diese Position eingenommen, dann geht's sofort los! Drücken Sie, was das Zeug hält. Halten Sie die Arme gerade und nutzen Sie Ihr eigenes Gewicht als »Druckmittel«.

Das Herz ist ein Hohlorgan, das von den knöchernen Strukturen der Wirbelsäule und des Brustbeines vor äußeren Einflüssen geschützt wird. Diesen Schutz müssen Sie umgehen, manchmal auch durchbrechen. Denn um Blut effektiv durch den Körper pumpen zu können, ist es nötig, den Brustkorb etwa vier bis fünf Zentimeter einzudrücken und ihn danach vollständig zu entlasten. Auf diese Weise komprimieren Sie das Blut im Herzen, was wiederum zu einem Auswurf und zu einem wenn auch sehr schwachen Kreislauf führt. So erhalten Sie den Menschen im wahrsten Sinne des Wortes am Leben. Ist das nicht völlig verrückt? Sie übernehmen die Funktion des Herzens bei einem völlig fremden Menschen. Mehr Lebensretter kann man wohl kaum sein.

---

* Bei Linkshändern kann das natürlich auch andersherum gehandhabt werden.

Ich fasse nochmals zusammen: Liegen bei einem Patienten weder Atmung noch Bewusstsein vor, so ist es Ihre Aufgabe, den fehlenden Kreislauf durch die Herzdruckmassage zu ersetzen. Sie machen das, indem Sie die Hände auf die Mitte des Brustbeines setzen und den Knochen dann vier bis fünf Zentimeter tief eindrücken.

Das sollen Sie natürlich nicht nur einmal machen, sondern müssen es immer und immer wieder tun. Und das in einem ziemlich flotten Rhythmus.

Ich für meinen Teil halte mich da immer an die beiden Lieder *Stayin' Alive* von den Bee Gees oder aber auch an *Highway to Hell* von AC/DC. Beide animieren den Tänzer in einem Rhythmus von ungefähr 100 bpm zum Tanzen – und den Ersthelfer im gleichen Rhythmus zum Reanimieren. Denn diese Frequenz braucht es, um eine einigermaßen ordentliche Herz-Lungen-Wiederbelebung zu gewährleisten.

Wer jetzt denkt, na ja, das ist ja gar nicht so schlimm, der irrt – die Reanimation ist so anstrengend, dass die Effektivität bereits nach zwei Minuten abnimmt, sodass professionelle Retter, wir werden es später noch sehen, nach dieser Zeit einen Personalwechsel am Brustkorb durchführen.

Nachdem wir uns jetzt ausgiebig mit der Herzdruckmassage beschäftigt haben, sollten wir uns nun Gedanken über eine weitere Maßnahme machen. Wer sich noch an den Erste-Hilfe-Kurs, den wir alle für den Führerschein machen mussten, erinnern kann, der wird sich vielleicht fragen, wo bei dieser ganzen Drückerei eigentlich die Beatmung bleibt. Und tatsächlich – man spricht ja nicht umsonst von der Herz-Lungen-Wiederbelebung. Durch die Druckmassage wird das Blut, wenn auch in viel geringerem Maße als normal, in Bewegung gehalten. Es kann so eine kleine, aber überlebenswichtige Menge Sauerstoff zu den Organen transportieren. So weit, so gut. Nun muss aber auch der Sauerstoff irgendwoher kommen. Bei einem Menschen, der selbst nicht mehr in der Lage ist, zu atmen, sicher ein großes Problem.

Auch das lebenswichtige Gas können Sie als Ersthelfer liefern, indem Sie eine Atemspende durchführen. Bevor ich nun zu diesem Thema komme, möchte ich noch etwas Grundsätzliches loswerden: Die Atemspende in Kombination mit der Herzdruckmassage ist die beste Art und Weise, eine gute und effektive Reanimation durchzuführen. In den Lungen der Betroffenen befindet sich aber meist noch ein bisschen Sauerstoff, um die Zeit bis zum Eintreffen der Rettungscrew zu überbrücken. Ohne eine Herzdruckmassage kann der aber nicht an die Organe, allen voran das Gehirn, geliefert werden. Sollten Sie sich aber entschließen, eine Beatmung durchzuführen, so funktioniert das wie folgt:

Unsere Atemluft besteht nur zu 21 % aus Sauerstoff, jenem so wichtigen Gas, das mehr oder minder als Benzin für den Körper fungiert. Trotzdem verbrauchen wir bei jedem Atemzug nur einen Bruchteil des Gases, sodass auch in der Ausatemluft noch mehr als genug zur Verfügung steht. Das können wir nun über eine Atemspende verabreichen. Der beste Rhythmus, das zu tun, ist das 30:2-Verfahren, bei dem auf 30 Brustmassagen 2 Atemspenden folgen. In der Regel hält man dafür die Nase des Patienten zu, überstreckt den Kopf und gibt einen normalen (nicht zu tiefen) Atemzug an den Betroffenen ab. Wenn Sie dabei alles richtig machen, können Sie sehen, wie sich dessen Brustkorb sachte anhebt.

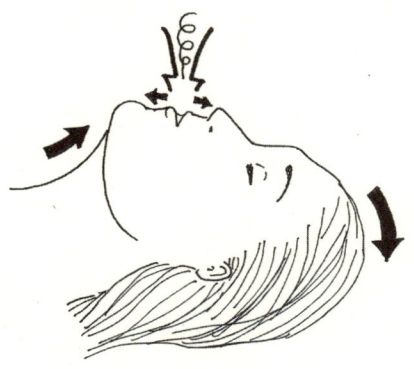

Nun finden es viele Ersthelfer mehr als unangenehm, einen fremden Menschen mit dem Mund zu berühren – gerade, wenn die Situation nicht ganz so appetitlich ist. Es läuft vielleicht Blut oder Sekret aus dem Mund des zu Reanimierenden. Das ist verständlich. Aber für dieses Problem gibt es glücklicherweise gleich zwei Lösungen. Zum einen kann man schlicht und einfach auf die Atemspende verzichten – kein idealer, aber doch ein gangbarer Weg. Die andere Möglichkeit besteht darin, ein sogenanntes Barrier Device zu verwenden. Das ist Englisch und bedeutet frei übersetzt so viel wie Schutzgerät. Sie haben die kleinen Dinger bestimmt schon einmal gesehen. Diese werden oft als Gimmick von Hilfsorganisationen ausgegeben und sehen verpackt fast ein bisschen aus wie Kondome. Dabei werden sie meist in einer kleinen quadratischen Verpackung geliefert, die man sich dann am Schlüsselbund befestigen kann. Geöffnet sieht das Ganze dann so aus:

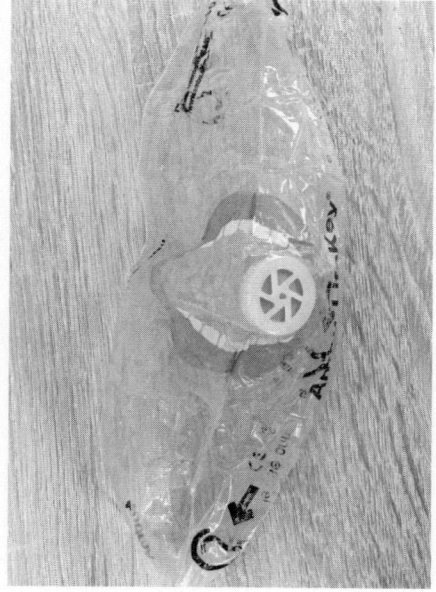

Barrier Device

Die Schutzmaske wird einfach auf den Mund des Patienten gelegt, und Sie können eine Atemspende leisten, ohne in direkten Kontakt zu kommen.

Fassen wir also alles noch einmal zusammen – weil's so wichtig ist! Einen Patienten mit Herz-Kreislauf-Stillstand erkennt man daran, dass er weder atmet noch bei Bewusstsein ist. In einem solchen Fall gilt es dann sofort zu handeln. 30-mal drücken, zweimal beatmen. Will man das Beatmen weglassen, dann ist das auch in Ordnung, Hauptsache man drückt den Brustkorb vier bis fünf Zentimeter ein, entlastet ihn wieder vollständig und tut das in einem Rhythmus von 100- bis 120-mal in der Minute.

Auf diese Weise kann jeder zum Lebensretter werden, jeden Tag. Denn wenn der Ersthelfer nichts tut, dann haben wir Rettungskräfte oft gar keine Chance mehr, noch was zu reißen. Wenn aber schnell und adäquat gehandelt wird, dann können wir die ganz große Medizin auffahren …

WAS DIE ÄRZTE MACHEN …

Nach einer Reanimation sieht der Rettungswagen nicht selten aus wie ein Schlachtfeld. In einem solchen Notfall brauchen wir oft alles mögliche Equipment und müssen so richtig ranklotzen – Notfallmedizin, wie sie im Buche steht. Nirgends in der Medizin stellt sich die Frage über Leben und Tod für den Patienten dringender als bei einer Reanimation. Dabei gilt es auch für uns Retter als Allererstes, die durch Ersthelfer hoffentlich begonnene Herz-Lungen-Wiederbelebung fortzusetzen. Hierzu löst einer aus unserem Vierer-Team denjenigen Ersthelfer ab, der sich der Herzdruckmassage gewidmet hat, während die anderen die verschiedensten Maßnahmen vorbereiten.

Obwohl die Reanimation eine hochkomplexe Angelegenheit ist, gibt es in der Medizin wohl kaum ein standardisierteres Verfahren.

Alles läuft ruhig und routiniert ab, weil gerade Notfallmediziner diesen Ablauf immer und immer wieder trainieren und üben. Man kann die Herangehensweise fast (ich betone: fast) ein bisschen mit der in der Boxengasse bei einem Formel-1-Rennen vergleichen. Ein hochkomplexer Vorgang läuft völlig ruhig und kontrolliert ab. Nur so kann maximale Effektivität und letzten Endes auch Sicherheit für den Patienten gewährleistet werden. Dabei kommt es, neben dem Ersetzen des Herzschlages durch die Druckmassage, in allererster Linie darauf an, der Lunge Sauerstoff zuzuführen. Dies geschieht über einen Beatmungsbeutel, der an eine Sauerstoffflasche angeschlossen ist. Einer der Retter drückt, der andere beatmet – und zwar im Rhythmus von 30 zu 2. So wie bei den Ersthelfern.

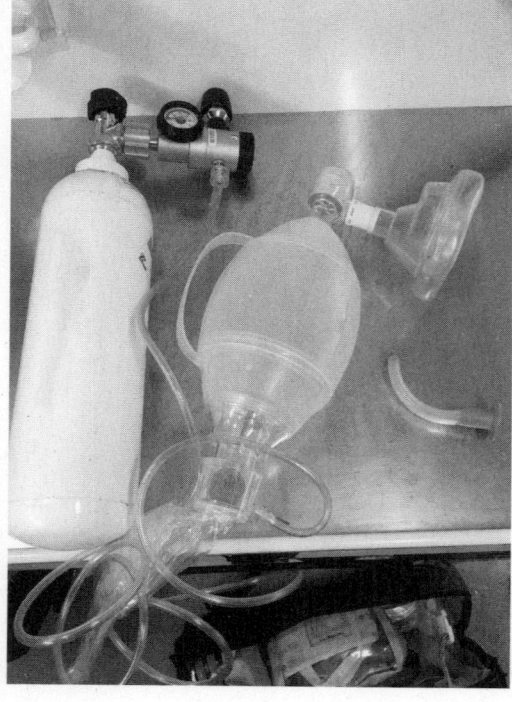

*Sauerstoff und
Sauerstoffmaske*

Während sich zwei Retter um die Basismaßnahmen kümmern, bereitet ein dritter einen Gefäßzugang und die Intubation, also das Einführen des Beatmungsschlauches in die Lunge, vor, während der vierte die sogenannten Paddles aufklebt. Das sind diese Dinger, die Sie sicher alle aus den gängigen Krankenhausserien kennen. Nur dass dort meist nichts aufgeklebt wird. Um die Sache heroischer und spannender zu gestalten, nehmen die Fernsehärzte die Paddles selbst in die Hand (hat man früher tatsächlich so gemacht), setzen sie auf den Brustkorb des Patienten und geben den lebensrettenden Schock ab. Das Herz schlägt, der Patient macht die Augen auf, und alles ist gut. Mission accomplished!

Leider sieht die Realität ein winziges bisschen anders aus. Zum einen nutzen wir heute, wie gesagt, die Aufklebeversion der Paddles, die sogenannten Soft Paddles. Und dann wirkt der Stromschlag leider auch nicht bei jedem Patienten Wunder. Als Erstes müssen wir Ärzte uns nämlich genau anschauen, welcher Herzrhythmus vorliegt. Es gibt vier verschiedene Herzrhythmusstörungen, die dazu führen, dass die Pumpe nicht mehr schlägt und der Patient stirbt. Nur zwei davon sind mit einem Stromschlag behandelbar. Die anderen beiden haben leider eine sehr schlechte Prognose – trotzdem versuchen wir auch hier alles. Man kann grob sagen, dass der Herzschlag entweder aussetzt, wenn das Reizleitungssystem* in Mitleidenschaft gezogen ist oder wenn der Herzschlag aus mechanischen Gründen nicht mehr aufrechterhalten werden kann. Ersteres kommt häufig beim Herzinfarkt vor, während es sich bei den mechanischen Gründen eher um Dinge wie die akute Lungenembolie oder den Spannungspneumothorax handelt (siehe die entsprechenden Kapitel). Hierbei will das Herz zwar schlagen (das Reizleitungssystem funktioniert), ein mechanisches Hindernis ist aber im Weg.

---

* Also diejenigen Strukturen im Herzen, die dafür verantwortlich sind, dass auf jeden Herzschlag ein neuer folgt. Sie geben den restlichen Herzmuskeln das Signal zum Zusammenziehen.

Ein Elektroschock funktioniert leider nur bei Patienten, deren Herzstillstand auf Probleme mit dem Reizleitungssystem zurückzuführen ist.

Trotzdem kann man auch bei den anderen noch versuchen, das System »Leben« wieder in Gang zu setzen. Dafür braucht man aber als Allererstes einen Zugang zum Gefäßsystem, um über selbigen Medikamente verabreichen zu können. Oft ist es aber schwierig bis unmöglich, bei einem Patienten mit schwerwiegenden Kreislaufstörungen (und welche Kreislaufstörung könnte schwerwiegender sein als ein Stillstand) eine Vene zu finden, weshalb wir nicht selten auf eine sogenannte intraossäre Kanüle zurückgreifen. Diese Wunderwerke der Medizintechnik sehen aus wie ein ziemlich kleiner Akkuschrauber. Im Grunde sind sie auch nichts anderes – nur dass dieser Akkuschrauber in der Lage ist, eine Kanüle direkt in den Knochen (meist das Schienbein) zu bohren, über die dann die benötigten Medikamente verabreicht werden können. Deren Verteilung im Kreislauf funktioniert genauso gut, wie wenn man sie direkt in die Vene gespritzt hätte. Der große Vorteil bei der intraossären Kanüle ist aber, dass die Technik so gut wie immer klappt, schnell geht und ganz leicht zu handhaben ist.

Sobald ein Gefäß- oder Knochenzugang sitzt, können nun Medikamente gegeben werden, die dem Kreislauf helfen sollen, wieder anzuspringen. Hierbei spielt Adrenalin eine besonders große Rolle, weil es auf das Herz und die Gefäße wirkt und so die Hoffnung besteht, dass das Mittel als eine Art Starthilfekabel für die Pumpe wirkt. Während sich also ein Retter um die Medikamentengabe kümmert und die anderen mit den Basismaßnahmen beschäftigt sind, wird der Notarzt den Patienten nun intubieren. Der dabei in die Luftröhre eingeführte Schlauch hat nicht nur den Vorteil, dass man darüber ausreichend Sauerstoff genau dorthin leiten kann, wo er gebraucht wird, nämlich in die Lunge. Durch einen am Ende des Tubus (so heißt der Schlauch) angebrachten aufblasbaren Ballon wird auch verhindert, dass Mageninhalt (den ja nichts mehr im Magen hält, Muskeln funktionieren bei einem Toten nicht) in die Lunge fließt und das Problem dort noch wesentlich verkompliziert.

Weil eine Intubation mitunter nicht einfach ist und eine gewisse Expertise benötigt wird, gibt es auch alternative Möglichkeiten, die Lunge zu schützen und trotzdem ordentlich mit Sauerstoff zu versorgen. Denn das Wichtigste ist nicht die Intubation, sondern die Belüftung der Lunge. Unter bestimmten anatomischen Umständen ist manchmal nur die Maskenbeatmung möglich, was aber auch nicht dramatisch ist. Hauptsache, man bekommt Luft in die Lunge! Alternativ zur Intubation existieren auch noch andere Atemwegshilfen. Das sind im weitesten Sinne Schläuche, deren Platzierung wenig Expertise erfordert, sodass sie deshalb relativ einfach angewendet werden können.

Fassen wir also noch einmal zusammen: Während sich ein Retter um die Herzdruckmassage kümmert[*], wird parallel ein Gefäß- oder Knochenzugang für die benötigten Medikamente gelegt. Außerdem muss der Herzrhythmus analysiert und bei Bedarf ein Schock abgegeben werden, um das Herz wieder zum Schlagen zu bringen. Währenddessen führt (meist) der Notarzt die Intubation durch, um einen sicheren Zugang zum Atemweg zu platzieren und damit die Versorgung der Lunge mit Sauerstoff zu gewährleisten.

Diese Maßnahmen laufen immer gleich ab und erfordern eine Menge Routine und Expertise. Wenn Sie jetzt kurz die Körperfunktionen rekapitulieren, dann werden Sie merken, dass die wirklich essenziellen von den Rettungskräften ersetzt werden – Herz und Lunge. Auf diese Weise wird der Körper am Leben gehalten, das Team erkauft sich Zeit. Zeit, die benötigt wird, um den Grund

---

[*] *Wegen der großen körperlichen Anstrengung, die eine solche Maßnahme erfordert, wird der »Masseur« nach zwei Minuten ausgetauscht. Studien haben gezeigt, dass man im Schnitt nur diese Zeit in der Lage ist, eine qualitativ hochwertige Massage durchzuführen. Danach lässt die Effektivität dramatisch nach.*

für den Herz-Kreislauf-Stillstand zu finden und eine Therapie einzuleiten. Manchmal, wenn man großes Glück hat, besteht die ausschließlich darin, eine sogenannte maligne Herzrhythmusstörung[*] zu behandeln. Das lässt sich relativ einfach durch den elektrischen Schock und ein bestimmtes Medikament bewerkstelligen. Aus diesem Grund findet man auch an immer mehr öffentlichen Plätzen sogenannte AEDs, auf die ich später noch kurz zurückkommen werde. Wir können also mit einem gezielten Elektroschock einen normalen Herzrhythmus herbeiführen und den Notfallpatienten auf diese Weise retten. Natürlich muss dann in der Klinik festgestellt werden, was die Ursache für die Herzrhythmusstörung war. Die liegt oft in einem akuten Herzinfarkt begründet.

Leider gibt es aber auch noch eine Menge Ursachen für den plötzlichen Herztod, die nicht so einfach zu beheben sind. Da wären die Lungenembolie, die Herzbeuteltamponade, eine Vergiftung, der Spannungspneumothorax, eine Entgleisung der Blutsalze, Blutungen und viele andere mehr. Ein Medikament der letzten Wahl steht uns mit der sogenannten Lyse zur Verfügung. Spritzt man dieses Mittel während der Reanimation, so wird mehr oder weniger die gesamte Gerinnung des Blutes ausgeschaltet, was ab und zu dazu führt, dass sich auch größere Blutklumpen, wie sie beispielsweise bei der Lungenembolie vorkommen, verschwinden und man dem Patienten so doch noch das Leben retten kann. Aber wie gesagt – dieses Mittel knipst praktisch die gesamte Gerinnung aus, was natürlich zu katastrophalen Nebenwirkungen, allen voran desaströsen Blutungen, führen kann. Aber bevor man den Patienten aufgibt, sollte man sich doch überlegen, ob man das Risiko eingeht. Ich selbst habe schon öfter erlebt, dass Patienten kurz nach Gabe des Lysemedikaments plötzlich wieder einen Herzschlag hatten.

---

[*] *Maligne heißt bösartig. Vielleicht kennen Sie diesen Ausdruck eher von der Tumorkunde. Hier sprechen wir von malignen und benignen, also bösartigen und gutartigen Tumoren. Aber auch Herzrhythmusstörungen können bösartig sein, sehr sogar.*

Doch auch wenn das der Fall ist, sind die Wiederbelebungs-bemühungen noch keinesfalls beendet. Denn wenn das Herz wie-der schlägt, steht der Patient nicht einfach auf und sagt: »Danke für Ihre Hilfe. Mir geht's wieder gut!«

Sobald wir wieder einen Herzschlag verzeichnen und einen messbaren Blutdruck nachweisen können, gilt es erst einmal den Betroffenen in ein künstliches Koma zu legen. Schließlich hat er verschiedene Schläuche in verschiedenen Körperöffnungen, von denen er sicher keinen einzigen angenehm findet. Außerdem wird man auf der Intensivstation in aller Regel eine Kühlung des Patien-ten in die Wege leiten. Es hat sich nämlich herausgestellt, dass die Absenkung der Körpertemperatur um ein paar Grad für mindes-tens 24 Stunden eine wesentlich bessere Regeneration des Gehirns zur Folge hat, sodass die Patienten mit weniger neurologischen Ausfällen zu kämpfen haben, *wenn* sie wieder aufwachen. Denn die Gefahr, dass der Herz-Kreislauf-Stillstand zu bleibenden Hirn-schäden geführt hat, lässt sich leider nicht ausschließen, ja ist sogar recht realistisch. Schließlich wird das Gehirn während des Still-standes gar nicht und während der Wiederbelebungsmaßnahmen kaum mit Sauerstoff versorgt.

Das bedeutet für uns als Retter, dass die Arbeit in dem Moment, in dem der Patient »zurückkommt«, erst richtig losgeht. Denn neben der Narkose müssen bestimmte Einstellungen am Beatmungsgerät vorgenommen werden, die Schläuche müssen alle fixiert und für den Transport bereit gemacht werden – und dann kommt natür-lich noch, genau, der Transport. Denn bisher geschah ja alles direkt vor Ort – wo auch immer das ist –, im Park, in einer Wohnung, im 17. Stock eines Hochhauses oder in einer Scheune. Ja sogar mitten auf der Straße und im Auto habe ich schon Patienten reanimiert. In-sofern stellt uns die Frage, wie wir den Betroffenen in den Rettungs-wagen kriegen, oft vor große Herausforderungen. Manchmal brau-chen wir dafür sogar die Feuerwehr. Die Jungs und Mädels mit den roten Autos sind oft eine sehr große Hilfe. Gerade wenn es darum geht, mit den vielen Kabeln, Monitoren, Beatmungsgeräten und Schläuchen durch enge Treppenhäuser zu steigen (was manchmal einfach nicht möglich ist), ist es von unschätzbarem Wert, wenn da jemand angefahren kommt, der einfach nur eine Drehleiter ausfahren muss, die uns dann ganz entspannt auf direktem Weg nach unten bringt. Klasse Sache. Auch hier möchte ich noch einmal meinen ganz herzlichen Dank an alle Feuerwehrler loswerden, ohne die unsere Arbeit manchmal gar nicht zu bewältigen wäre.

Leider müssen wir uns in diesem Kapitel aber auch noch um einen anderen Aspekt der Wiederbelebung kümmern. Nämlich um die Frage, was eigentlich passiert, wenn alle Maßnahmen nicht den erhofften Erfolg bringen.

Wann soll die Reanimation beendet werden?

Wie lange soll man irgendwann hoffnungslos gewordene Maßnahmen durchführen?

Und wie kann man das Ganze mit den Angehörigen, die ja oft dabeistehen und bis zuletzt hoffen, besprechen?

Alle diese Fragen gehören wohl zu den schwierigsten meiner Arbeit, haben sie doch mit Medizin nur noch sehr wenig zu tun. Tatsächlich kommt nämlich im Verlauf einer Reanimation irgendwann der Punkt, an dem das Unabwendbare immer klarer wird. Für uns als Rettungsteam und als Profis wird der nahende Tod logischerweise viel früher offensichtlich als für die Angehörigen, die sehen, dass wir immer noch alles tun. Aber wenn man erst einmal fünf oder zehn Schocks abgegeben hat, ohne dass sich etwas tut, wenn alle möglichen Medikamente verabreicht wurden und einfach keine Optionen mehr bleiben, dann ist klar, wo der Weg hinführt.

Bei älteren Menschen liegt oft eine Patientenverfügung vor, oder die Angehörigen können uns sehr klar sagen, was der Patient gewollt hätte und was nicht. Dann ist die Entscheidung zum Abbruch der Wiederbelebung nicht ganz so schwierig zu treffen. Natürlich gilt es auch hier sehr behutsam mit der Familie umzugehen; alles in allem ist die Situation aber eine andere. Man hat sich vorher schon mit dem Thema auseinandergesetzt, eine Verfügung geschrieben. Vielleicht haben Krankheit und Behinderung den Alltag bestimmt. Der Tod ist dann zwar immer noch schlimm, aber irgendwie auch oft eine Erlösung.

Ganz anders ist das, wenn Menschen völlig unerwartet aus einem oft noch jungen Leben gerissen werden. Hier wird das Gespräch mit den Angehörigen irgendwann im Laufe des Einsatzes zur Priorität. Wenn der Patient verloren ist (was oft nach ungefähr einer halben Stunde absehbar wird*, in Ausnahmefällen kann es auch deutlich länger dauern), dann gilt es den Beistehenden einen respektvollen Abschied zu ermöglichen.

Wie genau das vonstattengehen kann, ist von Fall zu Fall verschieden. Oft biete ich den Anwesenden an, dass sie dabei sein können, wenn wir unsere Maßnahmen beenden. So kann der Sterbende begleitet werden und ist im Moment des Todes nicht allein. Für viele Menschen ist das sehr wichtig und der erste Teil der Trauerarbeit.

Denn nachdem der geliebte Mensch gestorben ist, schlägt die deutsche Bürokratie mit unvermittelter Härte zu und verlangt den Trauernden, die jetzt eigentlich Beistand bräuchten, so einiges ab. Um hier zu helfen, gibt es verschiedene Strukturen, allen voran das KIT (Kriseninterventionsteam). Dort arbeiten freiwillige Seelsorger, die in den ersten Stunden nach dem Verlust eines nahen Angehörigen oder bei sonstigen traumatischen Erlebnissen Beistand und Hilfe anbieten. Nachdem das Rettungsteam sich zurückgezogen hat, verbleibt der Tote in der Regel im Haus (es sei denn, der Herz-Kreislauf-Stillstand hat irgendwo anders stattgefunden; in diesem Fall wird oft die Polizei dazugeholt). Der Totenschein darf

---

*   *Neben der reinen Reanimationszeit spielen hier auch andere Faktoren eine Rolle. Wichtig ist beispielsweise, wie lange sich der Betroffene schon ohne eine effektive Herz-Lungen-Wiederbelebung im Kreislaufstillstand befand, bis jemand (ein Ersthelfer oder das Rettungsteam) mit den lebenserhaltenden Maßnahmen begonnen hat. Auch viele andere Erwägungen fließen in die letztendliche Entscheidung, die Reanimation zu beenden, mit ein, die vor Ort ausschließlich der Notarzt treffen darf.*

nämlich erst nach einer gewissen Zeit ausgestellt werden. Wenn sichere Todeszeichen, wie Leichenflecke oder Leichenstarre eingetreten sind, dann ist es Aufgabe des Hausarztes oder seines Vertreters, diese Arbeit zu übernehmen. Erst dann darf der Bestatter den Leichnam abholen und für die Beisetzung vorbereiten.

*

Da haben wir nun also ein ziemlich schwieriges, jedoch wirklich äußerst wichtiges Thema hinter uns gebracht. Wenn Sie irgendetwas aus diesem Buch mitnehmen, dann bitte das: Leisten Sie, gerade beim Herzstillstand, Erste Hilfe! Wie wichtig das ist, kann gar nicht oft genug betont werden. Das folgende Beispiel soll das nochmals verdeutlichen:

Es war einer der ersten Herbsttage. Mein Rettungsassistent und Freund Franz und ich waren gerade dabei, uns beim örtlichen Bäcker mit den nötigen Kalorien für die erste Tageshälfte einzudecken, als der Notfallmelder uns aufforderte, uns den wirklich wichtigen Dingen des Lebens zuzuwenden. Auf einem kleinen Bauernhof in der Nähe sei ein Mann kollabiert und momentan nicht bei Bewusstsein. Also ließen wir, sehr zum Verdruss der Bäckereifachverkäuferin, alles stehen und liegen und machten uns auf den Weg. Bereits bei der Anfahrt sah ich, wie alle Farbe aus Franz' Gesicht wich.

»Scheiße, den kenn ich!«, sagte mein Fahrer, als er den Namen des Patienten auf dem Display unseres Navigationssystems sah. »Das ist ein guter Freund von mir!«

Eine wirklich sehr beklemmende Situation.

Schwere Notfallsituationen sind schon schlimm genug. Wenn es sich beim Hilfesuchenden dann auch noch um einen Bekannten, Verwandten oder Freund handelt, dann wird es wirklich haarig. Aber was konnten wir tun? Es war nun einmal, wie es war. Am Notfallort angekommen, wurden wir bereits von zahlreichen Personen erwartet und auf den Stand gebracht.

Es handelte sich tatsächlich um einen Herz-Kreislauf-Stillstand. Bemerkenswert aber war, dass ein junges Mädchen, nicht älter als 16 Jahre, über dem Patienten hockte und die Wiederbelebungsmaßnahme durchführte. So schnell wie möglich lösten wir die junge Frau ab und übernahmen die Herzdruckmassage.

Der Patient hatte einen Herzinfarkt erlitten, und es gelang uns mittels ein paar Elektroschocks tatsächlich, den normalen Rhythmus wiederherzustellen. Auf dem Boden der Scheune, in der sich alles ereignet hatte, fuhren wir die ganz große Notfallmedizin auf. Ich intubierte den Mann, wir stabilisierten ihn und fuhren dann so schnell wie möglich in die nächste Klinik, wo man das betroffene Herzkranzgefäß öffnete und somit den Infarkt behandelte. Der Mann überlebte.

Ohne die heldenhafte und beeindruckende Hilfe der jungen Frau hätte die Familie den Patienten nicht ein paar Tage später im Krankenhaus besuchen, sondern – man muss es so drastisch sagen – ihm ein paar Blümchen aufs Grab legen können, und auch wenn wir alles getan haben, was die moderne Medizin hergibt, wären unsere Bemühungen ohne die Ersthelferin, die erst eine Woche zuvor einen Wiederbelebungskurs in der Schule gemacht hatte, wahrscheinlich doch erfolglos geblieben.

Ich habe dieses Beispiel ganz bewusst gewählt, um Ihnen zu verdeutlichen, wie wichtig die Erste Hilfe in so einem Fall ist und wie verhältnismäßig einfach Sie Leben retten können.

Ein Wort zu AEDs

In den letzten Jahren sind die AEDs, die automatischen externen Defibrillatoren, immer stärker in den Fokus der öffentlichen Aufmerksamkeit gerückt. Deshalb möchte auch ich mich ganz am Schluss des so wichtigen Reanimationskapitels noch kurz zu den Geräten äußern.

Unter AEDs versteht man diese kleinen Geräte, die mittlerweile an relativ vielen Orten hängen und die bei einer Laienreanimation helfen sollen. Dabei leiten sie den Ersthelfer nicht nur bei den Maßnahmen an, sondern sind auch in der Lage, den Herzrhythmus selbstständig zu analysieren und daraufhin, wenn nötig, einen Schock abzugeben.

Das klingt alles ziemlich gut, hilft aber überhaupt nichts, wenn der Ersthelfer sich erst minutenlang nach einem AED umschaut, bevor er mit den Basismaßnahmen beginnt. In der Theorie und richtig umgesetzt können diese AEDs Leben retten, das stimmt schon. Leider sieht die Wirklichkeit oft anders aus. Denn nicht nur dass die Geräte die Zeit deutlich verlängern können, bis es zu einer Herzdruckmassage kommt, der Umgang mit so viel Technik (obwohl sehr einfach) kann auch die Hemmungen vergrößern und damit zu einer Blockade beim Ersthelfer führen.

Ich sehe AEDs deshalb nicht ausnahmslos positiv, und ich finde, man kann sich zu diesem Thema ruhig einmal etwas kritisch äußern. Denn ein Elektroschock (und das ist ja letzten Endes die Aufgabe der Defibrillatoren) hilft nichts, wenn keine Herzdruckmassage durchgeführt wird. Im Idealfall, also wenn ein Helfer fleißig reanimiert und der andere den AED sucht, findet, aufbaut und anwendet, ist alles gut, und dem Patienten wird optimal geholfen. Da aber der Rettungsdienst in Deutschland meist innerhalb von Minuten vor Ort ist, kann es gut sein, dass die Profis schon übernommen haben, bevor der AED angeschlossen ist. Wenn Sie also jemals in die Situation kommen, dass Sie reanimieren müssen, dann suchen Sie auf keinen Fall als Erstes nach dem AED. Beginnen Sie zu drücken! Das und nichts anderes erhält den Verunglückten am Leben. Stehen Ihnen weitere Ressourcen (in Form von Ersthelfern) zur Verfügung, dann können Sie gern einen losschicken, um einen AED zu suchen. Vergessen Sie aber auf keinen Fall, vorher den Rettungsdienst zu verständigen!

Und denken Sie immer daran: Zuerst drücken, dann alles andere.

ALLERGISCHE REAKTION
UND ALLERGISCHER SCHOCK

Minuten der Angst

Vielleicht werden Sie bei dieser zugegebenermaßen etwas plakativen Überschrift ein wenig die Nase rümpfen – *Minuten der Angst*. Was will er denn damit sagen?

Aber tatsächlich habe ich mich ganz bewusst für eine derartige Ankündigung des folgenden Themas entschieden, weil eine akute allergische Reaktion oder im schlimmsten Fall sogar ein allergischer Schock wirklich Angst macht. Wird der Patient dem Allergen, also dem Auslöser (wovon er nicht einmal etwas wissen muss), ausgesetzt, dann kann ein quicklebendiger, total fitter, junger Mensch binnen Minuten, manchmal sogar Sekunden völlig abbauen.

Ich erinnere mich noch gut an einen Patienten, bei dem es wirklich um Leben und Tod ging. Wir hatten nur wenige Augenblicke für die richtige Diagnose (die zugegebenermaßen nicht besonders schwierig war) und für die Einleitung entsprechender Therapieschritte.

Es war ein sonniger und warmer Sommertag. Ein perfekter Spätnachmittag, um sich gemütlich ein Feierabendbierchen im heimischen Garten zu gönnen. Das dachte sich auch Herr Freier, unser Patient – und die Wespe, die ebenfalls nicht lange vom Vorteil eines kühlen Blonden überzeugt werden musste. Es kam, wie es kommen musste. Herr Freier, der auf Wespen hochgradig allergisch reagiert, trat mit selbiger in direkten Konkurrenzkampf um das Bier – und verlor. Denn die Wespe hatte die besseren Argumente. Sie stach schlichtweg zu.

Zum Glück war Frau Freier nicht weit und reagierte prompt. Sie wählte die 112 und fing an, die Einstichstelle am Hals zu kühlen. Als wir vor Ort ankamen, war der Patienten kaum noch ansprechbar. Er übergab sich schwallartig, und seine gesamte Gesichts- und Hals-partie war furchtbar angeschwollen und leider auch etwas bläulich verfärbt. Wir erkannten sofort, dass hier höchste Eile geboten war. Nach einer Notfallspritze in den Oberschenkel und vielen weiteren Medikamenten, die ich später über die Vene verabreichte, war Herr Freier stabil genug, um ihn ins Krankenhaus zu fahren. Die Schwel-lung verschwand langsam, und der Mann bekam wieder Luft. Auch der Blutdruck – anfangs eine Katastrophe – pegelte sich langsam wieder auf ein normales Niveau ein. Als ich den Mann am nächsten Tag auf der Intensivstation besuchte, um mich zu vergewissern, dass er die Nacht gut überstanden hatte, erkannte er mich nicht wieder. Er hatte die Geschehnisse des letzten Abends vollkommen vergessen.

Gruselig, oder? Und dabei hat Herr Freier noch Glück gehabt. Ein Kollege musste unlängst den Hals eines Jungen aufschneiden, da der nicht so gut auf die Therapie ansprach und drohte, an den Schwellungen im Rachenraum, die eine Intubation unmöglich machten, zu ersticken.

Natürlich ist dieses Beispiel ein extremes. Trotzdem kann eine allergische Reaktion ganz schnell lebensbedrohlich werden und sollte keinesfalls einfach abgetan werden.

Aber was passiert bei so einer Allergie eigentlich im Körper? Und wieso haben einige Menschen nur ein paar Pusteln, während bei anderen der Hals zuschwillt?

Ganz grundsätzlich gibt es vier verschiedene Arten der allergi-schen Reaktion, was aber für unsere Betrachtungen jetzt keine so große Rolle spielt. Wichtig ist vielmehr, dass bei einer Allergie eine überschießende Immunreaktion ausgelöst wird. Dabei kann der Körper (entweder von Geburt an oder erst im Laufe des Lebens) auf jedes erdenkliche Mittel und jeden Stoff in jeder Form allergisch reagieren. Es gibt sogar Frauen, die allergisch auf das Sperma ihres Partners sind. Wirklich alles kann als Auslöser infrage kommen. Wieso genau es dann zu einer Allergie kommt, weiß man nicht so recht. Klar ist aber, dass der Körper mit einer völlig unverhältnismäßigen Immunantwort auf eine eigentlich harmlose Substanz reagiert. Dabei schädigt er aber weniger die Substanz als sich selbst.

Die allergische Reaktion kann entweder nur lokal auftreten (also dort, wo es zum Kontakt gekommen ist; ein gutes Beispiel ist hier der in Amerika sehr verbreitete Gift-Efeu) oder gleich den gesamten Körper mit einbeziehen. Obwohl Letzteres zweifelsohne die weitaus gefährlichere Situation ist, kann auch eine lokale Reaktion schlimmste Folgen haben. Denken Sie nur an unseren Patienten, dem der Hals zugeschwollen ist. Außerdem kann auch das örtliche Auftreten einer Allergie irgendwann zu systemischen Folgen führen. Man kann sich das alles ein bisschen vorstellen wie bei einer Infektion. Die beginnt auch oft in irgendeinem Organ, wie beispielsweise in der Lunge, und verbreitet sich dann rasend schnell im gesamten Organismus, bis eine Blutvergiftung unabwendbar ist.

Die Beschwerden des Patienten mit allergischer Reaktion können also variieren: von einer leichten Rötung bis zu einer gefährlichen Situation, die man als allergischen Schock bezeichnet. Der allergische Schock ist sozusagen die schlimmste Stufe der schweren Allergie. Als Reaktion auf das Allergen* werden im gesamten Körper Botenstoffe ausgeschüttet, die dazu führen, dass sich überall Gefäße erweitern – ein klassischer Mechanismus bei der Allergie. Schließlich handelt es sich um eine Immunreaktion. Die ist wiederum durch eine Gefäßerweiterung gekennzeichnet, die dazu dient, Abwehrzellen zum Ort des vermeintlichen Angriffs von außen zu bringen. Nur dass dieser Mechanismus bei der Allergie völlig von der körpereigenen Kontrolle entkoppelt ist. Passiert diese generelle Gefäßerweiterung im gesamten Körper, dann hat das dramatische Folgen. Es sind nämlich insbesondere die kleinen Gefäße, die für die Aufrechterhaltung des Blutdrucks zuständig sind. Und genau diese werden beim allergischen Schock richtig weit. Das Blut versackt im Körper.

---

* *Das ist der Stoff, der die Allergie auslöst.*

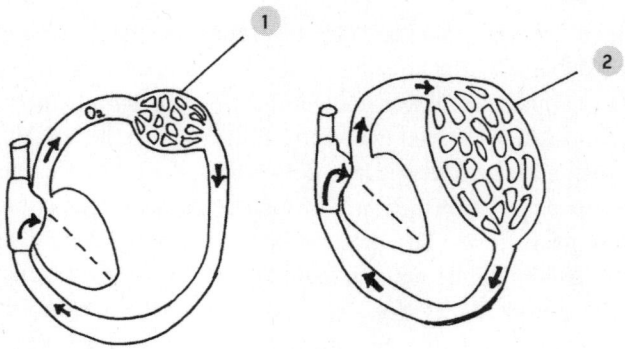

1. Normales Fassungsvermögen der kleinen Körpergefäße
2. Fassungsvermögen nimmt dramatisch zu → das Blut versackt

Infolgedessen wird dem aus dem Herzen kommenden Blut kaum ein effektiver Widerstand entgegengesetzt. Das Herz pumpt praktisch leer. Die Wirkung des Herzschlages verpufft. Außerdem bilden sich in den unterschiedlichsten Körperregionen Schwellungen. Grund hierfür ist wieder das versackende Blut. Denn das wird nicht komplett im Gefäßsystem gehalten. Besonders das Plasma (also der Teil des Blutes, der nicht aus Blutkörperchen oder Blutplättchen besteht) sickert nach und nach aus den Gefäßen ins umgebende Gewebe und führt so zu einer Schwellung. Man spricht auch von Wassereinlagerungen. Besonders gut sichtbar sind die im Bereich der Arme und Beine. Schwellen Zunge und Rachen an, so kann es zu einer schweren Behinderung der Atmung kommen. Auch die Lunge selbst kann betroffen sein.

Dem Patienten macht aber nicht nur der anschwellende Körper, sondern auch der niedrige Blutdruck zu schaffen. Im schlimmsten Fall kann es sogar zu einem totalen Kollaps des gesamten Herz-Kreislauf-Systems kommen. Das passiert dann, wenn sich die Gefäße so stark erweitern, dass überhaupt kein Druck mehr aufgebaut werden kann.

WAS SIE ALS ERSTHELFER TUN KÖNNEN ...

Die wichtigste und allererste Regel: Trennen Sie den Patienten vom Auslöser der Allergie!

Hierzu eine kleine Geschichte aus der Notaufnahme: Vor ein paar Jahren wurde eine junge Frau eingeliefert. Schon auf den ersten Blick war klar, dass sie an einer starken allergischen Reaktion litt. Ihr Gesicht war total zugeschwollen. Der Blutdruck war erschreckend niedrig. Worauf die junge Patientin so heftig reagiert hatte, war zunächst nicht klar. Wir behandelten die Allergie, stabilisierten den Kreislauf, und die Situation schien sich zu entspannen – vorerst. Denn nach ein paar Minuten begann das Desaster von vorn. Der Kreislauf brach ein, das Gesicht schwoll wieder an, und zu den Symptomen kam auch noch Luftnot hinzu. Wir wussten überhaupt nicht, was hier los war. Ich befragte die Patientin, ob sie sich das Ganze nicht irgendwie erklären könne. Vielleicht vertrug sie ja ein Medikament nicht oder reagierte empfindlich auf Latex. Aber das war es nicht.

Was sie bei der Ankunft in der Notaufnahme nämlich vergessen hatte zu erwähnen, war Folgendes: Die Patientin hatte sich, kurz bevor ihre Allergie angefangen hatte, die Haare gefärbt. Als dann die Symptome kamen, war keine Zeit mehr geblieben, sich das Zeug wieder komplett auszuwaschen, sodass davon auszugehen war, dass noch relevante Mengen des Haarfärbemittels auf der Kopfhaut klebten und dort die Allergie verursachten. Und genau so war es. Wir führten also eine Notfallkopfwäsche durch – und tatsächlich: Die Allergie klang ab, und der Kreislauf stabilisierte sich. Nach wenigen Minuten war wieder alles halbwegs normal, und die junge Frau konnte einen Tag später aus dem Krankenhaus entlassen werden.

Was lernen wir also aus diesem Vorfall?

Sie können als Ersthelfer handeln. Und zwar, indem Sie das Allergen und den Allergiker so schnell wie möglich voneinander trennen. Außerdem sollten Sie zügig den Notruf wählen, denn Allergien können eine sehr dynamische und ungünstige Entwicklung nehmen. Was am Anfang noch ganz harmlos wirkt, kann nach ein paar Minuten zu einem ausgewachsenen allergischen Schock werden. Außerdem gilt auch hier: Beruhigen Sie den Betroffenen.

Manche Allergiker führen Notfallsets mit sich. Darin befinden sich Tabletten gegen die Allergie und ein sogenannter Epi-Pen. Diese kleine Spritze ist mit dem Medikament Adrenalin (auch Epinephrin genannt, daher Epi-Pen) gefüllt, das dem Mechanismus der Allergie entgegenwirkt und eine Verschlimmerung verhindern kann. Das Mittel wird meist in den Oberschenkel gespritzt und wirkt von hier aus sehr schnell und recht lange.

WAS DIE ÄRZTE MACHEN ...

Je nach Ausprägung der Allergie ist es natürlich oberste Priorität des Notarztes, die Vitalfunktionen, also Blutdruck und Sauerstoffaufnahme, zu messen und wenn nötig zu stabilisieren. Besonders schwierig kann das sein, wenn die oberen Atemwege zugeschwollen sind und weder die Eigenatmung noch eine Intubation effektiv durchgeführt werden kann. In diesem Fall kann es tatsächlich sein (extrem selten!!), dass der Notarzt eine sogenannte Koniotomie, auch bekannt als Luftröhrenschnitt, durchführen muss. Die Bezeichnung Luftröhrenschnitt ist übrigens irreführend, handelt es sich doch eigentlich nicht um eine Eröffnung der Luftröhre, sondern einer Struktur etwas weiter oben am Hals. Der Effekt ist aber der gleiche: Der Patient kann wieder atmen (oder beatmet werden).

Aber wie gesagt, das ist selten. Meistens können wir mit den medikamentösen Sofortmaßnahmen eine derart drastische Entwicklung verhindern. Hierbei kommt ein Cocktail aus verschiedenen hochwirksamen antiallergischen Medikamenten zum Einsatz. Zum einen wäre das das Adrenalin, das wir schon aus dem Erste-Hilfe-Notfallset für Allergiker kennen. Dieses körpereigene Hormon hat viele Charakteristika. Beim allergischen Schock verwendet man es wegen seiner Eigenschaft, die Blutgefäße zusammenzuziehen. Damit wirkt es dem eigentlichen Mechanismus der Krankheit direkt entgegen. Erinnern wir uns noch einmal daran, was genau beim allergischen Schock passiert: Der Körper reagiert auf eine eigentlich ungefährliche Substanz völlig übertrieben, setzt eine Menge Hormone frei, die ihrerseits zur Erweiterung von Blutgefäßen führen. Das Blut versackt, der Druck sinkt. Genau diesen »Fehler« behebt Adrenalin, indem es die Blutgefäße im wahrsten Sinne des Wortes wieder zusammenzieht und das Blut somit in den Gefäßen hält. Auch die Mediziner geben das Mittel als Sofortmaßnahme direkt in den Oberschenkel – beim allergischen Schock die erste und wichtigste Maßnahme. Später, wenn ein intravenöser Zugang gelegt wurde, kann Adrenalin auch direkt in die Vene verabreicht werden.

Durch das Adrenalin ziehen sich nun zwar die Gefäße wieder zusammen, die allergische Reaktion geht aber trotzdem weiter. Auch wenn das Allergen entfernt wurde, läuft der Sturm der Allergiehormone im Körper ungebremst weiter ab. Ungebremst? Nicht ganz. Denn ein weiteres Medikament blockt das Hormon, das für die Aufrechterhaltung der allergischen Reaktion verantwortlich ist – Histamin. Genauer gesagt blockt das Mittel nicht das Hormon selbst, sondern den Rezeptor, über den es wirkt. Aber damit nicht genug. Auch diejenigen Zellen, die für die explosive Produktion und Freisetzung des Histamins zuständig sind, werden an ihrem in diesem Fall schändlichen Werk gehindert. Das Medikament Cortison, ein Steroidhormon, ist in der Lage, diese Zellen zu stabilisieren und so die Allergie auf einer weiteren Ebene zum Stillstand zu bringen. Bleibt nur noch eins zu tun: Das verloren gegangene Blutwasser (Plasma) muss wieder aufgefüllt werden.

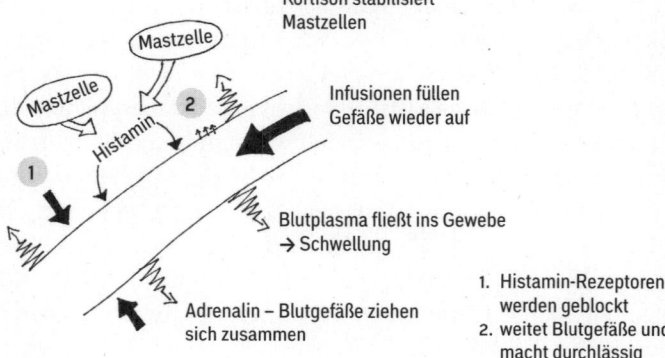

Kortison stabilisiert Mastzellen

Infusionen füllen Gefäße wieder auf

Blutplasma fließt ins Gewebe → Schwellung

Adrenalin – Blutgefäße ziehen sich zusammen

1. Histamin-Rezeptoren werden geblockt
2. weitet Blutgefäße und macht durchlässig

Das gelingt über die großzügige Gabe von Infusionslösungen. Zum Teil brauchen Patienten im allergischen Schock in den ersten Stunden mehrere Liter Flüssigkeit, damit der Kreislauf nicht kollabiert.

Sie sehen also: Die Therapie des allergischen Schocks ist eine ziemliche Herausforderung für jeden Notarzt. Die verschiedenen Medikamente wirken auf vielen Ebenen – aber sie wirken. Und das auch noch ziemlich flott – zum Glück. Denn ohne die ganzen Mittel wäre es uns wohl kaum möglich, einen allergischen Schock so schnell und effektiv zu behandeln, wie das heute der Fall ist. Ohne die moderne Notfallmedizin würden manche Menschen am Stich einer Wespe sterben.

Obwohl sich die Situation des Patienten binnen Minuten grundlegend verbessert, müssen die Betroffenen mindestens 24 Stunden im Krankenhaus bleiben, weil es manchmal in diesem Zeitraum noch zu Spätreaktionen kommt. Sie können sich vielleicht vorstellen, dass die Begeisterung der Patienten nicht besonders groß ist, wenn man ihnen offenbart, dass für den gesamten nächsten Tag ein Bett auf der Überwachungsstation für sie gebucht ist. Aber was soll's – wer eine richtig schwere Allergie er- und überlebt hat, der nimmt diese Widrigkeit gelassen hin.

KAPITEL 7

KINDERNOTFÄLLE

VOM SCHLIMMSTEN DAS SCHLIMMSTE

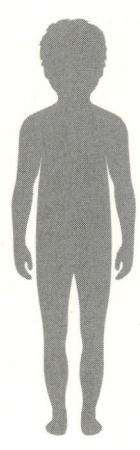

FREMDKÖRPERASPIRATION

Wenn Eltern total in Panik geraten

Vor gar nicht allzu langer Zeit hat ein gewisser Herr Heimlich im zarten Alter von weit über 90 Jahren einer Patientin im Altenheim das Leben gerettet – mit dem von ihm erdachten Heimlich-Handgriff.

Das Besondere an der ganzen Sache war, dass der Erfinder selbst seinen lebensrettenden Griff das erste Mal überhaupt anwenden musste. Und das, nachdem der ihn weltberühmt gemacht hat. Was das alles mit dem ersten und gleich so richtig furchtbaren Teil im Kapitel Kindernotfälle zu tun hat? Sehr viel, wie Sie gleich sehen werden.

Schon bei der bloßen Vorstellung, ein Kind könnte in Not geraten, sträuben sich nicht nur bei Eltern die Nackenhaare. Auch professionelle Retter können sich weit Schöneres vorstellen, als einem kleinen Knirps helfen zu müssen, der unversehens in Gefahr geraten ist. Aber was sein muss, muss nun einmal sein. Zum Glück sind diese Art der Notfalleinsätze aber nicht allzu häufig. Umso wichtiger ist es, dass das Rettungsteam sehr gut geschult ist und die Situation schnell und sicher beherrscht. Denn bei Kindernotfällen gilt es nicht nur die Kinder zu behandeln, sondern auch die Eltern zu beruhigen. Eine wahrlich große Herausforderung.

Eine der häufigsten Notfallsituationen, in die Kinder geraten können, ist wohl die sogenannte Fremdkörperaspiration. Dabei handelt es sich, wie der Name schon sagt, um das versehentliche Einatmen von irgendeinem Fremdkörper, was verständlicherweise katastrophale Folgen haben kann.

Kinder spielen mit allem. Außerdem nehmen sie so gut wie alles in den Mund. Leider können die Winzlinge nicht so richtig gut kontrollieren, ob es auch dort bleibt. Es kommt nicht selten vor, dass Eltern mit ihren Sprösslingen in die Notaufnahme kommen, weil die Kleinen eine Murmel, einen Schlüssel oder weiß der Geier was verschluckt haben. Das ist in der Regel auch nicht schlimm. Meist findet das Spielzeug oder der Gegenstand ganz allein den Weg nach draußen. Nur Magnete können großen Schaden anrichten. Verfangen die sich nämlich in zwei nebeneinanderliegenden Darmschlingen, dann können sie den Darm verschließen. Aber das nur am Rande.

Viel schlimmer ist es, wenn der Fremdkörper nicht den Weg in den Magen-Darm-Trakt, sondern den in die Luftröhre wählt. Die beiden liegen tatsächlich sehr nah beieinander.

Besonders der Eingang der Luftröhre und der Speiseröhre ist kaum voneinander zu unterscheiden. Da reicht ein falscher Atemzug zur falschen Zeit, und der Legostein oder die Murmel verschließen den Kehlkopf oder sind in die Luftröhre gerutscht. Eine furchtbare Vorstellung.

Ab jetzt geht's natürlich ums Ganze. Die Symptome, die das Kind zeigt, hängen stark von der Größe und auch von der Form des eingeatmeten Fremdkörpers ab. Am schlimmsten sind hier wirklich runde, sich gut anpassende Dinge, die die Luftröhre komplett verschließen können. Das ist der schlimmste Fall. Oft jedoch ist der Luftweg zwar stark eingeengt, aber irgendwo kommt doch noch etwas Sauerstoff in der Lunge an. Klar, dramatisch ist das trotzdem, vielleicht fällt das Kind auch in Ohnmacht – es lebt aber weiter, bis Hilfe kommt. Das Gleiche gilt für etwas kleinere Fremdkörper. Die rutschen manchmal einfach bis runter in einen der beiden Luftröhrenäste, schneiden so zwar eine komplette Lungenhälfte von der Sauerstoffzufuhr ab, das Kind überlebt aber trotzdem, einfach weil die andere Seite noch funktioniert.

Egal welche Situation eintritt – die Fremdkörperaspiration ist eine dramatische und leider auch häufige Komplikation des Spieltriebes kleiner Kinder.

Fremdkörperaspiration (FK) – 3 mögliche Situationen

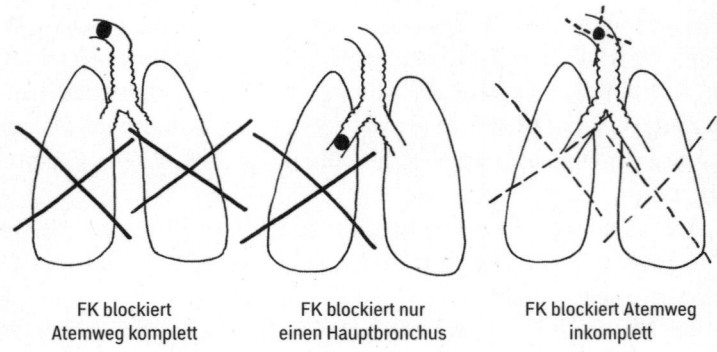

FK blockiert   FK blockiert nur   FK blockiert Atemweg
Atemweg komplett   einen Hauptbronchus   inkomplett

Im günstigsten Fall fangen die kräftig an zu husten und versuchen, den verschluckten Gegenstand (kann sich auch um Essen handeln) loszuwerden. Leider funktioniert das nicht immer. Nach und nach wird der Sauerstoffmangel so schlimm, dass der Knirps langsam ohnmächtig wird und blau anläuft (Kinder laufen sehr schnell blau an). Im allerschlimmsten Fall kann es sogar zum reflektorischen Herzstillstand kommen. Ist der Fremdkörper zu groß, dann bleibt das Herz, bedingt durch die Reizung bestimmter Nerven, einfach stehen. Man spricht vom Bolustod.

Sie sehen – die Fremdkörperaspiration ist gefährlich. Umso wichtiger ist, dass der Ersthelfer schnell und richtig reagiert.

WAS SIE ALS ERSTHELFER TUN KÖNNEN …

Erste Regel für Sie als Ersthelfer ist auch und besonders hier: ruhig bleiben. Wie so oft bei Kindern sind die ersten Helfer nämlich meist nicht zufällig vor Ort, sondern sie sind direkt betroffen – entweder als Eltern oder als anderweitig Verwandte. Umso wichtiger ist ein

umsichtiges Handeln. Versuchen Sie das Kind zum Husten anzuregen, falls das noch möglich ist! Rufen Sie so schnell wie möglich
Hilfe. Schafft es der kleine Patient nicht, den Fremdkörper loszuwerden, dann müssen Sie nachhelfen – was uns wieder zu unserem
Freund Heimlich und dessen berühmtem Manöver bringt. Allerdings dürfen Sie dieses Manöver erst bei Kindern ab einem Jahr
anwenden; bei kleineren Patienten müssen Sie sich auf Schläge auf
den Rücken beschränken. Aber schauen wir uns nun erst einmal
an, wie das im Idealfall aussehen soll.

Beginnen wir bei den Schlägen auf den Rücken. Die sind an-
gebracht, wenn es sich um einen Säugling handelt. Dem würden
Sie mit einem Heimlich-Manöver nämlich ziemlich zusetzen.
Wählen Sie also bei den ganz kleinen Knirpsen bitte diese Methode. Dabei nehmen Sie das Kind, legen es auf die linke Hand (oder
auf die rechte, wenn Sie Linkshänder sind) und geben mit der anderen mehrere Schläge auf den Rücken des Kindes ab. Zielen Sie
dafür etwas in Richtung Kopf, sodass die Wucht des Schlages eher
»nach oben« geht. Wenn das Kind dann noch mit dem Kopf leicht
nach unten gehalten wird, dann kann der Fremdkörper heraus-
rutschen.

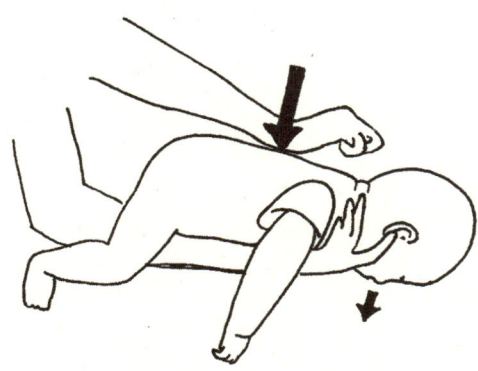

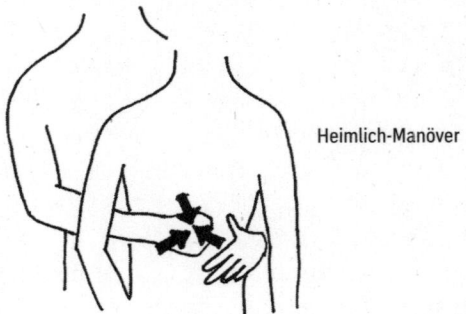

Heimlich-Manöver

Das gleiche Ziel hat das berühmte Heimlich-Manöver. Es geht davon aus, dass man ältere Kinder und Erwachsene nicht einfach so auf eine Hand legen kann. Haben die sich heftig verschluckt und hilft Husten nicht mehr viel, dann sollte der Patient, wie im Bild dargestellt, von hinten umfasst werden. Dabei wird die Faust einer Hand direkt dort angesetzt, wo die Rippen der linken und rechten Seite sich treffen (Magengegend). Durch ruckartiges Zusammenziehen der Arme soll dann ein plötzlicher Überdruck in der Lunge aufgebaut werden, der den Fremdkörper im Optimalfall nach außen befördert. Stellen Sie sich das so vor, wie wenn Sie einen Blasebalg bedienen. Auch hier wird Luft komprimiert, und ein Luftstrom nach außen entsteht. Auf diese Weise können Sie das Kind (und natürlich auch den Erwachsenen) wirklich effektiv vor dem Ersticken bewahren. Eines ist aber sehr wichtig: Durch den massiven Druck von außen kann es zu zum Teil schweren Verletzungen innerer Organe kommen. Dieses Risiko gilt es bei einer drohenden Erstickung natürlich in Kauf zu nehmen. Nachdem der Fremdkörper die Lunge verlassen hat, muss aber eine Klinikeinweisung erfolgen, um eventuelle Verletzungen (wie zum Beispiel einen Milzriss) frühzeitig zu erkennen und dementsprechend behandeln zu können.

Alle diese Manöver führen Sie bitte nur bei einem Patienten aus, der noch bei Bewusstsein ist. Bei eingetrübten oder gänzlich bewusstlosen Patienten muss umgehend mit der Herz-Lungen-Wiederbelebung begonnen werden – auch wenn das Herz noch schlägt. Denn ohne Sauerstoff wird es binnen weniger Minuten nicht mehr schlagen. Durch eine gute Mund-zu-Mund-Beatmung kann der Ersthelfer zumindest ein Minimum an Sauerstoff zuführen oder, im Idealfall, den Fremdkörper in einen der beiden Lungenflügel vorschieben, was den anderen wieder ins Spiel bringt.

Eine schlimme Vorstellung, was?

Und das vielleicht auch noch beim eigenen Kind. Die Panik, die hier aufkommt, ist kaum zu unterdrücken. Umso wichtiger ist es, dass Sie ruhig bleiben, denn nur so können Sie dem Winzling das Leben retten. Zum Glück kommt irgendwann das Rettungsteam …

WAS DIE ÄRZTE MACHEN …

… das derartige Situationen genauso ungern vorfindet wie die Ersthelfer, jedoch professionell geschult ist und sofort angemessen reagieren kann. Am Anfang versucht auch das Rettungsteam genau die Maßnahmen, die im Optimalfall schon der Ersthelfer probiert hat – Animieren zum Husten und, wenn das nicht geht, Schläge auf den Rücken oder das Heimlich-Manöver. So weit, so gut. Irgendwann werden die Versuche entweder von Erfolg gekrönt sein – oder aber nicht. In diesem Fall kommt es zur Herz-Lungen-Wiederbelebung, so wie im entsprechenden Kapitel bereits beschrieben. Der Vorteil hier ist aber, dass der Arzt im Rahmen seines Intubationsversuchs probieren kann, den Fremdkörper zu sichten und zu entfernen. Dafür steht ihm ein ganz bestimmtes Instrument zur Verfügung, die sogenannte Magill-Zange.

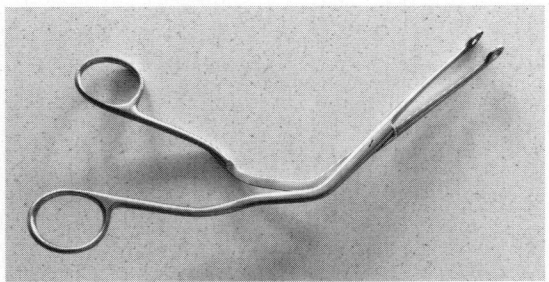

Magill-Zange

Mithilfe dieses zugegebenermaßen etwas exotisch aussehenden Instruments kann sich der Notarzt relativ gut Zugang zum Rachenraum verschaffen und so versuchen, den Fremdkörper irgendwie herauszufischen. Gelingt das nicht, dann hilft nur noch die Intubation. Dabei wird der Tubus, also der für die Beatmung nötige Plastikschlauch, so tief in die Lunge geschoben, dass er den Gegenstand in einen der beiden Hauptluftröhrenäste schiebt und somit ein schnelles Ersticken verhindert.

Fremdkörper wird mithilfe eines Tubus in den rechten Hauptbronchus geschoben

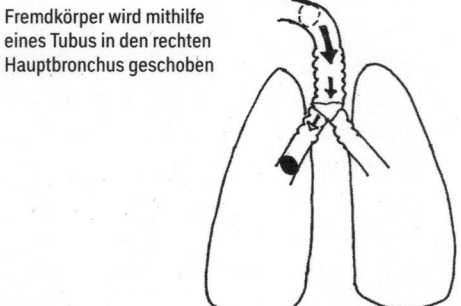

Den Rettern stehen also verhältnismäßig viele Möglichkeiten zur Verfügung, um den kleinen Patienten erst einmal irgendwie lebend in die Klinik zu bringen. Dort wird man dann versuchen, das Problem vollständig zu lösen. Dank der modernen Medizin funktioniert

das auch verhältnismäßig gut. Mithilfe eines Bronchoskopes* können die Ärzte bis tief in die Lunge schauen und das, was die Atemblockade verursacht, entfernen.

Trotzdem muss der kleine Patient noch ein paar Tage beobachtet werden, denn nicht selten entwickelt sich als Reaktion auf ein solch schlimmes Ereignis eine Lungenentzündung. Zum einen werden durch den Fremdkörper Keime in die Lunge gebracht, die dort nicht hingehören, zum anderen schädigt ein Verschluss eines bestimmten Lungenareals das dortige Immunsystem, was Entzündungen begünstigt.

Natürlich ist das alles nichts gegen die Folgen, die es hätte, wenn man die Blockade nicht beseitigen würde. Früher, zu Zeiten vor Herrn Heimlich und der Lungenspiegelung, sind Kinder regelmäßig gestorben, weil sie sich verschluckt haben. Da darf man doch wirklich dankbar sein.

---

* *Das ist ein Gerät zur Spiegelung der Lunge.*

FIEBERKRAMPF

Wenn die Kleinsten anfangen zu zucken

Obwohl wir uns weiter vorn im Buch bereits mit dem klassischen Krampfanfall beschäftigt haben, komme ich nicht umhin, das Thema »Fieberkrampf beim Kind« nochmals anzuschneiden. Zum Glück haben Sie es hier mit einem verhältnismäßig kurzen Kapitel zu tun, was daran liegt, dass es sich in der Mehrzahl der Fälle um eine sehr harmlose, wenn auch um eine sich als hochdramatisch präsentierende Erkrankung handelt. Da sich aber um die 5 % der Eltern mit diesem Problem beim Nachwuchs beschäftigen müssen (was eine ziemlich große Zahl ist), gehört es in ein Buch über Notfälle einfach hinein.

Als Notarzt bin ich leider sehr oft mit krampfenden Kindern und Babys konfrontiert. Aus meiner subjektiven Sicht ist der kindliche Krampfanfall sogar einer der häufigsten, wenn nicht der häufigste Kindernotfall, zu dem mein Team und ich gerufen werden. Das hat gute Gründe.

Sind Sie Eltern? Wenn ja, dann stellen Sie sich doch mal vor, wie Sie reagieren würden, wenn Ihr Kind ganz plötzlich das Bewusstsein verliert und anfängt, unkontrolliert zu zucken. Vielleicht bildet sich Schaum vor dem Mund Ihres Lieblings. Die Augen verdrehen sich, und Sie glauben, in einem Horrorfilm gefangen zu sein. Nur dass es sich um die Wirklichkeit handelt.

Meist glühen die Würmchen, weil sie hohes Fieber entwickelt haben. Und das Schlimmste: Der Zustand hört überhaupt nicht mehr auf – vermuten Sie zumindest. Denn eine Sekunde kommt Ihnen in dieser Situation vor wie eine Ewigkeit.

Zum Glück gehen Fieberkrämpfe aber relativ schnell vorbei. Nach ein bis zwei Minuten beruhigt sich die Situation, und das Kind gleitet in die Nachschlafphase, in der es zwar nicht richtig aufgeweckt werden kann, jedoch auch nicht mehr krampft. Man kann sich das so vorstellen, als ob sich das Gehirn erst einmal vom Kurzschluss im Oberstübchen erholen muss und deshalb etwas herunterfährt. Aus diesem Grund sind die allermeisten Krampfanfälle bei Kindern, zu denen mein Team und ich gerufen werden, auch schon wieder vorbei, wenn wir vor Ort sind.

»Die allermeisten« heißt aber leider nicht: alle. Denn manchmal lässt sich das Krampfgeschehen nicht so einfach unterbrechen; ein sogenannter Status epilepticus droht – und mit ihm schwere Hirnschäden beim Kind.

Aber wieso sind Krampfanfälle bei Kindern überhaupt so häufig? Zum einen ist das Gehirn natürlich noch im Wachsen, alles sehr dynamisch und dementsprechend anfällig. Außerdem entwickeln Kinder viel schneller sehr hohes Fieber als Erwachsene. So ist es nicht selten, dass die Körpertemperatur eines Einjährigen ganz plötzlich von 36°C auf über 40°C hochschnellt.

Gerade im Herbst und im Frühjahr werden wir sehr häufig zu krampfenden Babys gerufen. Hier kann schon ein kleiner, normalerweise völlig harmloser Infekt zu extrem hohen Fieberwerten führen. Das kleine Gehirn ist nicht in der Lage, das Fieber zu verkraften, und schlägt Alarm – ein Krampfanfall ist die Folge.

WAS SIE ALS ERSTHELFER TUN KÖNNEN ...

In fast allen Kapiteln habe ich Sie als Ersthelfer aufgefordert, Ruhe zu bewahren. Das gilt umso mehr bei krampfenden Kindern. Denn obwohl die Situation wirklich dramatisch erscheint und die Eltern verständlicherweise völlig in Panik geraten können (insbesondere wenn es der erste Zwischenfall dieser Art ist), sind Fieberkrämpfe in der überwiegenden Mehrzahl der Fälle doch völlig harmlos. Diese Information lässt sich total verängstigten Eltern leider nur sehr schwer vermitteln. Deshalb gilt auch hier als allererste Maxime:

Ruhe, Ruhe, Ruhe. Wenn es sich um Ihr Kind handelt, dann müssen Sie sich zu besonnenem Handeln zwingen; wenn Sie nur zufälliger Zeuge sind, dann beruhigen Sie die Eltern!

Rufen Sie so schnell wie möglich Hilfe, indem Sie den Notruf wählen. Ausnahmen hierfür gibt es nur bei bekannten Krampfkindern, die bereits in der Klinik abgeklärt wurden und mit deren Eltern besprochen wurde, dass nicht bei jedem erneuten Krampfanfall der Notarzt gerufen werden muss. Diese Eltern reagieren dann aber meist recht besonnen und haben oft sogar Antikrampfmedikamente zu Hause. Alle anderen Krampfkinder müssen dringend einem Arzt vorgestellt werden.

Während sie auf den Rettungsdienst warten, bringen Sie das Kind an einen Platz, an dem es sich nicht verletzen kann. Legen Sie es beispielsweise auf eine weiche Couch, und passen Sie auf, dass es trotz der Krampfbewegungen von dort nicht herunterfällt. Mehr können Sie nicht tun.

Je nachdem, was der Kinderarzt mit Ihnen besprochen hat, sollten Sie unbedingt frühzeitig auf Fieber reagieren, um es gar nicht erst zu einem Krampf kommen zu lassen. Das gilt insbesondere für Kinder, bei denen das Krampfleiden schon festgestellt wurde.

WAS DIE ÄRZTE MACHEN ...

Wenn der Rettungsdienst eintrifft, ist der Krampfanfall meist schon vorbei. Das Kind schlummert friedlich, und man hat das Gefühl, es wäre nie etwas passiert. Im günstigsten Fall. Manchmal krampft der kleine Patient aber noch immer. In einem solchen Fall muss (nach ungefähr fünf bis zehn Minuten) ein Mittel verabreicht werden, um den Anfall zu unterbrechen. Meist wird hierfür ein sogenanntes Benzodiazepin, besser bekannt als Downer, verwendet. Diese Mittel wirken nicht nur extrem beruhigend, sie sind auch in der Lage, Krämpfe zu unterbrechen.

Weil die winzigen Patienten meist sehr schlechte Venen haben, verabreichen die Retter das Mittel als Zäpfchen, im Ausnahmefall auch über die Nase (wir haben den Nasenzerstäuber ja schon kennengelernt). Das Problem ist, dass gerade Säuglinge auf das Zeug oft mit einer Abschwächung der Atmung reagieren. In ausreichend hoher Dosis fahren »Benzos« bei jedem die Atemfrequenz herunter. Das kann so weit gehen, dass ein Atemstillstand droht. Weil aber Kinder, besonders die ganz kleinen, naturgemäß nicht sonderlich viel wiegen, kann es vorkommen, dass die Dosierung in den Zäpfchen (manchmal wird auch Gel verwendet) etwas zu hoch ist und der kleine Patient Probleme mit der Atmung bekommt.

In der Regel kommt das aber nicht vor, sodass die mit dem Zäpfchen verabreichten Medikamente eigentlich recht sicher sind. Eltern von Kindern, bei denen das Problem mit den Fieberkrämpfen bekannt ist, bekommen die Mittel ja sogar für zu Hause verschrieben, sodass sie im Notfall selbst zur Tat schreiten können. Diese Kinder müssen dann wie gesagt auch nicht zwangsläufig in die Klinik eingewiesen werden. Oft wird nicht einmal der Rettungsdienst verständigt. Die Eltern gewöhnen sich an das Problem und bekommen Routine im Umgang damit. Zumal, und das ist die gute Nachricht, viele Kinder nach und nach aus der Tendenz, Fieberkrämpfe zu entwickeln, herauswachsen. Insofern handelt es sich zwar um ein akut sehr beunruhigendes Notfallgeschehen, das aber oft wenig ernste Konsequenzen für das betroffene Kind nach sich zieht.

Ganz anders ist die Sache, wenn so ein Krampf erstmalig auftritt. Hier kommen weder der kleine Patient noch die Eltern um eine Einweisung in die Klinik herum. Denn auch wenn die Anzeichen offensichtlich sind, also das Kind krampft und zusätzlich noch Fieber hat – bewiesen ist der Fieberkrampf noch lange nicht. Im Krankenhaus müssen zunächst einmal die ganzen anderen, gefährlichen Gründe für einen Anfall ausgeschlossen werden. Zwar kommen Dinge wie etwa Hirntumoren oder Epilepsie nicht sehr häufig vor – sicher sein kann man sich da erst nach einer ausführlichen diagnostischen Aufarbeitung.

Unterm Strich kann aber trotzdem bei den meisten Kindern Entwarnung gegeben werden, wenn die schlimmen, aber seltenen Ursachen für Krampfanfälle ausgeschlossen sind.

PSEUDOKRUPP UND KEHLKOPFENTZÜNDUNG

Zwei Krankheiten, ein Symptom

Kleine Kinder tun sich mitunter schwer, ihre Beschwerden genau zu beschreiben; das liegt in der Natur der Sache. Babys können das noch gar nicht. Aus diesem Grund versucht man, gerade bei Atemwegserkrankungen, aber auch bei Herzleiden, dem Ganzen auf Basis des objektivierbaren Beschwerdebildes auf den Grund zu gehen. Was etwas verklausuliert klingt, ist eigentlich ganz einfach. Stellen Sie sich einen kleinen Patienten mit Luftnot vor! Kein sehr schönes Bild. Bei Erwachsenen kann man nun etliche Fragen stellen, die uns nach und nach aus der Dunkelheit ins Licht der richtigen Diagnose führen. Das geht bei Kindern weniger gut. Die bekommen keine Luft, sie werden blau, sie keuchen, sie hecheln, sie schreien, was auch immer. Aber sie reden nicht mit uns.

Aus diesem Grunde versucht man in einem Notfall, aus dem Leitsymptom sofort auf die verursachende Krankheit zu schließen, um die dann so schnell wie möglich behandeln zu können. Die beiden Krankheiten Pseudokrupp und Kehlkopfentzündung sind so ein Beispiel – zwei Krankheiten, ein Leitsymptom, nämlich der sogenannte inspiratorische Stridor. Als Stridor bezeichnet man ein Pfeifgeräusch beim Atmen. Ist das Pfeifen beim Einatmen zu hören, so nennt man es, analog zum lateinischen Wort für Einatmung, Inspiration, inspiratorischer Stridor. Kommt er beim Ausatmen vor, heißt er exspiratorischer Stridor.

Das Pfeifen beim Einatmen ist also das Hauptkennzeichen von Kehlkopfentzündung und Pseudokrupp. Nun unterscheiden sich diese beiden Krankheitsbilder in so gut wie allen anderen Aspekten deutlich voneinander. So ist die Kehlkopfentzündung aufgrund der routinemäßigen Impfung gegen die auslösenden Bakterien in unseren Breiten zum Glück so gut wie ausgestorben. Ein großes Glück, denn eine solche Erkrankung führt viel häufiger zum Tod des Kindes als der Pseudokrupp.

Um beide Krankheitsbilder verstehen zu können, müssen wir uns kurz mit der Anatomie der kindlichen oberen Atemwege beschäftigen. Was relativ trocken klingt, lässt sich aber in einer wesentlichen Tatsache zusammenfassen: Dort oben ist alles furchtbar eng. Kinder sind ja bekanntermaßen wesentlich kleiner als der Durchschnittserwachsene. Das hat zur Folge, dass alle anatomischen Strukturen auch sehr klein sind. Das gilt natürlich auch für den Nasen- und Rachenraum. Genau wie die Erwachsenen saugen Kinder die Luft zum Atmen über Mund oder Nase ein. Von dort aus passiert sie den Rachen, um dann am Kehlkopfdeckel* vorbei über den Kehlkopf in die Luftröhre zu strömen, von wo aus sie dann die Lunge erreicht.

KEHLKOPF

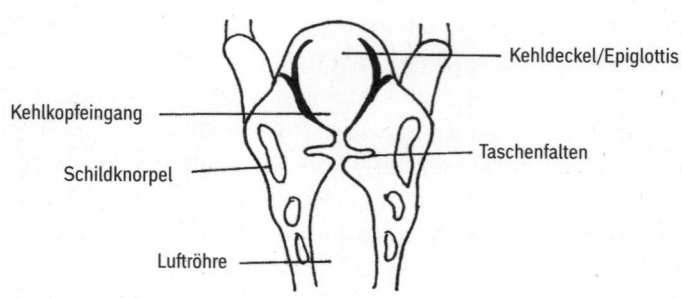

_____

* Diese Struktur verhindert, dass Nahrungsbestandteile in die Lunge gelangen, indem sie sich beim Schlucken schützend über die Luftröhre legt.

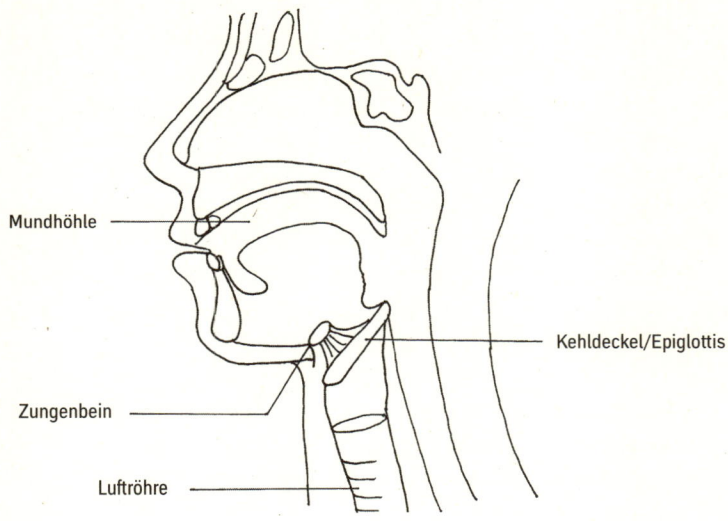

Wie beim Erwachsenen auch, sind alle diese Strukturen mit Schleimhaut ausgekleidet. Und Schleimhaut kann anschwellen. Das tut sie jedes Mal, wenn wieder ein Schnupfen im Anzug ist. Dieses weiche glatte Häutchen ist wirklich ziemlich sensibel und hält nicht sehr viel aus, ohne beleidigt zu sein. Das ist beim Erwachsenen überhaupt kein Problem. Da läuft die Nase ein bisschen, man bekommt Halsschmerzen und vielleicht leichtes Fieber. Ein paar Tage im Bett und einige Kamilleninhalationen später ist wieder alles paletti. Bei unseren kleinen Freunden kann das Anschwellen der Schleimhäute aber zu einem richtigen Problem werden.

Denn wo bei den großen Menschen noch genug Platz für die vorbeiströmende Luft ist, haben die Kleinen ein echtes Platzproblem. Die geschwollene Schleimhaut engt die Atemwege zu stark ein. Und genau das verursacht das schon erwähnte Pfeifen. Durch die Verwirbelung an der jeweiligen Engstelle entsteht der inspiratorische Stridor.

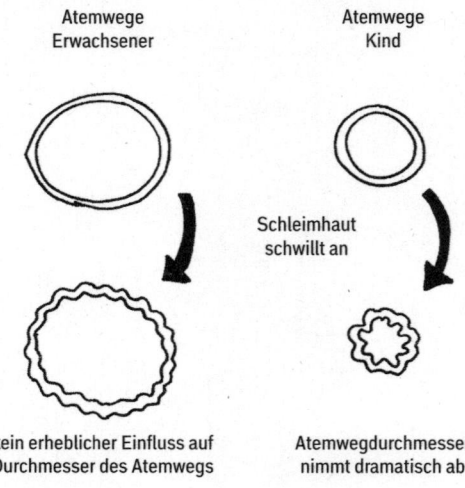

Atemwege
Erwachsener

Atemwege
Kind

Schleimhaut
schwillt an

kein erheblicher Einfluss auf
Durchmesser des Atemwegs

Atemwegdurchmesser
nimmt dramatisch ab

Der Unterschied zwischen der Kehlkopfentzündung und dem Pseudokrupp ist die befallene Struktur. Während, wie der Name unzweifelhaft vermuten lässt, bei der einen Erkrankung der Kehlkopfdeckel betroffen ist, schwillt beim Pseudokrupp der obere Teil der Luftröhre und manchmal auch ein Teil des Kehlkopfes (nicht der Deckel, sondern eher die Stimmritzen) an.

Obwohl beide Situationen gefährlich sind und ein Kind im schlimmsten Fall daran sterben kann, ist eine Kehlkopfentzündung das wesentlich gravierendere Krankheitsbild. Denn der geschwollene Kehlkopf kann binnen kürzester Zeit die gesamten Atemwege verschließen. Dann hilft nur noch der Luftröhrenschnitt, um das Kind wieder mit Sauerstoff zu versorgen. Gott sei Dank kann man diese furchtbare Erkrankung fast als historisch bezeichnen – zumindest in unseren Breiten. Obwohl aufgrund der unverantwortlichen Impfträgheit vieler Verschwörungstheoretiker[*] die große Gefahr besteht, dass die Kehlkopfentzündung wieder aufkeimt.

Während die Kehlkopfentzündung also meist von speziellen Erregern, den sogenannten Hämophilus-influenzae-Bakterien, verursacht wird, können beim Pseudokrupp ganz viele verschiedene Ursachen infrage kommen. Bakterien, Viren, ja sogar schädliche Umwelteinflüsse wie Feinstaub können die Schleimhäute irritieren und zu deren Anschwellen führen. Übrigens: Man nennt die Erkrankung Pseudokrupp, weil der echte Krupp ebenso eine historische Erkrankung ist. Wir kennen sie auch unter dem Namen Diphtherie. Ihr fielen bis zur Entwicklung des Impfserums durch den deutschen Arzt Emil von Behring jedes Jahr viele Kinder zum Opfer, die qualvoll ersticken mussten.

Die Symptome des Pseudokrupps sind weniger dramatisch. Charakteristisch ist ein bellender Husten und ebenjener inspiratorische Stridor, von dem schon mehrmals die Rede war, vornehmlich im Herbst und im Frühjahr. Im Gegensatz zur Kehlkopfentzündung sind die Symptome oft mild und durch eine einfache Therapie in den Griff zu bekommen.

Neben der im Gegensatz dazu extrem schnellen Ausbildung der Kehlkopfentzündung zeigen Kinder mit dieser Erkrankung außerdem oft ein spezifisches Charakteristikum – sie speicheln. Weil der Kehlkopfdeckel so stark zugeschwollen ist, dass selbst das Schlucken nicht mehr möglich ist, läuft die gesamte Spucke einfach wie-

---

[*] *Anders kann man das nicht bezeichnen. Es gibt keinen einzigen wissenschaftlichen Grund, das Impfen abzulehnen. Ärzte, die das tun, verstoßen meiner Meinung nach gegen die medizinische Berufsethik und müssten entsprechend sanktioniert werden. Gerade junge Eltern, die alles richtig machen wollen, jedoch nur wenig Ahnung von Medizin haben, kann man durch gezielte Angstmache extrem verunsichern. Dabei sind die Argumente der Impfgegner überhaupt nicht logisch nachvollziehbar, sondern zeugen einfach nur von wissenschaftlichem Unvermögen und der katastrophalen Unfähigkeit, Fakten neutral zu betrachten.*

der aus dem Mund. Diese Kinder können kaum atmen, und wegen des zunehmenden Sauerstoffmangels kommt es relativ schnell zu Bewusstseinsstörungen. Für ein lautes Schreien fehlt oft einfach die Puste. Eine solche Situation ist ein medizinischer Notfall und bedarf sofortiger notärztlicher Betreuung. Ich selbst habe in meinem Leben bisher ein daran erkranktes Kind gesehen – eine wahrlich dramatische Situation.

WAS SIE ALS ERSTHELFER TUN KÖNNEN ...

Da es sich um Kinderkrankheiten handelt, sind Helfer zum Glück immer sehr schnell vor Ort, gibt es doch wenige Kleinkinder, die den Tag allein verbringen. Erste und wichtigste Maßnahme von Eltern, die bemerken, dass mit der Atmung ihres Kindes etwas nicht stimmt, dass es anfängt zu pfeifen und irgendwie komisch (bellend) hustet, ist, Ruhe zu bewahren und diese Ruhe auf das Kind zu übertragen. Denn je panischer der kleine Patient wird und je hektischer er atmet, desto enger ziehen sich die Atemwege zusammen. Daher ist Ruhe das Gebot der Stunde. Im Falle eines Pseudokrupps ist die Alarmierung des Rettungsdienstes nur dann nötig, wenn beim Einatmen wirklich der Stridor, also das Pfeifen, zu hören ist. Der klassische bellend klingende Husten führt die Eltern eher zum Kinder- als zum Notarzt. Im Zweifel jedoch sollte man den Rettungsdienst lieber einmal zu viel als einmal zu wenig rufen.

Bei der Kehlkopfentzündung, die man als Laie schlecht diagnostizieren kann, werden besorgte Eltern auf jeden Fall die 112 wählen, da ihr Kind kaum noch wiederzuerkennen ist. Es wird schläfrig, speichelt wie verrückt und bekommt kaum noch Luft. Vielleicht läuft es auch blau an – ein Horror-Szenario. Auch hier gilt es Ruhe zu bewahren. Oft hilft es in beiden Situationen, die Fenster zu öffnen und etwas kalte Luft ins Zimmer zu lassen. Die verringert nämlich die Schwellung im Rachenbereich. Im Gegensatz dazu hat sich gezeigt, dass das Einatmen von feuchter Luft durch einen Vernebler keine Wirkung hat und deshalb nicht durchgeführt werden sollte. Oberster Grundsatz, gerade bei kritischen Fällen, in denen das Kind merklich unter Luftnot leidet oder eine solche zu entwickeln droht (Pfeifen beim Einatmen), ist wirklich Ruhe, Ruhe und nochmals Ruhe. Die kann nicht nur das Fortschreiten der Schwellung etwas verlangsamen, sondern reduziert auch den Sauerstoffverbrauch des Kindes, was einen wirklich markanten und wichtigen Effekt hat.

WAS DIE ÄRZTE MACHEN ...

Wie bereits erwähnt, wird der Rettungsdienst nur bei einem wirklich schwerwiegenden Verlauf hinzugezogen. Auch hier gilt es erst einmal Ruhe zu bewahren, denn oft ist die ganze Sache dann doch nicht so schlimm wie befürchtet. Ist die Situation so ernst, dass wir wirklich mit Medikamenten eingreifen müssen, dann helfen Cortisonzäpfchen oft sehr gut. Durch das Medikament werden Schwellungen im Körper gemindert, was sich natürlich auch unmittelbar auf die Schwellung im Rachenbereich auswirkt. Hilft das nicht, so können wir dem Winzling zusätzlich etwas zum Inhalieren geben.

Nun habe ich gerade gesagt, dass Inhalationen nichts bringen, und eine Seite später schreibe ich, dass der Notarzt genau zu diesem Mittel greift. Der Unterschied liegt darin, dass die Mediziner das Kind mit Adrenalin inhalieren lassen. Wir haben das Medikament schon öfter kennengelernt, unter anderem beim allergischen Schock. Es zieht die Blutgefäße zusammen und reduziert auf diese Weise die Schwellung im Rachenraum. Da reicht manchmal schon sehr wenig, und das Kind kann wieder frei atmen. Nur in absoluten Ausnahmefällen, wo das alles nichts bringt, muss das Kind in Narkose gelegt werden, um es dann künstlich zu beatmen. In aller Regel funktionieren aber die anderen Maßnahmen ausgezeichnet – beim Pseudokrupp!

Ganz anders verhält es sich im Falle der Kehlkopfentzündung. Hier wird es auch für erfahrenes Rettungspersonal mehr als haarig. Denn das Zeitfenster, in dem man noch etwas tun kann, ist eng – sehr eng. Der Notarzt muss hier intubieren, solange das winzige Löchlein, das den kleinen Patienten am Leben erhält, noch nicht gänzlich zugeschwollen ist. Schafft er das nicht, so hilft nur noch der Luftröhrenschnitt. Und das ist natürlich auch für uns Retter eine Ausnahmesituation. Ich kenne zum Glück nur wenige, die draußen im Einsatz einem Kind den Hals aufschneiden mussten. Denn ich selbst kann mir eigentlich keinen schlimmeren Einsatz vorstellen ...

ALLGEMEINE RICHTLINIEN FÜR ERSTHELFER

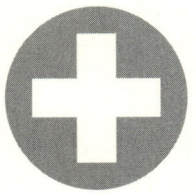

NIEMAND KANN JEDES
KRANKHEITSBILD KENNEN

Wir haben uns nun über viele Seiten mit den verschiedensten Krankheitsbildern beschäftigt, und bei jedem einzelnen habe ich Ihnen Tipps für das Verhalten als Ersthelfer gegeben. Allerdings kann man sich das nicht alles merken, und Sie werden dieses Buch wohl kaum jederzeit mit sich herumtragen, um im Notfall nachzuschlagen. Also muss es ganz allgemeine und leicht verständliche Regeln geben, die Sie als Ersthelfer beachten können.

Sie haben gesehen, wie schwer es selbst für Ärzte manchmal ist, eine medizinische Diagnose zu stellen. Man kann daher von Ihnen nicht erwarten, dass Sie zwischen einer Herzrhythmusstörung, einer Lungenembolie oder einem Herzinfarkt als Ursache für die akute Zustandsverschlechterung des Patienten unterscheiden können. Wichtig ist einfach nur, dass überhaupt jemand hilft. Das kann in vielen Situationen wirklich den Ausschlag geben zwischen Leben und Tod.

Hier nun ein paar einfache und grundsätzliche Hilfestellungen, die Sie als engagierter Ersthelfer beachten sollten:

BLEIBEN SIE RUHIG UND ATMEN SIE DURCH!

Das steht wohl für sich. Entspannen Sie sich und geraten Sie nicht in Panik. Die wichtigste, die allerwichtigste Regel für jeden Hilfeleistenden.

BRINGEN SIE SICH NIEMALS SELBST IN GEFAHR!

Was sich so selbstverständlich anhört, muss wirklich noch einmal ganz deutlich hervorgehoben werden. Es bringt überhaupt nichts, wenn Sie für Ihre lobenswerte Einstellung am Ende mit der eigenen Gesundheit oder gar mit dem Leben bezahlen müssen. Lassen Sie kritische Probleme von den Profis lösen! Insbesondere, jedoch nicht ausschließlich, gilt das für Unfälle aller Art. Kommen Sie nicht auf die Idee, in ein brennendes Haus zu rennen oder in ein abrutschendes Auto zu klettern. Denken Sie als Ersthelfer auch daran, eine Unfallstelle unbedingt mit einem Warndreieck abzusichern!

Bewegen Sie sich immer auf der der aktiven Fahrbahn abgewandten Seite, und gehen Sie im Zweifel lieber konservativ, das heißt zurückhaltend vor! Und nicht nur bei Unfällen im Straßenverkehr gilt es Vorsicht walten zu lassen! Die Betroffenen haben sich ja auch nicht freiwillig in die Notfallsituation begeben. Das heißt: Die Gefahr kann noch lauern! Denken Sie nur an Stromunfälle. Hier dürfen Sie den Verletzten auf keinen Fall berühren, wenn die Stromquelle noch in Verbindung mit dem Patienten steht und noch aktiv ist. Oder aber Vergiftungen. Gerade die berühmt-berüchtigte Kohlenmonoxid(CO)-Vergiftung kann lebensgefährlich sein – auch für die Ersthelfer. Finden Sie also einen Patienten bewusstlos in einem Zimmer – lüften Sie!

Auch akut Erkrankte, deren Problem nicht in Zusammenhang mit einem (Verkehrs-)Unfall steht, können manchmal eine Gefahr darstellen. Das soll den Ersthelfer selbstverständlich nicht daran hindern, zur Tat zu schreiten und Leben zu retten – er soll es nur mit Bedacht tun. Ein Beispiel hier stellt die Herz-Lungen-Wiederbelebung dar. Viele Leute ekeln sich davor, einem fremden Menschen Atem zu spenden. Manche haben auch Angst vor ansteckenden Krankheiten. Gerade wenn Schaum oder Erbrochenes die Atemwege blockieren, kann eine Mund-zu-Mund-Beatmung wirklich unangenehm werden. Sie müssen das dann in dem Fall nicht tun. Verfallen Sie aber bitte nicht in Agonie. Die Herzdruckmassage ist sowieso viel wichtiger, und Sie wissen jetzt, dass damit das Leben des Patienten gerettet werden kann.

Befolgen Sie also Regel Nummer 2 und bringen Sie sich selbst (und natürlich andere) niemals in Gefahr!

VERSUCHEN SIE, ANDERE DAZU ZU ERMUTIGEN, SIE BEI DER HILFELEISTUNG ZU UNTERSTÜTZEN!

Sie leisten Erste Hilfe. Das ist fantastisch. Allerdings müssen Sie da nicht allein durch. Oft befinden sich neben Ihnen auch noch andere Menschen am Notfallort (und gaffen im schlimmsten Fall). Fordern Sie sie auf, Ihnen zu helfen, ja fordern Sie die Hilfe ein! Vier Hände können mehr als zwei! Beauftragen Sie beispielsweise jemanden damit, den Notruf abzusetzen, oder weisen Sie einen anderen Helfer an, sich um verzweifelte Angehörige zu kümmern. Bedenken Sie, dass der Rettungsdienst die Notfallstelle nicht immer sofort findet, und denken sie deshalb daran, einen Einweiser an einer guten Stelle zu positionieren. Im Notfall gibt es eigentlich immer etwas zu tun. Greifen Sie auf die Ihnen zur Verfügung stehenden Mittel zurück, und setzen Sie diese sinnvoll und gewinnbringend ein! Sie sind nicht allein.

WÄHLEN SIE SO SCHNELL WIE MÖGLICH DEN NOTRUF (112)!

Das mit dem Notruf haben wir ja ganz am Anfang schon besprochen. Deshalb hier nur noch einmal in aller Kürze die Dinge, die Sie dem Disponenten am anderen Ende der Leitung unbedingt mitteilen müssen:

- Wo ist der Notfall passiert?
- Was ist geschehen?
- Wie viele Erkrankte/Verletzte gibt es?
- Welche Art von Verletzungen oder Symptomen (Leitsymptom – Sie erinnern sich?) liegen vor?

Warten Sie auf Rückfragen. Hierbei werden eventuell offene Fragen gestellt, die für die folgende Einsatzplanung von Bedeutung sind.

Manchmal wird Ihnen der Leitstellendisponent noch Tipps im Umgang mit dem Notfallpatienten geben. In letzter Zeit nimmt die Telefonreanimation einen immer größeren Stellenwert ein. Dabei wird Ihnen noch einmal genau erklärt, wie Sie bei der Herz-Lungen-Wiederbelebung vorgehen müssen.

BEURTEILEN SIE DEN PATIENTEN!

Was so kompliziert klingt, ist eigentlich nicht schwer. Bei der Beurteilung des Notfallpatienten müssen Sie nur zwischen drei Situationen unterscheiden können: Der Patient ist wach und ansprechbar, der Patient ist nicht mehr bei Bewusstsein, atmet aber noch, und der Patient atmet nicht und ist bewusstlos. Die folgende Grafik zeigt Ihnen, wie Sie in den entsprechenden Situationen reagieren sollten.

ERSTE HILFE

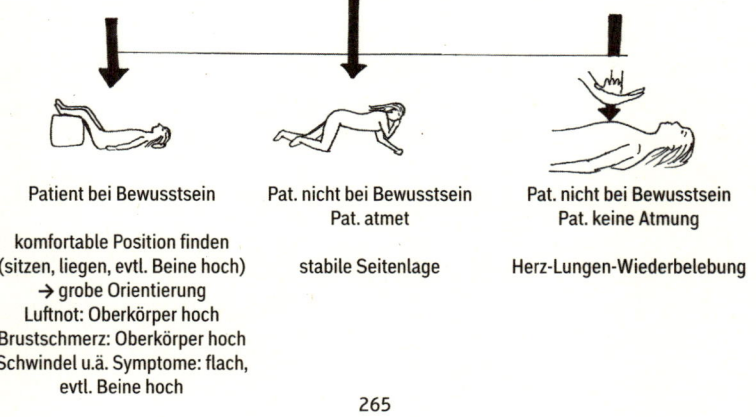

Patient bei Bewusstsein	Pat. nicht bei Bewusstsein Pat. atmet	Pat. nicht bei Bewusstsein Pat. keine Atmung
komfortable Position finden (sitzen, liegen, evtl. Beine hoch) → grobe Orientierung Luftnot: Oberkörper hoch Brustschmerz: Oberkörper hoch Schwindel u.ä. Symptome: flach, evtl. Beine hoch	stabile Seitenlage	Herz-Lungen-Wiederbelebung

Natürlich kann die Grafik nur eine Orientierung für Sie sein. Insbesondere wenn der Patient nicht bewegt werden kann (weil er beispielsweise eingeklemmt ist), wird die Sache mitunter haarig. Sollten Sie einmal in eine Situation kommen, in der es darum geht, ein Unfallopfer (egal welche Art Unfall) erstzuversorgen, dann achten Sie bitte darauf, den Kopf des Patienten nicht unnötig zu bewegen. Bringt man den Verunglückten in die stabile Seitenlage, dann sollte immer auf eine Immobilisation des Kopfes durch einen zweiten Helfer geachtet werden.

*

Wenn Sie sich an dieses ganz einfache Schema halten, dann werden Sie Ihre Sache als Ersthelfer gut machen. Und denken Sie daran: Es geht darum, dass überhaupt etwas getan wird. Denn nichts ist schlimmer als ein Patient, dem nicht mehr geholfen werden kann, weil das erste, das wichtigste Glied in der Rettungskette versagt hat: der Ersthelfer.

JURISTISCHE ASPEKTE DER ERSTEN HILFE

Da ich kein Jurist bin, möchte ich mich unter dieser Überschrift nicht zu ausführlich äußern. Trotzdem kann ich Sie da nicht völlig im Regen stehen lassen. Zum Glück hat mein guter Freund Hannes Müller, seines Zeichen Rechtsanwalt, mir dabei geholfen, die wichtigsten Fakten kurz zusammenzutragen.

Allgemein gilt: Jeder Mensch muss Erste Hilfe leisten. Das ist im §323c StGB geregelt, der sich mit der unterlassenen Hilfeleistung beschäftigt. Darin heißt es:

»Wer bei Unglücksfällen oder gemeiner Gefahr oder Not nicht Hilfe leistet, obwohl dies erforderlich und ihm den Umständen nach zuzumuten, insbesondere ohne erhebliche eigene Gefahr und ohne Verletzung anderer wichtiger Pflichten möglich ist, wird mit Freiheitsstrafe bis zu einem Jahr oder mit Geldstrafe bestraft.«

Natürlich kann man nicht von jedem Menschen verlangen, dass er in vollem medizinischen Umfang Erste Hilfe leistet. Was aber vorausgesetzt werden darf, ist, dass man nach seinen jeweiligen Kenntnissen und seinen Fähigkeiten handelt. Letztendlich reicht es, nach bestem Wissen und Gewissen zu helfen. Wenn Sie sich diesen Leitspruch merken und ihn beherzigen, wird Ihnen auf der juristischen Ebene nichts passieren. Natürlich gibt es Ausnahmen. Manchmal ist es einfach nicht möglich, Erste Hilfe zu leisten. Wenn beispielsweise eine erhebliche Gefahr für das eigene Leben besteht, dann brauchen und sollten Sie nicht selbst aktiv werden. Holen Sie in diesem Fall professionelle Hilfe. Es hat keinen Sinn, wenn am Ende zwei Patienten zu versorgen sind. Ein gutes Beispiel wäre hier der Nichtschwimmer, der, wenn er einem Ertrinkenden helfen will, selbst ertrinken wird.

Aber denken Sie auch in diesem Fall daran: Organisieren müssen Sie die Rettung trotzdem. Will heißen: Sie können sich nicht einfach umdrehen und gehen. Holen Sie Hilfe, rufen Sie jemanden an, oder machen Sie sich sonst irgendwie nützlich – handeln Sie einfach nach bestem Wissen und Gewissen, ohne sich selbst in Gefahr zu bringen!

WIE SIE SICH SELBST FIT MACHEN ...

Jetzt haben Sie ein ganzes Buch über Notfälle und Erste Hilfe gelesen; praktische Übungen im Umgang mit dem Thema ersetzt das aber logischerweise nicht.

Deshalb kann ich Ihnen nur ans Herz legen: Besuchen Sie einen Erste-Hilfe-Kurs. Die Kurse werden eigentlich in jeder Stadt angeboten. Selbst in kleineren Gemeinden gibt es immer den Ortsverein der lokalen Hilfsorganisation, wie beispielsweise dem Roten Kreuz. Dort können sie sich über den Termin des nächsten Kurses informieren.

Ich kann Ihnen nur raten: Melden Sie sich noch heute an! Sie fühlen Sie sich dann gleich viel sicherer im Umgang mit Notfallsituationen. Außerdem macht so ein Kurs Spaß und gibt Ihnen die Möglichkeit, neue Leute kennenzulernen.

ZUM SCHLUSS NOCH EIN PAAR WORTE
ZUM MISSBRAUCH DES RETTUNGSWESENS

Sie haben sich nun durch 25 zum Teil sehr gefährliche, ja dramatische Notfälle gearbeitet und kennen sich nun wahrscheinlich besser aus als vorher. Da waren so gefährliche Dinge wie die Aortendissektion, das Aortenaneurysma, Herzinfarkt oder schwerste Verletzungen, die nicht selten in einem Schock geendet haben.

Vielleicht haben Sie während des Lesens auch einen besseren Einblick in das Leben derer bekommen, die jeden Tag ihr Bestes geben, um Menschenleben zu retten. Da wären Krankenschwestern, Ärzte und das Rettungsdienstpersonal. Sie alle sind ausgebildet, um in hochdramatischen Situationen einen kühlen Kopf zu bewahren.

Sie sind nicht ausgebildet, um eingewachsene Fußnägel und Erkältungen zu behandeln, obwohl sie das natürlich auch können. Dafür gibt es Haus- und niedergelassene Fachärzte. Leider wird das gesamte Rettungssystem in den letzten Jahren mehr und mehr ausgenutzt, ja zum Teil als Anlaufstation für alles und jedes betrachtet. Denn wir fangen das gesundheitspolitische Versagen der letzten 20 Jahre auf!

Dort, wo man in den letzten Jahrzehnten etwas hätte tun sollen, ja müssen, ist offenbar ganz gekonnt weggeschaut worden. Die Menschen in strukturarmen und ländlichen Gegenden müssen mit einem Ärztemangel leben, der meiner Meinung nach nicht sein müsste. Nach und nach gehen die Haus- und Fachärzte der älteren Generation in Rente und finden oft niemanden, der ihre Praxis übernimmt. Das schneidet manchmal ganze Regionen von der ambulanten ärztlichen Versorgung ab. Was tun diese Menschen, wenn sie ein Problem haben, mit dem sie früher vielleicht zum Hausarzt gegangen wären? Sie rufen den Rettungsdienst – der dann nicht seiner eigentlichen Aufgabe nachkommen kann, sondern die (oft nicht schwer) Kranken in die Notaufnahme fahren muss (daheimlassen geht aus juristischen Gründen oft nur sehr schlecht), die dann ihrerseits völlig überfüllt ist und deren Ärzte sich nicht ihren eigentlichen Aufgaben, nämlich der Behandlung Schwerkranker, widmen können.

Das alles weiß man in der Politik seit Jahren. Trotzdem halten die Universitäten an einem Numerus Clausus von 1,0 oder besser (!) für potenzielle Medizinstudenten fest. Es gibt in unserem Land mehr als genug junge Menschen, die weiß Gott was für einen Platz im Studiengang Medizin geben würden, die sich sicher auch sehr gern für ein paar Jahre als Landarzt verpflichten würden (schließlich lernt man in der ambulanten Patientenversorgung enorm viel). Aber nein! Wir lassen nur die 1,0er zu – man hätte sich im Abi ja mehr anstrengen können. Dabei habe ich noch niemanden gesehen, der mir beweisen konnte, dass ein 1,0-Abiturient später einmal ein besserer Arzt wird als einer mit einer Durchschnittsnote von 2,5.

Jetzt könnte man argumentieren, dass man die unglaubliche Anzahl an Studenten ja irgendwie regulieren muss. Klar, aber haben wir einen Ärztemangel? Unbestritten! Hat sich die Politik irgendwann in den letzten Jahren darum bemüht, neue Fakultäten zu errichten? Meines Wissens nicht! Warum auch – klappt doch alles. Das tut es eben nicht! Mittlerweile haben bei uns sogar schon ausländische Universitäten medizinische Fakultäten gegründet, weil sie die Nachfrage und das damit verbundene Potenzial sehen, während die deutschen Bildungspolitiker die Dinge laufen lassen. Eine Verbesserung der Versorgung im ländlichen Gebiet wird so ganz sicher nicht gelingen. Wir haben potenzielle Ärzte – massenweise –, wir verweigern ihnen nur die Ausbildung. Und das auf Kosten unserer Kranken und Alten.

Und damit nicht genug, muss sich der Rettungsdienst auch noch mit denjenigen herumschlagen, die ihre Beschwerden ganz bewusst viel schlimmer darstellen, als sie sind – um sich die Warterei beim Hausarzt zu sparen. Aus purem Egoismus wird akut Erkrankten auf diese Weise eine ordentliche Behandlung zumindest erheblich erschwert. Denn die Not(aufnahme)ärzte werden mit Bagatellen überschwemmt.

Ich bitte Sie daher eindringlich: Helfen Sie und retten Sie so Leben! Aber gehen Sie mit Ihrer Erkältung nicht in die Notaufnahme, sondern zum Hausarzt – so denn noch einer da ist.

EINE KLEINE (HOFFENTLICH AUFRÜTTELNDE, ABER AUF JEDEN FALL SCHOCKIERENDE) GESCHICHTE GANZ AM ENDE

Nachdem wir uns jetzt über so viele Seiten mit dem Thema Erste Hilfe beschäftigt haben, bin ich mir sicher, dass Ihnen die Brisanz und die Wichtigkeit mehr als klar geworden ist. Und trotzdem möchte ich die letzten Zeilen nochmals dazu nutzen, Ihnen von einem Einsatz zu erzählen, bei dem ich miterleben musste, wie viel doch immer wieder schiefgehen kann – und der dementsprechend auch Konsequenzen für die Ersthelfer hatte. Ich hoffe, Sie sehen das Folgende als mahnende Schilderung und erinnern sich im richtigen Moment daran.

*

Es war einer der ersten warmen Tage des Jahres. Die Sonne schien, die Vöglein zwitscherten – reines Klischee sozusagen. Für uns war es ein relativ ruhiger Tag. Am Morgen mussten wir in eine Schulturnhalle fahren. Dort hatte sich ein junges Mädchen beim Sport die Hand gebrochen und brauchte nun Schmerzmittel. Die Verletzung war deutlich sichtbar; die Hand stand in einem mehr als ungesund aussehenden Winkel vom Rest des Armes ab. Aber die Kleine war tapfer, der Einsatz schnell erledigt. Auf eine gemütliche Mittagsruhe folgte ein entspannter Nachmittag. Gerade als wir uns gemeinschaftlich Gedanken über das Abendessen machten, ging der Einsatzmelder los und schickte uns in ein etwa 10 Kilometer entferntes Dorf. Dort war offenbar eine Frau nicht mehr ansprechbar auf einer Bank sitzend vorgefunden worden. Das klang ernst. Noch während wir mit trötenden Sirenen vom Hof brausten, wurden wir von der Leitstelle darüber informiert, dass eine Telefonreanimation, also die Erste Hilfe, am Telefon angeleitet durch den Leitstellendisponenten, nicht möglich sei. Warum, wussten wir nicht. Allerdings war diese Info momentan auch nicht wichtig. Wichtig war nur, so schnell wie möglich zum Notfallort zu gelangen. Nach acht Minuten waren wir da.

Was wir dann erleben mussten, verschlug sogar uns hart gesottenen Profirettern die Sprache. Die Parkbank stand etwas abseits der Straße an einem Waldweg. Tatsächlich saß dort eine Frau. Ich schätzte sie auf ungefähr sechzig. Neben der leblosen Patientin lag ein sportliches Mountainbike. Es sah so aus, als hätte die Frau die ersten paar Sonnenstunden des neuen Jahres genutzt, um eine kleine Spritztour zu unternehmen. Bei der Pause, die sie, warum auch immer (vermutlich wegen sich zunehmend verschlimmernden Brustschmerzen), einlegen musste, hatte ihr Herz versagt und sie war gestorben. Lange konnte das alles aber noch nicht her sein, denn die Frau hatte noch eine ziemlich normale Körpertemperatur, und auch ihre Pupillen sahen noch nicht so aus, als säße sie da schon lange (andernfalls sind die in so einem Fall normalerweise entrundet, bei der Patientin waren sie das nicht).

Das wirklich Schlimme an der Sache war aber, dass mehrere Menschen in einem respektvollen Bogen um die Tote herumstanden und schlicht nichts taten, um ihr zu helfen. Wir versuchten noch ein paar Minuten unser Bestes, um die Frau wiederzubeleben, mussten dann aber feststellen, dass es keinen Sinn mehr hatte. Die Patientin war tot.

Und plötzlich verschwanden die Umstehenden. Unter ihnen war, wie sich später herausstellte, auch ein Krankenpfleger, der eigentlich genau hätte wissen müssen, was zu tun war. Seine Aussage, bevor er das Weite suchte, war: Er hätte doch keinen Puls gefühlt, da sei ja klar gewesen, dass die Patientin tot war. Dass diese Aussage an, entschuldigen Sie bitte die Wortwahl, Schwachsinn kaum noch zu unterbieten ist, habe ich in diesem Buch ja mehr als deutlich beschrieben. Auch die Frau, die unsere Patientin als Erstes entdeckt hatte, weigerte sich, Erste Hilfe zu leisten. Sie komme aus dem medizinischen Sektor (ich weiß bis heute nicht, was genau das bedeutet) und könne ja erkennen, wenn jemand gestorben sei.

Zur Erinnerung: Den Tod darf in Deutschland nur ein Arzt feststellen. Selbst Sanitäter dürfen eine Wiederbelebung nicht einfach abbrechen oder sie gar nicht erst aufnehmen, nur weil sie glauben, der Patient sei gestorben. Das ist nun einmal die Rechtslage. Jeder Bürger dieses Landes ist zur Ersten Hilfe verpflichtet.

Und die hätte in diesem Fall sogar sehr sinnvoll sein können. Es ist gut möglich, dass der Herztod gerade erst eingetreten war und eine sofortige Laienreanimation der Frau das Leben gerettet hätte. Stattdessen hat sich diejenige, die den Notruf abgesetzt hat, standhaft geweigert zu helfen. Und das trotz mehrfacher Aufforderung vonseiten des Leitstellenmitarbeiters. Die Frau versuchte sich damit herauszureden, sie müsse doch erst mal wieder einen Erste-Hilfe-Kurs besuchen. Doch diese Einsicht kam deutlich zu spät. Zum einen natürlich für die Patientin, zum anderen aber auch für die Nicht-Helferin. Denn in so einem Fall wird die Kriminalpolizei Anzeige erstatten. Über das Ganze hat zwar ein Richter zu befinden, für mich als professionellen Retter liegt aber klar auf der Hand, dass es sich hier um unterlassene Hilfeleistung handelt.

Ich finde das nicht nur skandalös, sondern auch unmenschlich. Schließlich kann es jeden treffen. Jeder kann in eine Situation kommen, in der er auf Erste Hilfe angewiesen ist. Und wenn dann keiner hilft, ist das doch einfach traurig und furchtbar, finden Sie nicht?

Sie, lieber Leser, wissen jetzt, wie Erste Hilfe funktioniert und was Sie machen müssen. Das gilt insbesondere für die Herz-Lungen-Wiederbelebung! Natürlich kann ein Buch wie schon gesagt keine praktischen Übungen ersetzen. Aus diesem Grund lege ich Ihnen nochmals ans Herz, sich bei einer der lokalen

Hilfsorganisationen, beispielsweise beim Kreisverband des Roten Kreuzes Ihres Landkreises, zu melden und sich für einen Erste-Hilfe-Kurs anzumelden. Denn Helfen ist keine Möglichkeit, sondern Bürgerpflicht.

DANKE

Ein Buch wie dieses lebt von der Kooperation mit den verschiedensten Menschen. Sie alle aufzuzählen wäre ein Buch für sich wert.

Trotzdem möchte ich mich bei ein paar Leuten besonders bedanken.

Ganz vorn steht hier natürlich immer meine Frau Steffi, die das Wunder vollbracht hat, neben ihrem Medizinstudium auch noch eine Schwangerschaft zu überstehen. Ohne sie wäre ich ziemlich aufgeschmissen.

Außerdem möchte ich meiner Familie, meinen Eltern, Großeltern, meinem Bruder und allen anderen danken.

Und was wäre das Leben ohne Freunde? Insbesondere Hannes Müller und Andreas Kammel gilt hier mein besonderer Dank. Die wissen, weshalb. Beide sind auf ihre Weise für mich unersetzlich!

Außerdem hat sich Hannes, ein Top-Anwalt by the way, die Mühe gemacht, sich für mich mit den rechtlichen Aspekten der Ersten Hilfe zu beschäftigen und mir die Ergebnisse seiner Recherchen zur Verfügung zu stellen. Danke dafür!

Ohne meine Kollegen im Rettungsdienst wären zwei Dinge nicht möglich gewesen. Zum einen kämen Sie nicht in den Genuss der vielen Bilder, die ich nur mithilfe des Rettungsteams vor Ort aufnehmen konnte, zum anderen könnte ich ohne meine Kollegen nicht auf den für mein Alter relativ großen notfallmedizinischen Erfahrungsschatz zurückgreifen. In den letzten vier Jahren sind mir die Menschen immer mehr zur Familie geworden, und obwohl ich nun aus privaten Gründen andere Wege gehe, werden die meisten immer einen festen Platz in meinem Herzen haben.

Die Zeit mit euch war toll! Danke, Freunde!

Von den vielen Kollegen auf der Rettungswache verdient speziell Hanah Stradal ein großes Lob. Sie hat die Grafiken in dem Buch gezeichnet, und es ist ein Wunder, dass sie meine Entwürfe so elegant umsetzen konnte.

Danken möchte ich außerdem meiner Agentin Nicole Gross von kick.management.

Last but not least geht mein Dank natürlich an alle Mitarbeiter des Schwarzkopf-Verlages. Ich arbeite nun schon seit Jahren gut und gerne mit ihnen zusammen.

Am Schluss möchte ich mich bei all jenen entschuldigen, die ich vergessen habe, und bitte um Nachsicht.

Wem ich aber keinesfalls zu danken vergesse, das sind meine Leser. Denn ohne Sie wären meine Bücher nur bedrucktes Papier ohne jede Bedeutung.

Bleiben Sie gesund!
Ihr Falk Stirkat

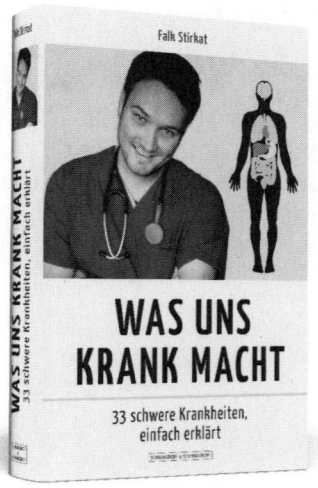

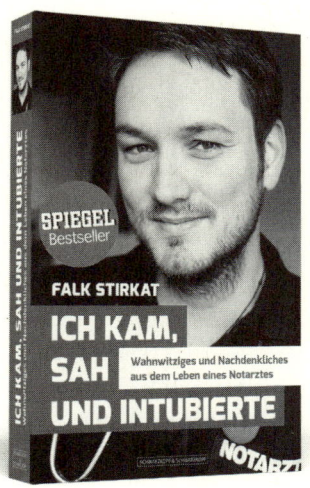

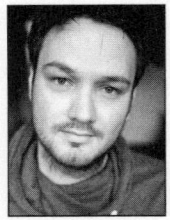

MUDr. FALK STIRKAT, geboren 1984, arbeitet seit 2010 als Arzt. Nach einer jahrelangen Tätigkeit als freiberuflicher Notfallmediziner und Flugarzt ist er seit 2017 in einem Nürnberger MVZ tätig. Bei Schwarzkopf & Schwarzkopf hat Stirkat unter anderem die Bücher »Ich kam, sah und intubierte«, »Ich kam, sah und reanimierte« sowie »Was uns krank macht« veröffentlicht.

Falk Stirkat
WAS UNS UMBRINGT
25 Notfälle und wie Sie darauf reagieren können
Mit Illustrationen von Hanah Stradal

ISBN 978-3-942665-29-2

VERLAG
Schwarzkopf & Schwarzkopf Media GmbH
Kastanienallee 32, 10435 Berlin
Telefon: 030 – 44 33 63 00
Fax: 030 – 44 33 63 044

INTERNET | E-MAIL
www.schwarzkopf-schwarzkopf.de
www.facebook.com/schwarzkopfverlag
info@schwarzkopf-schwarzkopf.de